Wighard Strehlow

Wie Hildegard-Medizin vorbeugt und heilt

HERDER / SPEKTRUM

Band 4803

Das Buch

Wie niemand vor und nach ihr versteht es Hildegard von Bingen, die Handschrift Gottes in der Schöpfung zu lesen. Sie bringt ihr Wissen um die Natur in den größeren Zusammenhang einer Lebenskunde und Lebensordnung. Auch Hildegards Prinzipien vom Heilwissen beruhen auf ihrer Einsicht: Die Schöpfung hält die Heilmittel bereit, wenn die leib-seelische Ganzheit des Menschen konsequent beachtet wird. Die praktische Anwendung dieser Prinzipien ist Grundlage des Erfolgs heutiger Hildegard-Medizin: Ernährungstherapie, Ausleitungstherapie, Psychotherapie und Physiotherapie, Fasten und Aufbau gehören ebenso dazu wie natürliche Arzneimittel. Wighard Strehlow, Pionier der Hildegard-Medizin, leitet seit 1993 das erste Hildegard-Kurhaus, wo die Hildegard-Heilkunde konsequent umgesetzt und kurmäßig praktiziert wird. Er zeigt: Den großen Zivilisationskrankheiten – Herz-Kreislauf, Präkanzerose und Krebs, Rheuma, Magen-Darmleiden, Frauenleiden, Hautkrankheiten – kann vorgebeugt werden. Auch in schwierigen Fällen ist Hilfe möglich. Ein wichtiges Buch für alle diejenigen, die zur Erhaltung und Wiederherstellung ihrer Gesundheit an einem zeitlosen alternativen Heilverfahren interessiert sind. Die gesammelte langjährige Erfahrung von Dr. Strehlow, der hier das Programm für ein umfassend gesundes Leben auf die modernen Lebensverhältnisse hin entwirft.

Der Autor

Wighard Strehlow, Doktor der Naturwissenschaften und Heilpraktiker, geboren 1939. Studium der Naturwissenschaften an der Technischen Universität Berlin. Post-doc-fellow an der Yale University, USA. Industrie-Chemiker bei E. Merck in Darmstadt, Stabstelle für Phytopharmaka, Byk Gulden, Konstanz. Seit 1984 selbständiger Heilpraktiker, Nachfolger von Dr. med. Gottfried Hertzka, dem Pionier der Hildegard-Heilkunde. Über 15 Jahre praktizierte Hildegard-Heilkunde in der Hildegard-Praxis Konstanz. Seit April 1993 in Allensbach am Bodensee Leitung des Kurhauses Hildegard von Bingen. Zahlreiche Veröffentlichungen zu natürlichen Heilmethoden nach der hl. Hildegard.

Wighard Strehlow

Wie Hildegard-Medizin vorbeugt und heilt

Die Praxis für ein gesundes Leben

Herder

Freiburg · Basel · Wien

Meinen Patienten in Dankbarkeit gewidmet,
die mit diesen Therapieerfolgen die Wirksamkeit
der Hildegard-Heilkünste bestätigen.

Dieses Buch versteht sich als allgemeine Einführung. Es gibt Auskunft über Grundlagen und Prinzipien der Hildegard-Medizin. Die Therapien und Rezepte, die aus Hildegards Werk gewonnen und in diesem Übersichtswerk vorgestellt werden, sind individuell anzuwenden. Deshalb sollten in allen Zweifelsfällen ein Arzt oder Heilpraktiker um Rat gefragt werden. Denn um die ganz konkreten Umstände einer jeden einzelnen Erkrankung angemessen beurteilen und geeignete Maßnahmen empfehlen zu können, ist die Kompetenz eines ausgebildeten Fachmanns oder einer ausgebildeten Fachfrau erforderlich. Für ihre Diagnose und Behandlung kann dieses Buches kein Ersatz sein. Außerdem sind die Beipackzettel von Medikamenten stets gründlich zu lesen. Autor und Verlag können keine Haftung für eventuelle Nachteile oder Schäden, die aus den im Buch gegebenen praktischen Hinweisen resultieren, übernehmen. Es ist ohnehin zu hoffen, daß die Prinzipien der Hildegard-Heilkunde bei möglichst vielen Menschen dazu beitragen, Krankheiten vorzubeugen und ein gesundes Leben zu fördern.

Gedruckt auf umweltfreundlichem,
chlorfrei gebleichtem Papier

Lektorat: Lukas Trabert
Satz: DTP-Studio Helmut Quilitz
Herstellung: Freiburger Graphische Betriebe 1999
ISBN 3-451-26409-9

INHALT

EINFÜHRUNG
WENN DAS KONSERVATIVE AVANTGARDE WIRD

Das Interesse an Naturheilverfahren hat sich in den letzten Jahren stürmisch entwickelt. Vor allem die jüngere Generation wendet sich in letzter Zeit zunehmend den Naturheilmitteln zu: Mehr als 70 % der unter 40jährigen bevorzugen Naturheilmittel.

Niemals zuvor in der Geschichte verfügte die ganze Menschheit über so viel Wissen und Erfahrung, um auf allen Gebieten ihres Lebens ein glückliches, harmonisches und gesundes Leben zu führen, Gesundheit zu erhalten oder wiederherzustellen. Paradoxerweise aber leiden und sterben gerade in den reichsten Ländern über 80 % der Bevölkerung an chronischen Zivilisationskrankheiten: Herz-Kreislauf, Krebs, Rheuma, Diabetes, Leberzirrhose, um nur einige zu nennen. Darüber hinaus schätzt die Schulmedizin, daß es derzeit über 40 000 verschiedene Krankheiten gibt, von denen ein Großteil unheilbar ist. Im Vergleich dazu lebten noch vor 100 Jahren die meisten Naturvölker aufgrund ihrer natürlichen Lebensweise recht gesund. Zivilisationskrankheiten waren vollkommen unbekannt. Dabei sind die Kosten zur Behandlung dieser unheilbaren Krankheiten in den letzten Jahren auch noch explosionsartig gestiegen: 1983 waren es „noch" ca. 200 Milliarden DM pro Jahr in Deutschland. 1996 waren es über 300 Milliarden, allein für die gesetzlichen Krankenkassen schon 235 Milliarden.

Eine solche Entwicklung schreit geradezu nach einer neuen und erfolgreicheren Heilkunde, die den ganzen Menschen bei der Heilung einbezieht und von ihm eigene Verantwortung für seine Gesundheit verlangt. Gefragt ist eine Gesundheitspolitik und -praxis, die den ganzen Menschen nicht so sehr mit seinen Krankheiten, sondern mit seiner Gesundheitsförderung im Blick hat.

Die Tatsache, daß die Ernährung und der Lebensstil entscheidenden Einfluß auf die Gesundheit haben und 80 % der Zivilisationskrankheiten durch falsche Ernährung und einen stressigen Lebensstil entstehen, wird heute von allen großen Gesundheitsorganisationen der Welt akzeptiert. Wir brauchen daher ein ganz neues Bewußtsein, bei dem vor allem die Erhaltung der Gesundheit im Mittelpunkt steht. Im Gesundheitswesen sollte weniger an Krankheiten verdient werden. Vielmehr muß durch die Prävention von Krankheiten eine erhebliche Kostensenkung erreicht werden.

Mit anderen Worten: Ein Krankensystem, das jahrelang zuwartet und dann erst eingreift, wenn die Krankheiten schon ausgebrochen sind, hat von Anfang an verloren, kommt zu spät, ist zu teuer und viel zu aggressiv. Keine Gesellschaft dieser Erde kann sich auf Dauer ein so wenig effizientes Krankensystem leisten, denn es ist viel einfacher, Krankheiten zu verhüten, als sie zu behandeln. Daher ist es wichtig, die Verantwortung für sich und sein Leben und die Gesunderhaltung zu übernehmen.

Wenn es wahr ist, daß die chronischen Krankheiten eine Antwort des Körpers auf eine falsche Ernährung und Lebensweise sind, kann nur die Änderung dieser Faktoren aus diesem Teufelskreis hinausführen. Hildegard-Medizin ist ein wichtiger alternativer Ansatz, schon im Vorfeld der Krankheitsentstehung einzugreifen, im Sinne einer ganzheitlichen Präventiv-Medizin.

Ganz in diesem Sinn schreibt der Leiter der Bundesvereinigung für Gesundheitserziehung, Dr. Wolf von Freytag-Loringhoven:

„Wenn heute das punktuelle Vorgehen gegen einzelne Risikofaktoren (Rauchen, Bluthochdruck, Übergewicht, Bewegungsarmut, erhöhter Cholesterinspiegel) zugunsten eines gesundheitlichen Lebensstil-Konzeptes als überwunden angesehen werden darf, sind alle Versuche einer Gesamtschau von psycho-sozialen und somatischen Lebensbedingungen sehr modern! So auch die Konzeption der Hildegard von Bingen."

Diese Konzeption der Hildegardischen Heilkunde ist geprägt durch die „sechs goldenen Regeln". Diese Regeln vermitteln eine gewisse Ordnung und weisen auf Prinzipien einer allgemein verbindlichen Lebensgestaltung hin, die jeden einschließen. Weder Gesunde noch Kranke kommen ohne die hohe Kunst der Lebensführung im Sinne einer Diätetik (griechisch „diaita" = Ordnung des menschlichen Lebens) aus.

Diese sechs Lebensregeln sind so etwas wie die kurzgefaßte Version der Hildegard-Heilkunde. Da auf sie immer wieder verwiesen wird, sollen sie am Anfang des Buches vorgestellt werden:

1. Bevorzugen Sie natürliche Heilmittel aus der Schöpfung: In der gesamten Schöpfung sind geheime Subtilitäten (Heilungskräfte) verborgen, die man nicht wissen kann, wenn sie uns nicht von Gott offenbart werden.
2. Eure Lebensmittel sollen eure Heilmittel sein.
3. Gönnen Sie sich Ruhe und Bewegung zur Bewältigung von Leistungsverlust durch Streß.
4. Sorgen Sie für ein gesundes Gleichgewicht von Schlafen und Wachen zur Regeneration des gesamten Organismus (Nerven, Gelenke, Muskelregeneration).
5. Reinigen Sie sich von schlechten Körpersäften in Blut und Bindegewebe durch Ausleitung von Giften, z. B. durch Aderlaß, Schröpfen oder Moxibustion.
6. Bemühen Sie sich um seelische Reinigung zur Wandlung von seelischen Risikofaktoren (Lastern) zu seelischen Heilungskräften (Tugenden).

Im Mittelpunkt dieser einzigartigen auf dem Boden der christlichen Weltdeutung entstandenen Naturheilkunde steht der ethisch fundierte medizinisch-kosmische Zusammenhang von Welt und Mensch, wobei der Mensch als Einheit von Körper, Leib und Seele betrachtet wird.

Heute wird Hildegard nicht nur als große Prophetin, Theologin, Künstlerin und Musikerin von aller Welt bewundert, sondern immer mehr und ganz besonders auch als Forscherin und Naturwissenschaftlerin. Diese Verehrung steht in seltsamem Widerspruch zu den Aussagen Hildegards und ihrer Zeitgenossen. Zeit ihres Lebens empfing sie ihr Wissen aus ihrer charismatischen Schau. Visionäre Theologie und kosmische Schöpfungserfahrung sind in ihrem Werk nicht auseinanderzureißen. Sie bezieht die Erkenntnisse über Schöpfung und Natur ausdrücklich in die theologische Dimension mit ein. Hildegard selbst schreibt in ihrem Visionsbuch „Liber Divinorum Operum“:

„So hat Gott es als natürlich bestimmt, sind doch in der ganzen

Natur, in den Tieren, den Reptilien, Vögeln und Fischen, in den Pflanzen und Fruchtbäumen bestimmte verborgene Geheimnisse Gottes verhüllt, die kein Mensch, auch kein anderes Geschöpf kennen oder empfinden kann, es sei denn, daß es ihm von Gott besonders geschenkt wird."

Und in ihrem medizinischen Buch „Causae et Curae" fügt Hildegard noch hinzu:

„Diese Heilmittel sind von Gott gewiesen. Und der Mensch wird von seinen Krankheiten befreit, oder Gott will nicht."

Über ein ärztliches Tun und Wirken als Heilerin ist von Hildegard nicht berichtet worden. Hildegard heilte ausschließlich durch ihre verliehene Gabe der Wunderheilung: mit Rheinwasser auf der Überfahrt einen blinden Knaben am Rhein, bei Besessenheit durch Gebet, durch Auflegen ihrer Kleider oder mit der Hostie. Ihre eigenen Heilmittel hat Hildegard niemals angewendet. Der von ihr selber beschriebene Schatz drohte in Vergessenheit zu geraten. Es blieb dem Konstanzer Arzt Dr. Gottfried Hertzka vorbehalten, zum ersten Mal die Hildegard-Heilmittel in unserem Jahrhundert systematisch und erfolgreich anzuwenden. Nicht zuletzt diese Heilerfolge haben weltweit die gewaltige Hildegard-Renaissance ausgelöst.

Hildegard von Bingen hat bereits vor 800 Jahren Dinge gesehen, die damals noch keiner wissen konnte und die teilweise auch heute noch nicht einmal von der Schulmedizin gewußt werden. In ihrer Verknüpfung von religiösen, kosmischen und medizinischen Einsichten gibt Hildegard der heutigen Naturheilkunde viele konkrete diagnostische und therapeutische Impulse. Das reicht von der krampflösenden Wirkung von Galgant beim Angina pectoris-Anfall als Schutz vor Herzinfarkt bis zur heilenden Wirkung von Dinkel bei Darmkrankheiten, wie z. B. Colitis ulcerosa, Morbus Crohn und der Zöliakie.

Darüber hinaus finden sich in der Hildegard-Heilkunde:

- 35 Herzmittel
- über 100 Rheumamittel

- über 300 Hautmittel, die wir in der Physiotherapie, u.a. als Kompressen, Sauna-Aufgüsse oder Massagen einsetzen
- über 100 Magen-Darm-Mittel

Die zahlreichen Heilerfolge mit diesen Heilmitteln und die jahrzehntelangen Erfahrungen haben Dr. Hertzka und mich ermutigt, ein Kurprogramm zusammenzustellen. Dieses Kurprogramm beruht auf Hildegards Gesamtwerk, insbesondere aber auf ihrer visionären Heilkunde „Causae et Curae" („Ursachen und Behandlung der Krankheiten") und der Naturheilkunde „Physica". In diesem Programm kommt nachhaltig zum Ausdruck, daß im Sinne eines gesunden Lebens der Mensch in Harmonie und Übereinstimmung mit der Schöpfung, seiner Mitwelt und im ständigen Bemühen um das rechte Maß (*discretio*) leben soll.

Im April 1993 wurde in Allensbach am Bodensee das erste Hildegard-Kurhaus in Deutschland eröffnet, in dem Gesundheitswochen angeboten werden, die sich nach den Einsichten und Anweisungen Hildegard von Bingens richten. Im Mittelpunkt stehen dabei die Hildegard-Küche und der vielseitige Einsatz der Lebensmittel als Heilmittel sowie die Fasten- und Aufbauwochen. Die Hildegard-Kur steht in Übereinstimmung mit den sechs goldenen Lebensregeln, die der Mensch in Selbstverantwortung für sein seelisches und körperliches Heil ständig mitgestalten muß, damit er selbst sein Leben wieder in Ordnung bringen kann.

Meinen Mitarbeitern vom Kurhaus-Hildegard-Team danke ich für die gute Zusammenarbeit, meiner Sekretärin Frau Maria Klug für die liebevolle Mitarbeit am Manuskript.

Allensbach am Bodensee, am 14. Juni 1997
Dr. Wighard Strehlow

1. HILDEGARD-HEILKUNDE – GRUNDLAGEN UND PRINZIPIEN

Fallbericht:

Ein Mann hat sich bei naßkaltem Wetter erkältet, in seiner Kieferhöhle spürt er klopfende starke Schmerzen. Sein Hausarzt diagnostiziert eine Sinusitis und verordnet ihm ein modernes Antibiotikum erster Wahl bei Nasennebenhöhlen-Infekten. Er wünscht ihm gute Besserung mit der Bemerkung: „Das müssen Sie nun zwei Wochen lang nehmen." Zu Hause angekommen, studiert unser Patient den Beipackzettel und liest u. a.: *„Gelenkschmerzen, Schwindel, Halluzinationen, Depressionen, Seh- und Hörstörungen, Übelkeit und Erbrechen, Durchfall oder Verstopfung, Gelbsucht, Nierenschäden und lebensbedrohlichen Leber-Ausfall."* Unserem Patienten stehen die „Haare zu Berge". In seiner Not greift er erstmal zu einer Flasche Wein und nimmt Andornmischkräuter. Daraus macht er sich ein schmackhaftes Grippe-Elixier. Nach 3–4 Tagen ist seine Sinusitis weg!

Therapiekosten: 8,50 DM und eine Flasche Wein, keine Nebenwirkungen. Im Vergleich dazu kosten die Antibiotika 163,85 DM und haben mit Sicherheit eine zerstörte Darmflora zur Folge, eventuell sogar Candida-Infektion, Weiterbehandlung mit Nystatin und so weiter und so fort. Das Rezept für das Grippe-Elixier ist 800 Jahre alt, es stammt aus der „Feder" Hildegard von Bingens und hat sich tausendfach bewährt. *Nihil nocere,* setze keinen Schaden! Angesichts einer solchen sanften Therapie verbietet sich wohl das Klischee vom „finsteren Mittelalter".

Hildegard von Bingen ist 55 Jahre alt, als sie mit ihrem Sekretär Vollmar das Buch über die „Subtilitates Diversarum Naturarum Creaturarum" – das „Buch über die Heilkräfte der verschiedenen

Geschöpfe in der Natur" – schreibt. Diese Heilkunde sprengt auf vielen Gebieten das heute übliche reduktionistische wissenschaftliche Weltbild, weil es die großen Zusammenhänge von Mensch, Schöpfung und Kosmos zu einer Einheit zusammenfaßt. Man könnte sagen: Es ist so etwas wie die erste christliche Medizin: Niemals vor und auch nicht nach Hildegard hat es so etwas in der Geschichte des Christentums gegeben. Der Arzt, Medizinhistoriker und Hildegard-Forscher Heinrich Schipperges nennt diese ganzheitliche Weltschau der Hildegard-Heilkunde eine „universale christliche Anthropologie, wie sie in dieser reifen Konzeption jede andere enzyklopädische Summa ihrer Zeit weit überragt."

Nach Hildegards Tod werden alle Hildegard-Bücher, u. a. auch das medizinische und naturwissenschaftliche Werk, von dem Bibliothekar Bruno in eine Kiste gepackt und zum Zwecke der Ingangsetzung des Heiligsprechungsprozesses nach Rom geschickt. Seit dieser Zeit sind die Originale verschwunden.

Aber es gibt noch Abschriften, allerdings in zwei Bücher getrennt:

Erstens, das „Liber simplicis medicinae" (Das Buch der Heilmittel oder „Physica"), von dem man inzwischen 12 Handschriften und auch eine gedruckte Ausgabe aus dem Jahr 1533 von J. P. Schott in Straßburg gefunden hat. Schott bezeichnet Hildegard im Vorwort als großartige Ärztin, und seitdem spukt das Wort von Hildegard als große „Ärztin" und „Naturforscherin" in den Köpfen der Nachwelt weiter.

In den Jahren von 1980 bis 1985 hat die Philologin Marie-Louise Portmann in Basel die vollständigen Texte aus der Pariser Handschrift übersetzt und gleichzeitig mit den ebenfalls vollständigen Abschriften aus Wolfenbüttel (aus dem Jahre 1300), Brüssel (1450) und Bern verglichen. Dabei hat sie herausgefunden, daß vor allem in den ältesten Handschriften übereinstimmende Texte vorkommen und in anderen Handschriften Texte mit zum Teil fremdem Gedankengut eingefügt wurden, teilweise sogar mit magischem Inhalt. Aber gerade diese gefälschten Texte, die nicht mehr als 1 % der Abschriften ausmachen, werden von den Kritikern der Hildegard-Heilkunde als „magische Haare aus der Suppe" gefischt, um die Hildegard-Heilkunde öffentlich lächerlich zu machen. Es spricht aber für die Originalität der Hildegard-Heilkunde, daß sie nicht von anderen Arzneimittelbüchern der damaligen Zeit abgeschrieben hat. Als ich 1984 für das Bundesgesundheitsamt in Berlin eine Galgant-Monographie vorlegte und die Wirksamkeit des Galgants bei Angina pectoris-Schmerzen beschrieb, kam prompt ein Brief zurück:

„Diese Wirksamkeit am Herzen konnten wir in keiner Pharmakopoe, nicht einmal bei den Chinesen finden. Es handelt sich um eine einzigartige Beschreibung, die nur bei Hildegard von Bingen vorkommt und kann daher nicht akzeptiert werden. Entweder Sie lassen diese Angaben aus der Monographie verschwinden oder die Galgant-Monographie kann nicht zugelassen werden."

Wie immer man dies bewertet: Positiv gesehen, wird damit allerdings bescheinigt, daß Hildegards Medizin originell und visionär ist.

Weitere Beweise für die Echtheit des visionären Ursprungs ergeben sich für mich aus dem Vergleich mit anderen Arzneimittelbüchern. Besonders die Angaben des einzigen Edelsteinbuches von Marbod von Rennes stehen in keinem Zusammenhang mit denen in Hildegards eigener Edelsteinmedizin. Hochgelobte Arzneipflanzen wie Arnika, Kamille, Melisse, Weißdorn oder Mistel werden in der Hildegard-Medizin noch nicht einmal als wirksame Arzneipflanzen erwähnt.

Noch spannender ist die Suche nach dem medizinischen Lehrbuch der heiligen Hildegard. Dieses zweite medizinische Buch erhielt nach ihrem Tode den Titel „Liber Compositae Medicinae" und wurde erst im 13. Jahrhundert abgeschrieben. Karl Jessen entdeckte diese Handschrift 1859 in der Königlichen Bibliothek von Kopenhagen. In der Folge ergab sich ein großes Interesse an der gesamten Hildegard-Heilkunde. Der Kardinal J. Pitra veröffentlichte 1882 einen Auszug in seiner „Analecta Sacra" und Karl Kaiser transkribierte den Gesamttext in Druck als „Causae et Curae". Das Buch liegt heute in einer sehr gelungenen Übersetzung von dem Greifswalder Arzt Hugo Schulz vor, die 1932 unter dem Titel „Ursachen und Behandlung der Krankheiten" veröffentlicht wurde.

Hildegard gehört, davon bin ich überzeugt, nicht zu den Abschreibern von Kräuterbüchern, in denen die damalige Klostermedizin überliefert wurde, sondern sie hat ihr Wissen aus der geistigen Schau durch Audiovisionen empfangen. In ihrem letzten Buch „Divinorum Operum" berichtet uns Hildegard über den wahren Autor ihres medizinischen Werkes:

> „In der gesamten Schöpfung, in den Bäumen, Pflanzen, Tieren und sogar in den Edelsteinen sind geheime Kräfte verborgen, die kein Mensch wissen kann, wenn sie ihm nicht von Gott geoffenbart werden."

Hildegard war sich also ihrer „visio" bewußt und behielt sie bis an ihr Lebensende, deshalb konnte sie als 70jährige bekennen:

> „Alles, was ich geschrieben habe, entsprang ausschließlich meiner himmlischen Visionsquelle."

Wie der Titel „Ursachen und Behandlung der Krankheiten" ganz richtig betont, werden in der Hildegard-Heilkunde die Ursachen behandelt und nicht nur die Symptome. Eine umfassende Heilung verläuft immer gleichzeitig auf vier verschiedenen Ebenen. Dazu gehören die Kenntnisse von den Beziehungen des Menschen zum Kosmos, das Wechselspiel von Leib und Seele und die Lehre von den vier Lebenselementen und vier Körpersäften. Im Sinne eines ganzheitlichen Geschehens unterscheidet Hildegard:
- den göttlichen Bereich
- den kosmischen Bereich
- den seelischen Bereich und
- den körperlichen Bereich.

Vom Ursprung des Lebens

Das Lehrbuch der Hildegard-Heilkunde „Causae et Curae" hat fünf Kapitel, entsprechend den fünf Sinnesorganen: Augen, Ohren, Nase, Mund und Haut. Im wesentlichen sind die Bilder und Themen der Heilkunde identisch mit der großen kosmischen Medizin im „Liber Divinorum Operum", das die Heilkunde auf einer viel größeren, zusammenhängenden Ebene noch einmal zusammenfaßt, ausschmückt und ergänzt.

Hildegard beschreibt in beiden Büchern Gott Vater als den Ursprung des Lebens, die Schöpfung der Energie-Quellen – versinnbildlicht durch die Kraft der Engel –, den Kosmos als die eigentliche Heimat des Menschen sowie die Bedeutung von Sonne, Mond und Sternen:

„Gott war und ist ohne Anfang vor der Schöpfung der Welt.
Er war und ist das Licht und der Glanz und das Leben.
Und es ertönte aus dem Wort des Vaters: Es werde Licht.
Und so wurde das Licht und die leuchtenden Feuerengel erschaffen."

Luzifer wird als Ursache des Bösen und der Krankheiten beschrieben. Diese sind die Folge der Isolation und Trennung von Gott, der Loslösung von der Lebensenergie. Ge-sund-heit ist dagegen die Überwindung der Isolation, die Wiederherstellung des heilen Zustandes. Wie schon aus dem Wort „sund" (Meeressund, Sünde), das einen trennenden Zustand benennt, hervorgeht, ist die Wiederherstellung der Gesundheit ohne Gottes Zutun gar nicht möglich.

An der Quelle des Lebens

Hildegards krönendes Werk ist ihre Kosmos-Schrift von Gott, Mensch und Universum, „Liber Divinorum Operum", das Buch von den göttlichen Werken. Dieses Buch schrieb sie mit ihrem Sekretär Volmar und teilweise mit ihrer Lieblingsschwester Ricardis von Stade in den Jahren 1163 bis 1173. Diese Kosmos-Schrift ist Hildegards reifstes und tiefstes Werk und beschreibt die ewigen Zusammenhänge vom Wirken Gottes mit dem Menschen in der Schöpfung, den Bauplan des Universums, den Rhythmus der Natur, der Schöpfung und des Lebens.

Am Anfang dieses Buches über die göttlichen Werke steht ein Jubelgesang über die Lebenskräfte Gottes, die die ganze Schöpfung am Leben erhalten. Wie keinem anderen war es Hildegard möglich, die Handschrift dieses Fingerabdrucks Gottes in der Natur zu lesen und zu erkennen:

„Ich bin das feurige Leben.
Ich bin die stärkste feurigste Kraft.
Alles Leben habe ich entzündet und nichts Totes geht von mir aus.
Den ganzen Erdkreis umfliege ich mit meinen oberen Flügeln.
Ich habe alles in Weisheit geordnet.
Ich bin das feurige Leben, die göttliche Substanz.
Ich brenne über der Schönheit von Fluren und Auen.
Ich glitzere über den Gewässern und brenne in Sonne, Mond und Sternen.
Mit jedem Atemzug, wie mit unsichtbarem Leben, wecke ich alles Leben.
Die Luft lebt im Grünen und Blühen. Lebendig fließen die Gewässer.
Lebendig ist der Sonnenstrahl. Der Mond wird nach seinem Abnehmen wieder von der Sonne beleuchtet, damit er wieder lebendig wird.
Auch die Sterne funkeln als ob sie lebten. Ich habe die Säulen gebaut, auf denen der Erdkreis ruht.
Ich bin in den Kräften des Windes.
Luftschlagende Flügel halten die Wirbelstürme ab, damit sie nicht zu gefährlich werden. So schützt auch der Körper die Seele, damit sie nicht verströme.
So stärkt auch der Seelenhauch den Körper, damit er nicht abstirbt.
Ich bin die feurige Lebenskraft im Leben verborgen. [...]
Alles brennt aus mir. So wie der Atem den Menschen bewegt, bewege ich die windbewegte Flamme im Feuer.
Alles lebt in seiner Existenz aus meiner Kraft, und in mir ist kein Tod; denn ich bin das Leben.
Ich bin auch die brennende Vernunft, aus der der Hauch des Wortes kommt.
Die ganze Schöpfung ist aus mir entstanden.

Allem hauche ich Leben ein, das in ihrer Art unsterblich wird.
Denn ich bin das unteilbare, heile Leben. Nicht in Stein gehauen, nicht aus Zweigen erblüht, nicht aus der Manneskraft hervorgegangen.
Alles Leben hat vielmehr seine Wurzeln in mir."

Der Mensch im Mittelpunkt

„Mitten im Weltennetz steht der Mensch. An Statur ist er zwar klein, an Seelenkräften aber gewaltig. Sein Haupt nach oben gerichtet, die Füße auf festem Grund, vermag er sowohl die oberen als auch die unteren Dinge in Bewegung zu setzen."

„Oh Mensch, siehe den Menschen an! Der Mensch hat nämlich Himmel und Erde und alles, was geschaffen ist, in sich in einer Gestalt vereinigt, und alles liegt in ihm verborgen."

„Die Auffassung, daß der Mensch im Mittelpunkt des gesamten Kosmos steht," – schreibt der Arzt und Professor für die Geschichte der Medizin, Hans Schadewald – „ist eine Auffassung, die heute weitgehend abgelehnt wird, weil man glaubt, daß der Mensch im Grunde nichts anderes sei als eine Entwicklung aus niedrigen Lebewesen und Affen. Dies ist ein sehr gefährlicher Prozeß, weil damit die Position des Menschen in dieser Welt – auch in der Medizin – entwertet wird. Hildegard wäre dies niemals in den Sinn gekommen, weil sie davon ausging, daß der Mensch das letzte Exemplar der Schöpfung gewesen ist, mit einem allein nur ihm übergebenen Auftrag in der Schöpfung."

Immer wieder betont Hildegard, daß der Mensch als Spiegelbild Gottes von Natur aus gut und gesund ist und untrennbar mit der Schöpfung in Verbindung steht:

„Als Gott Himmel und Erde erschuf, setzte Er den Menschen mitten in das Weltall, damit er als Herr über alle verfüge. Diese Mittelstellung bezieht sich auf jene Mitte, in der der Gottessohn mitten im Herzen Gottes ist. Beides sind nun eins und keine Teilung ist möglich."

Gott schuf den Menschen nach seiner Ähnlichkeit. Er gab ihm die Fähigkeit, schöpferisch tätig zu sein, auf daß er Gutes tue, den Schöpfer lobe und Ihn nicht vergesse. Darin besteht der Sinn des Lebens:

„Gott hat sein gesamtes Werk in die Gestalt des Mensch gelegt. Der runde Schädel weist auf die Kraft des Menschen hin, regiert doch das Gehirn den gesamten Organismus. Die Haare versinnbildlichen seine künstlerischen Fähigkeiten, die Augen das Wissen des Vorhersehens, das Gehör alle Klänge des Ruhmes über die verborgenen Geheimnisse der Engelschöre, die Nase die Weisheit, die als duftende Ordnung in allen Kunstwerken ruht und den richtigen Riecher für die Weisheit hat. Der Mund schließlich bezieht sich auf das Wort Gottes, durch das alles geschaffen ist."

Zahlreiche Stellen im Werk Hildegards belegen die zentrale Stellung des Menschen im Kosmos. Hildegard ist der Überzeugung: Gott schmückte das Universum durch den Menschen.

„Der Mensch ist die Schatzkammer der Werke Gottes."

„Die Erde ist die Mutter alles Keimenden auf der Erde. Alle Keime tragen Gottes Samen in sich, damit die Geschöpfe in der Natur nicht verschwinden [genetischer Code][1]."

„Wie der Strahl aus der Sonne hervorgeht, kommt das Leben aus Gott. Das ist Gott, denn Gott ist das Leben."

---

[1] Einfügungen, die innerhalb von Zitaten in eckigen Klammern stehen, stammen durchgängig vom Autor.

Die Vier-Elemente-Lehre

Die Lehre von den vier Elementen durchzieht das gesamte Hildegardische Werk wie ein roter Faden. Bereits in ihrem ersten theologischen Buch „Scivias" beschreibt Hildegard den Bau des Universums aus den vier Lebenselementen. Der Mensch steht mitten in der Kraft der Geschöpfe und ist als das einzige Wesen mit den vier Elementen verbunden. Von ihnen wird er so gehalten, daß er auf keine Weise von ihnen getrennt werden kann. Denn die Elemente der Welt sind für den Menschen geschaffen und bieten ihm ihren Dienst an.

Hildegard sieht den Kosmos wie ein Rad, als Symbol für die unendliche Liebe Gottes zum Menschen, den Er auf geheimnisvolle Weise umarmt. Das Riesenrad wird durch die Kraft der Winde in Bewegung gehalten, in deren Mitte der Mensch steht mit den vier Elementen. So ist er den kosmischen und atmosphärischen Veränderungen und Einflüssen ausgesetzt:

> „Gott hat die Welt zu Ehren Seines Namens aus den vier Elementen zusammengesetzt und mit den Winden verstärkt, mit den Sternen verbunden und erleuchtet und alles mit Seinen Geschöpfen ausgefüllt. Er hat den Menschen in dieser Welt mit all den Geschöpfen umgeben und verstärkt und alles mit großer Energie durchströmen lassen. All dies soll dem Menschen beistehen und ihm helfen, denn die ganze Natur steht dem Menschen zur Verfügung, damit er mit ihr wirke. Denn der Mensch kann ohne sie weder leben noch bestehen."

Die vier Weltelemente sind in der antiken und mittelalterlichen Medizin dem Namen nach von Hippokrates bis Paracelsus sehr wohl bekannt gewesen, aber nicht in der Darstellung, wie sie Hildegard sieht. Die Elementenlehre als Erklärungsprinzip für die Krankheiten unterscheidet sich von der gesamten Tradition. Die Elemente sind bei Hildegard der Schlüssel für das Verständnis der gesamten Heilkunde. Prinzipiell ist die Vierzahl: die Zahl für die vier Bausteine des Kosmos, aber auch für die Funktion und den Bau des Menschen, für die Säftelehre und die davon abgeleiteten vier Temperamente und ihre charakteristischen vier Frauen- und Männertypen. Die vier Elemente entscheiden über den Säftehaushalt des Menschen, Gesundheit und Krankheit. Keiner existiert ohne dieses kosmische Prinzip. Alles wirkt zusammen in dieser Ordnung, im Gleichgewicht und in der Harmonie, und so wird der Mensch gesund und bleibt am Leben:

„Wenn die Elemente richtig und ordentlich ihre Aufgabe erfüllen, so daß Wärme, Tau und Regen einzeln und maßvoll zu ihrer Zeit kommen, die Erde und ihre Früchte gesund erhalten und so gute Ernte und Gesundheit bringen, wird die Welt gedeihen. Würden sie alle gleichzeitig und plötzlich und nicht zu ihrer Zeit auf die Erde hereinfallen, würden sie die Erde auseinanderreißen und krank machen. Ebenso erhalten die Elemente im Menschen die Gesundheit, wenn sie in ihm ordentlich wirken. Sobald sie aber von dieser Ordnung abgehen, machen sie ihn krank und töten ihn. Solange die Gerinnung der Säfte, die im Menschen von der Wärme, Feuchtigkeit, vom Blut und vom Fleisch abhängig sind, in Ruhe und richtigem Verhältnis wirken, hat der Mensch seine Gesundheit. Sobald sie aber alle auf einmal unvorsichtig und im Übermaß über ihn herabfallen, machen sie ihn krank und töten ihn. Wärme und Feuchtigkeit sowie auch Blut und Fleisch sind nämlich durch Adams Sündenfall in die entgegengesetzten Phlegmata umgewandelt worden."

Bereits vor über 800 Jahren nimmt Hildegard einen großen „Weltgestank" wahr. Die vier Elemente sind durch die Untaten der Menschen verunreinigt worden und können ihre Funktion nicht mehr erfüllen. Bezieht man Hildegards prophetische Worte auf die heutige Situation, so heißt das: Die Energie wird durch die Atomenergie mißbraucht, die Luft ist verpestet vom Smog. Das Wasser ist vergiftet durch die Agrarchemie, und in den Lebensmitteln befinden sich krebsauslösende Chemikalien.

Hildegards Worte lassen an Deutlichkeit nichts zu wünschen übrig:

„Und ich hörte, wie sich die vier Elemente mit einem wilden Geschrei bei Gott beklagten: »Wir können nicht mehr laufen und unsere Arbeit nach unserem Auftrag erfüllen, denn die Menschen kehren uns mit ihren schlechten Taten wie in einer Mühle von unten nach oben. Wir stinken schon wie die Pest und vergehen vor Hunger nach Gerechtigkeit. Der Mensch ist ein Rebell. Er liegt quer zur Schöpfung. Er zerreißt die Schöpfung in ihre Einzelteile und vergißt seinen Schöpfer und hat keine Freude mehr an der Schöpfung.« Gott aber antwortet ihnen:

»Mit meinem Besen will ich euch reinigen, und die Menschen so lange heimsuchen, bis sie sich wieder zu mir wenden. Mit den Qualen derer, die euch verunreinigt haben, will ich euch reinigen, sooft ihr besudelt werdet. Doch nun stinken alle Winde wie Moder, und die Luft ist verschmutzt, so daß die Menschen nicht einmal mehr wagen, den Mund aufzumachen. Seht ihr mich denn nicht mehr bei Tag und bei Nacht? Seht ihr mich denn nicht, wenn ihr sät und die Saat aufgeht? Jedes andere Geschöpf erkennt seinen Schöpfer, nur der Mensch ist ein Rebell!«"

Beziehen wir diese visionären Aussagen wieder direkt auf unsere Zeit: Nie in der Geschichte der Menschheit haben drei Generationen innerhalb von 100 Jahren auf allen Gebieten nicht nur ihr eigenes Leben, sondern auch das Leben aller anderen Geschöpfe und Menschen in Gefahr gebracht. Die Naturkatastrophen, wie wir sie in Form von Erdbeben, Tornados und Orkanen erleben, sind nichts anderes als reinigende Reaktionen der vier Lebenselemente auf die Verschmutzung unserer Umwelt.

Die Säftelehre

Im Unterschied zur Schulmedizin mit ihrer Zellularpathologie kennt Hildegard die Humorallehre, die Lehre von den vier Säften. Nach Hildegard entstehen die Krankheiten, weil die Säfte im Körper entweder durch Krankheitssäfte oder Diätfehler in Disharmonie geraten sind.

Aus den vier unterschiedlichen Elementen entstehen vier Arten von Säften (*phlegmata*), aus denen Hildegard eine Humoralpathologie entwickelt und die für die internistischen Grunderkrankungen eine große Rolle spielen:

1. trockenes Phlegma aus der Wärme des Feuers (auch A-Phlegma genannt)
2. feuchtes Phlegma aus der Feuchtigkeit der Luft (B-Phlegma)
3. schaumiges Phlegma aus dem wäßrigen Blut (C-Phlegma)
4. lauwarmes Phlegma aus dem erdhaften Fleisch (D-Phlegma)

> „Ein jeder besonders hervorragender Saft ist dem nächstfolgenden um ein Viertel und um die Hälfte des dritten Teils überlegen, und der schwächere von beiden wirkt mildernd auf zwei Teile und den Rest des dritten Teils ein, damit er seine Grenze nicht überschreitet. Denn, welcher der oberste Saft ist, der beherrscht auf diese Weise den zweiten, und diese beiden führen den Namen Phlegma. Der zweite Saft beherrscht den dritten und der dritte den vierten. Diese beiden also, der dritte und der vierte Saft, heißen Schleim (*livores*). Die an Wirkung stärkeren Säfte überholen mit ihrem Mengenverhältnis die schwächeren, und die schwächeren wirken durch ihren niedrigeren Gehalt mildernd auf deren Übermaß ein. Trifft dieses Verhältnis bei einem Menschen zu, so befindet er sich im Ruhestand. Sobald aber irgendein Saft über diese Grenze hinausgeht, ist der Mensch gefährdet."

Aus diesem komplizierten Säfteverhältnis können wir nun mit geradezu mathematischer Genauigkeit die insgesamt 24 Grundanlagen der Menschen erkennen:

1. manische Depression (tristitia)
2. Hirnwut (frenesie)
3. Klugheit (prudentia)
4. Paralyse (contractis)
5. Dummheit (stultis)
6. Rheuma (paralysis)
7. Sinnlosigkeit (amentia)

8. guter Charakter (bonis moribus)
9. Wahnsinn (insania = kranker Geist)
10. Verzweiflung (desperatione)
11. Furchtsamkeit (timidis)
12. Stummheit (mutis)
13. Redlichkeit (bonitate)
14. Krebskrankheit (cancronis)
15. Gicht (podagra)
16. Neigung zum Selbstmord (interficiunt)
17. Harnsäuregicht (gutta)
18. Unbeständigkeit (instabilitas)
19. Jähzorn (iracundis)
20. Ohnmacht (syncope)
21. Unbeständigkeit (instabilitate)
22. Besessenheit (obsessis)
23. ewige Unzufriedenheit, Pessimismus (severitate)
24. Wahnsinn (frenesie)

Zwei Zitate sollen exemplarisch anschaulich machen, wie Hildegard diese Grundanlagen auch als Krankheitsanlagen analysiert. So beschreibt sie als erste Grunderkrankung folgendes Phänomen:

> „Wo die anderen, vorher erwähnten Menschen irren, da werden diese durch die Gnade Gottes in der Rechtschaffenheit die stärksten sein, weil ihnen die Gnade Gottes erlaubt, daß sie zeitweilig einer gewissen Veränderlichkeit unterliegen, derart, daß sie eine Zeitlang krank und eine Zeitlang gesund, einmal furchtsam und ein anderes Mal starkherzig, einmal traurig und dann wieder frohgestimmt sind. Dies stellt Gott bei ihnen so wieder her, das Er sie, wenn sie krank sind, gesund macht, wenn sie Angst haben, Er ihnen Mut verleiht, und wenn sie traurig sind, Er sie froh macht."

Es ist nicht schwer, in diesem Krankheitsbild die manische Depression wiederzusehen mit den hochschießenden, manischen Phasen und den Stimmungstälern der Depression.

In einer weiteren Krankheitsanalyse erkennt man die Paralyse, eine Art Rheuma-Erkrankung, zu der die Muskelkontraktionen sowie die Bechterewsche Krankheit gehören:

> „Wenn Schaum und Lauwarmes, die dann den Schleim des Feuchten und Trockenen bilden, übermäßig sich entwickelt haben, so daß der Schaum in die Höhe steigt und einen heißen, wäßrigen Rauch bildet und das Lauwarme sich in Tropfen ergießt, dann beugen sie, durch solchen Widerstreit einen Sturm hervorrufend, den Nacken des Menschen, krümmen seinen Rücken und machen ihn völlig gichtbrüchig, bis er von diesem Leiden erlöst wird. Er kann aber lange leben."

In ihrem letzten Buch von Mensch und Kosmos, „Divinorum Operum", sieht Hildegard die Säfte im menschlichen Organismus kreisen und beschreibt ihre unzertrennbaren Zusammenhänge mit dem Bau des Universums. Dabei sieht sie, wie diese Säfte, die sie mit Tieren vergleicht, im Menschen spielen: Sie erheben sich zuweilen wie ein Leopard, dann mäßigen sie sich wie ein Krebs, der nach vorn und zurück geht, sie schwellen an und ab wie eine Schlange, stoßen wie ein Hirsch, sind bald wie ein reißender Wolf, schreien wie ein Löwe, sind listig wie eine Schlange und geduldig wie ein Lamm. Bisweilen knurren und brummen sie wie ein Bär, wenn er zornig ist.

Von den Ursachen der Krankheiten sagt Hildegard im Zusammenhang ihrer Säftelehre:

> „So fließen die Säfte oft zur Leber, in der das Wissen gespeichert ist. Dieses Wissen hat im Gehirn [der Steuerungszentrale] seinen Ursprung und wird durch die Seelenkräfte im Gleichgewicht gehalten. Die Feuchtigkeit des Gehirns steigt durch die Bluthirnschranke zur Leber, so daß sie Fette und Proteine zur Verfügung stellt, um den Körper fett, kräftig und gesund zu machen. Auf der rechten Seite ist die Leber, das große Energie-Reservoir, der Wärmespeicher des Körpers, weshalb die rechte Hand zum starken Zupacken befähigt ist.
>
> Auf der linken Seite befinden sich Herz und Lunge, die ihre Wärme von der Leber wie von einem Ofen haben."

Wie befreit man den Menschen von seinen schlechten Säften?

Wie bleibt der Mensch gesund? Die Antwort Hildegards lautet wie folgt:

> „Wenn die Säfte weder zu trocken noch zu feucht sind, sondern ausgeglichen die Glieder durchströmen, wird der Mensch sehr gesund sein und sein Wissen um Gut und Böse wird erstarken. Dadurch werden die Gedanken weder zu leichtsinnig oder wild, noch flüchtig, noch zu hartnäckig und noch zu leichtfertig. Dadurch wird der Mensch Gott gebührend verehren und in Harmonie mit Ihm leben. Dieser Mensch wird in seinen Gewohnheiten ruhig und in seinem Wissen gründlich und scharfsinnig sein. Dann schielt er weder auf die Gunst der Welt und deren Beifall sondern strebt von zahlreichen Tugenden unterstützt zu den Himmelsfreuden empor, wie es im Hohenlied heißt: »Wie schön ist dein Gang in den Schuhen der Fürstentochter.«"

Sehr viele Leiden erwirbt der Mensch im Verlaufe seines Lebens durch seine unvernünftige Lebensweise und durch eine falsche Ernährung, wodurch schlechte Säfte entstehen. Hildegard nennt diese Säfte *„mali humores"*. Zusätzlich leiden heute die meisten Menschen unter der Umweltbelastung, das, was Hildegard die *„noxi humores"* nennt. Obendrein hinterlassen alle möglichen Krankheiten, Bakterien, Viren und Hefepilze ihre Gifte – die sogenannten Toxine, wodurch die sogenannten *„infirmi humores"* (die krankmachenden Säfte) entstehen. Gerade für solche Gesundheitsbelastungen hat Hildegard eine große Zahl von entgiftenden Ausleitungsverfahren oder ausleitenden Kuren über die Haut sowie Bäder, Sauna, Packungen und Einreibungen vorgesehen.

1) Fasten:
Die besondere Rolle des Heilfastens (als die Operation ohne Messer) wird in Kapitel 3 ausführlich vorgestellt. Zweckmäßigerweise wird das Fasten als Hildegard-Fastenkur und Aufbaukur in der Gemeinschaft durchgeführt.

2) Aderlaß:
Der Aderlaß ist eine andere, uralte Heilmethode, um schlechte Säfte auszuleiten. Heute gibt es eine Vielzahl von wissenschaftlichen Studien, die beweisen, daß dieses über 1000 Jahre alte Verfahren, kunstgerecht ausgeführt, in der Lage ist, Herzinfarkt und Schlaganfall zu verhüten, den Stoffwechsel wieder in Ordnung zu bringen, Blutdruck und Cholesterin zu senken sowie die Cortisol-Stimulation anzukurbeln. Dadurch werden manchmal sogar schlagartig Entzündungszustände im Körper zum Stillstand gebracht.

Der Hildegardische Aderlaß verdünnt das Blut, macht es fließfähiger (senkt den Hämatokrit-Wert) und verringert dadurch die Thrombose-Gefahr und das Schlaganfall-Leiden. Diese bewährte Methode beseitigt darüber hinaus Blutgifte (Gallenfarbstoff, die sogenannte Melanche), die besonders bei jahrelangen Krankheiten die Heilung blockieren können. Diese von Hildegard hochgelobte Heilmethode könnte daher in Zukunft das beste Mittel sein, um Krankheiten zu verhüten und Gesundheit zu erhalten. Aus dem Phänomen des Aderlaß-Blutes kann man nach Hildegard sogar eine weitere Vorhersage vom Krankheitsverlauf gewinnen (Prognose) und daher wichtige, weitreichende Schlüsse ziehen: z. B. über einen gutartigen oder bösartigen Verlauf einer Krankheit. Bereits bei Hippokrates hieß es: „Das Vergangene wissen [Anamnese], das Gegenwärtige erkennen [Diagnose] und das Zukünftige voraussagen [Prognose]."

Hildegard hat das letzte Buch ihres Kompendiums der Kunst der Prognose gewidmet, eine zur Zeit sehr vernachlässigte Sparte in der modernen Medizin.

3) Schröpfen:
In ähnlicher Weise wie der Aderlaß wird das blutige Schröpf-Verfahren zur Reinigung des Bindegewebes und zur Beseitigung von chronischen Krankheiten eingesetzt. Besonders beeindruckend sind dabei die Beseitigung von Kopfschmerzen, Ohrensausen oder das plötzliche Verschwinden einer Asthma-Attacke. Die Heilerfolge durch das Schröpfen sind derartig verblüffend, daß man als Heilpraktiker nicht selten noch unter seinen Händen erleben kann, wie das Leiden den Menschen verläßt.

2. DIE THERAPIE DER SEELE IST DIE SEELE DER THERAPIE

Hildegards Psychotherapie

Patientenbericht:

„Februar 1945 wurde ich an einer Schußverletzung amputiert. In den folgenden 52 Jahren litt ich in wechselnden Abständen an heftigsten Nervenschmerzen an der Oberschenkelnarbe. Auch durch schwerste Mittel, wie Valeron, Tramal und dergleichen, waren die Schmerzen nur zu dämpfen; am nächsten Tag gab es Übelkeit und Benommenheit.

Die Schmerzen traten 1 bis 2 Tage vor großen Wetterveränderungen auf. Sie waren durch den Holzschaft der Prothese gedämpfter, aber nachts unerträglich. Große Schmerzperioden künden sich durch einige Vorboten an. Solch ein Nervenzucken hatte ich bei meinem Besuch im Hildegard-Kurhaus. Dr. Strehlow gab mir ein Döschen Nikolaisalbe, das ich griffbereit in die Hosentasche steckte und später am Bett neben dem Kopfende verwahrte.

Der Bitte um eine Erfolgsrückmeldung konnte ich bisher nicht nachkommen: Ich hatte keine Schmerzen mehr! Sie blieben auch weg trotz der heftigsten Wetterumschwünge des Februars (Sonne, Regen-Schnee-Orkanböen, Winterkälte-Frühlingswärme).

Ob nun die Salbe in griffbereiter Stumpfnähe dieses Ausbleiben bewirkte, weiß ich nicht. Vielleicht ist es auch das zuversichtliche Vertrauen auf eine erhoffte Hilfe ohne die schädlichen Nachwehen der bisherigen chemischen Keulen. Ich bin dankbar und zuversichtlich."

Diese Geschichte ist nur eine von vielen, und sie ist aufschlußreich in mehrfacher Hinsicht. Der Gedanke, daß Glauben die Heilung fördern kann, ist alt. Er findet sich bei Hildegard und ist heute wieder aktuell. Wenn der Patient glaubt, daß eine Therapie hilfreich ist, ist sein Glaube ein wichtiges Heilmittel. Das gilt für die Schulmedizin genauso wie für die Naturheilkunde. Durch den Aufschwung der High-Tech-Medizin hat die Schulmedizin die seelischen Heilkräfte aus den Augen verloren. Am Ende des 20. Jahrhunderts wächst das Unbehagen gegenüber einer Apparate-Medizin, die den Menschen nur noch als Maschine erfassen kann, obwohl vermutlich über 90 % aller Krankheiten seelische Ursachen haben, die sich mit dem Computer-Tomogramm oder Röntgengerät nicht erfassen lassen.

Durch die einseitige Behandlung körperlicher Symptome hat sich die Schulmedizin viel zu sehr auf die viel teurere und aussichtslosere Beseitigung von Krankheiten konzentriert, so daß die Verhütung von Krankheiten und die Erhaltung der Gesundheit auf der Strecke geblieben sind.

„Der Mensch ist von Natur aus gesund", schreibt Hildegard. „Krankheit ist eine Ausnahme." Die Krise der modernen Medizin liegt in einer einseitigen Betrachtungsweise des Menschen mit seinen Krankheiten, die von außen beseitigt bzw. repariert werden müssen. Daher ist auch das uralte Konzept von der Einheit des Menschen, der Einheit von Leib und Seele verlorengegangen und mit ihm die großartigen Möglichkeiten zur Selbstheilung. Die Frage muß doch heißen: Wie und warum erhält der Körper von alleine seine Gesundheit? In den meisten Fällen erledigt der Körper die Tumorabwehr von ganz alleine durch tägliche Spontanheilungen, ohne daß der Mensch überhaupt etwas davon merkt. Ebenso verläuft die Wundheilung innerhalb von zehn Tagen. Die Reinigung und Entgiftung des Körpers, der Stoffwechsel, die Hormonregulation, die Blutdruckregulation, die Erhaltung der körpereigenen Temperatur, die Regeneration der Nerven, die Atemfrequenz und der Herzrhythmus: Das alles sind Vorgänge, die die natürliche Gesundheit des Menschen gewährleisten.

Das Wissen um die Heilkräfte der Seele war schon den Ärzten in der Antike und im Mittelalter bekannt. Hippokrates beschrieb das Wechselspiel zwischen Seele und Körper als ein Bewußtsein, das durch den Körper fließt und die Gesundheit erhält. Der große persische Arzt Avicenna (980–1037 n.Chr.) erweiterte das seelisch-leibliche Konzept noch um eine kosmische Dimension, indem er dem Bewußtsein noch die Vorstellungskraft (die Imagination) zuordnete, die nicht nur im eigenen Körper, sondern auch durch andere und auch in der Ferne durch die Menschen fließen kann. Sie kann die Menschen stärken oder schwächen, krank oder gesund machen. Besonders intensiv hat sich Hildegard von Bingen mit dem Zusammenspiel von Körper, Seele und Geist beschäftigt und dieses Prinzip nie aus den Augen verloren. Bereits in ihrem „Scivias"-Buch beschreibt sie 30 seelische Heilkräfte, die im menschlichen Körper wirken. In ihrer Psychotherapie fügt sie noch fünf dazu und beschreibt die Tugenden und Laster, die Risikofaktoren und die Heilkräfte der Seele, und in ihrem letzten Buch „Liber Divinorum Operum" widmet sie sich den Einflüssen des Kosmos und der Religion auf den Gesundheitszustand des Menschen, auf das Fließen der Säfte und die Wirksamkeit der Seele im Leib:

> „Wo Seele und Leib in größter Harmonie übereinstimmen, erreichen sie den höchsten Lohn gemeinsamer Freude und Gesundheit."

Die Erfolge der seelischen Heilkräfte sind vielen heutigen Ärzten ein Rätsel und werden nicht selten als „Placebo-Effekt" abgetan. Nur Verfahren, die durch eine Doppelblindstudie getestet und einer Placebo-Wirkung überlegen sind, werden heute wissenschaftlich anerkannt. Damit schwingt sich die Schulmedizin zu einer Herrscherrolle über die Ganzheitsheilkunde auf, die ihr gar nicht zusteht, da sie den Löwenanteil der seelischen Heilkräfte definitionsgemäß außer acht läßt.

Die Placebo-Wirkung hat durch die Jahrtausende hindurch die Heilkunde beeinflußt. Alle Naturvölker dieser Erde wußten um den Einfluß seelischer Heilkräfte auf den Körper und vollbrachten unter extremsten Bedingungen die erstaunlichsten Heilerfolge.

Vor allem amerikanische Ärzte haben sich in den letzten 50 Jahren mit der Placebo-Heilwirkung beschäftigt und eine Fülle medizinisch kontrollierter Studien über den Einfluß des Glaubens bei der Heilung vorgelegt. Purer Glaube, so schreibt Herbert Benson – Professor für Medizin an der Harvard University – in seinem Buch „Timeless Healing", sei heute heute noch die beste Medizin. Mit seinem Team hat Benson in den letzten 30 Jahren die seelisch-körperlichen Zusammenhänge erforscht. Die Ergebnisse basieren auf der Tatsache, daß der Körper auf Streß und Entspannung unterschiedlich reagiert.

Unter Entspannung wird der Stoffwechsel um 10–17 % reduziert, weil viel weniger Energie verbraucht wird, um den Körper in Gang zu halten. Bei tibetischen Mönchen im Himalaja-Gebirge konnte festgestellt werden, daß unter der Meditation der Stoffwechsel sogar um 65 % reduziert ist. Und ebenso sank der Sauerstoff-Bedarf. Der Blutdruck sinkt unter Gebet und Entspannung. Ebenso kann die Herzpulsfrequenz gesenkt und die Atemfrequenz, die Muskelspannung sowie die Blutversorgung zu den Beinen und Armen reduziert werden.

Besonders beeindruckend sind die klinischen Ergebnisse von Gebet und Meditation bei chronischen Erkrankungen:

- Der jahrelang erhöhte Blutdruck konnte durch Meditation und Gebet bei Patienten normalisiert werden, wobei über einen Beobachtungszeitraum von drei Jahren weniger oder keine Medikamente gebraucht wurden.
- Bei Patienten mit chronischen Schmerzen konnten durch Gebet und Meditation 36 % der Schmerzmittel eingespart werden.
- 75 % der Patienten, die unter chronischer Schlaflosigkeit litten, konnten wieder ohne Schlafmittel schlafen. Die restlichen 25 % konnten ihre Schlafqualität verbessern und ihre Schlafmittel reduzieren.
- 36 % der Frauen, die an Unfruchtbarkeit litten, wurden schwanger.
- Bei 57 % aller Frauen mit klimakterischen Beschwerden konnten die Schmerzen verringert werden.
- Bei Patienten, die sich einer Bypass-Operation unterzogen hatten, wurden erheblich weniger Rhythmusstörungen und Angstzustände beobachtet.
- Bei Migräne-Patienten verringerten sich die Kopfschmerzen.

Beobachtungen bei Bluthochdruck-Patienten haben in den letzten 30 Jahren bestätigt, daß Patienten, die ein aktives kirchliches Leben praktizieren, weniger an diesem Risiko sterben als Patienten ohne religiöse Praxis.

Von 4000 alten Menschen, die zu Hause leben, litten diejenigen, die eine religiöse Gemeinschaft besuchen, weniger unter Depressionen und körperlichen Gebrechen als diejenigen, die nicht praktizieren.

Mehr als 20 Studien demonstrieren den gesundheitsfördernden Einfluß des Gottvertrauens auf Menschen, die einen Gottesdienst, eine Kirche, eine Synagoge oder eine spirituelle Gemeinschaft besuchen.

Eine gesunde Lebensweise, teilweise sogar eine spezielle Kost wird in religiös motivierten Gemeinschaften gefördert: Die Hildegard-Küche ist nur ein Beispiel; man denke auch an die vegetarische Kost bei den Adventisten, Mormonen, Juden, Chinesen oder Hindus.

Rituale, Gebete und das Zusammengehörigkeitsgefühl einer religiösen Gemeinschaft haben starken Einfluß auf das Gesundheitsdenken und das Immunsystem.

Mehr als 200 klinische Studien zum Thema Glaube und Heilung sind in den letzten Jahren durchgeführt worden. Sie weisen alle in eine ähnliche Richtung, nämlich daß Spiritualität und Glaube nicht zu unterschätzende, starke Verbündete des Arztes bei der Behandlung und Vorbeugung von Krankheiten sind.

Das kalifornische „Institut of Noetic Science" untersuchte in den letzten fünfzehn Jahren über 3.500 Fälle von spontanen Remissionen (Rückbildungen) bei Krebserkrankungen, die in 800 medizinischen Fachzeitschriften in den letzten 20 Jahren publiziert worden waren. Dabei konnte man feststellen, daß die spontane Rückbildung bei der Krebskrankheit ein weltweit dokumentiertes Phänomen ist. Die Remission ist ein psycho-biologischer Prozeß und stellt einen wichtigen Schlüssel zum Verständnis der körperlichen Selbstregulation und Selbstheilung dar, wobei die Hoffnung ein wichtiger Heilungsfaktor sowohl bei der Diagnose als auch bei der Therapie von Krebs ist.

Für die spontane Rückbildung von Tumorzellen ergibt sich folgendes Strukturschema:

1) Alle diese Krebspatienten empfanden ihre Krankheit als eine Lebenskrise, die sie akzeptierten und die sie bereit waren zu meistern. Diese Verantwortung machte sie frei für die spontane Rückbildung von Tumorzellen.
2) Die Verankerung in einem religiösen Glauben war ein vitaler Beitrag zur Heilung bei Krebspatienten, die besonders von Angst und Depressionen befreite.
3) In den meisten Fällen hatte ein bitteres und hartes Leben zur Krebsbildung geführt, und das Krebs-„Management" war nun trivial im Vergleich zum Schicksal, das die Krebs-Patienten bisher erlitten hatten.
4) Die Krebs-Patienten betonten, daß sie dank ihres Gottvertrauens ihre Krankheit in Gottes Hand legen konnten. Diese Einstellung führte weder zur Passivität noch Resignation, sondern zu einer Suche nach einem tieferen Lebenssinn.
5) Durch die Krankheit trugen die Patienten dafür Sorge, ihr Verhältnis mit anderen Menschen in Ordnung zu bringen, in Frieden miteinander auszukommen und die vorherigen Schwierigkeiten aus dem Weg zu räumen.
6) Die Krebs-Patienten waren ohne weiteres in der Lage, ihre Ernährung auf eine mehr oder weniger vegetarische Kost umzustellen.

Forscher einer neuen medizinisch-wissenschaftlichen Richtung – der sogenannten Psycho-Immunologie – stehen heute am Anfang, das Zusammenspiel von Leib und Seele wissenschaftlich zu verstehen. Das Hormonsystem steht mit den Nerven und dem Immunsystem in einem ständigen engen Kontakt. Vom Gehirn zum Immunsystem laufen Nervenbahnen, die bis in die Immunorgane Milz, Thymus, Darm, Haut und Lymphknoten reichen. Hier werden Botenstoffe an das Abwehrsystem abgegeben, die im Körper eine Immunreaktion auslösen. So ist das Immunsystem ständig über die Gefühle, den Gemütszustand und den Streß informiert. Auf der anderen Seite reagiert das Gehirn auf Botenstoffe des Immunsystems, sogenannte Interleukine, die eine gesundheitsfördernde und entspannende Gemütslage auslösen können. Diese Interleukine sind Botenstoffe, die z.B. einen Heilschlaf oder ein Heilfieber auslösen können. Die Nervenzellen besitzen Rezeptoren, sogenannte Ohren, mit denen sie in den Körper hineinhören können. Wir nähern uns hier dem tiefsten Verständnis der natürlichen Heilungskräfte („vis meditatrix naturae"), die tief im Organismus verankert sind. Diese können zur Selbstheilung und zur Selbstreparatur aller Organe beitragen, wie es bei der Wundheilung, in der Abwehr von Grippeviren, Bakterien und Pilzen, in Prozessen der Spontanremission der Krebsheilung oder auch bei der Selbstregulation von entgleisten Stoffwechselprozessen beobachtet werden kann. Alle diese Prozesse nehmen die Heilkraft der Seele und die Einflußnahme der Seele auf körpereigene Prozesse in Anspruch. Der Körper verfügt über eine körpereigene Hausapotheke, die in Fällen von Krankheit stimuliert werden kann, wodurch wichtige Heilstoffe freigesetzt werden.

Eine derartige Fülle von klinischen Beweisen für die Heilkraft des Glaubens ist geradezu eine Aufforderung zu einer Neu-Orientierung der Medizin zurück zu alten Werten und Konzepten. Wenn die Pharmaindustrie in der Lage wäre, ein derartig starkes Arzneimittel wie die Liebe zu entdecken, und das auch noch ohne tägliche Nebenwirkungen, dann wäre das der größte Durchbruch bei der Heilung von Krankheiten.

Allein der Glaube an eine medizinische Heilwirkung wirkt bei vielen medizinischen Problemen therapeutisch. Hildegard von Bingen nennt in ihrem psychotherapeutischen Buch 35 seelische Heilkräfte, von denen sie besonders den Gottessieg, das Gottvertrauen – „divina victoria" – hervorhebt und das Mitgefühl („misericordia") als eine quasi medicina, also so gut wie ein Heilmittel einsetzt.

Wer sich das oben Gesagte bewußtmacht und das kosmische Menschenbild Hildegards von Bingen in seiner Vollkommenheit kennengelernt hat, kann erfassen, welche Kräfte und Entfaltungsmöglichkeiten dem Menschen zur Verfügung stehen:

„Oh Mensch, schau dir den Menschen an. Hat er doch Himmel und Erde und alle Möglichkeiten in seiner Gestalt zur Verfügung, und alles liegt in ihm verborgen."

Die einseitige Beschäftigung mit dem menschlichen Körper mußte zwangsläufig in die heutige Katastrophe führen. Leere Kirchen und volle Krankenhäuser: Diese Situation offenbart aber auch die Krise einer Theologie, die den Menschen mit seiner leiblichen Existenz aus den Augen verloren hat.

Hildegards Betrachtungsweise hingegen verschafft uns einen vollkommenen Blick über die Stellung des Menschen in der Natur und im Kosmos:

„Rund ist Gott wie ein Rad, alles umfassend, ohne Anfang und Ende. Er ist die Quelle der Lebensenergie, die alles zum Leben bringt und erhält. So sollen alle Menschen diesen Worten ihr Herz öffnen und wissen, daß sie zum Heil von Leib und Seele verkündet sind, durch mich, der ich bin!"

„Daher ist der Mensch durch die Seele göttlicher und durch den Körper irdischer Natur, ein vollkommenes Wunderwerk Gottes."

„Der Mensch ist das Wunderwerk Gottes, ein Licht aus Gott, das lebt und wieder stirbt. Er selbst ist nicht Gott, weil Gott so nicht ist."

Dieses Licht ist das wahre Licht, eine Lebensenergie, die durch keinen Schatten verdunkelt werden kann. Sie steht dem Menschen nicht zur Verfügung. Niemand kann sich ihrer bedienen, sie manipulieren oder monopolisieren, vermehren oder vermindern. Diese Energie ist das Urprinzip aller Urordnungen, Licht jedes Lichtes, selbstleuchtend. Hildegard schreibt:

„Dies Licht durchströmt jeden Menschen, der auf diese Welt kommt, mit seiner Lebenskraft, weil dieses Licht allein den Menschen am Leben erhält. Gott hat durch diesen lebendigen Funken der Seele den ersten Menschen zum Leben erweckt. Aus Lehm hat Er ihn geformt und daraus durch diesen Funken

Fleisch und Blut geschaffen. So wird auch der Mensch in seinen Nachkommen, wenn der Same auf natürliche Art übertragen wird, durch diesen Funken seine Gesundheit erhalten, weil diese Seelenkraft den Menschen aus Fleisch und Blut erhält. Ohne diese Seelenkräfte kann kein Mensch aus Fleisch und Blut entstehen. Die Materie des ersten Menschen wäre Lehm geblieben, wenn sie nicht durch die Seele verändert worden wäre: Denn so wie durch Wasser und Feuer aus Mehl Brot gemacht wird, so entsteht Fleisch und Blut durch das Feuer der Seele."

Von der Naturliebe als einer seelischen Kraft ist bei Hildegard ebenfalls die Rede. Sie muß in diesem therapeutischen Zusammenhang also miteinbezogen werden:

„So wird der Mensch selber zum Licht für die Geschöpfe, die auf der Erde weilen. Mit viel Liebe hängen sie am Menschen und auch der Mensch hat ein großes Verlangen nach den Geschöpfen und entwickelt zu ihnen großes Vertrauen. Oft und gern sucht er daher die Natur auf."

Gott hat den Menschen mit allen Naturkräften ausgestattet und ihm die ganze Schöpfung zur Verfügung gestellt.

„Gott hat doch die menschliche Gestalt nach den Plänen des Universums geschaffen, so wie auch ein Künstler seine Formen hat, nach denen er seine Gefäße formt ... und wie Gott das Rieseninstrumentarium des Weltenbaus nach vollkommenen Maßen schuf, so legte Er auch für den Bau des Menschen Seine vollkommene Berechnung zugrunde. So klein und gedrungen der Mensch ist, so ist er doch so angelegt, daß ein Glied das andere verbindet, aber keines sein Maß überschreitet, außer nach Gottes Bestimmung. Und wie Gott die Natur im Menschen geordnet hat, so hat Er auch die Zeiten des Jahres festgelegt. Der Mensch als das Spiegelbild Gottes ist die Vollendung."

Die Seele nimmt im Körper eine wichtige Stellung ein, denn sie steuert alles im Organismus, was der Körper braucht. Dies erreicht sie, indem sie fünf Sinnesorgane zu Hilfe ruft, das Sehen, das Hören, das Riechen, das Schmecken und das Tasten. Mit diesen Kräften steht sie mit den anderen Geschöpfen in Verbindung.

In ihrer reichen und bildhaften Sprache beschreibt Hildegard das Verhältnis von Körper und Seele:

> „So wohnt die Seele wie eine weise Frau in ihrem Hause, in dem Gott alle Wohnungen so eingerichtet hat, daß sie sich darin wohlfühlt. Keiner kann sie sehen, wie man auch Gott nicht sehen kann, solange man in diesem Körper weilt. Nur im Glauben kann Gott gesehen und erkannt werden. So wirkt die Seele im Menschen mit Hilfe der ganzen Schöpfung, die aus Gott hervorgegangen ist. Wie die Bienen in ihren Waben Honig bereiten, so werden die menschlichen Werke durch das Wissen der Seele zu Ende geführt. Denn dieses Wissen ist wie ein Nektar im Körper.
>
> Sobald die Seele von Gott gesandt ist, fließen Gedanken ins Herz und sammeln sich in der Brust des Menschen, von wo sie zum Kopf und zu allen anderen Gliedern gelangen. Die Seele durchdringt auch die Augen, sind doch die Augen die Fenster zur Seele, mit denen sie die Schöpfung erkennt. Mit ihrer Vernunft erfaßt sie die Heilkräfte allein schon durch das Wort. So vollbringt der Mensch nach den Plänen seiner Gedanken sein ganzes Lebenswerk.
>
> Wenn der wissende Seelenwind das Gehirn in Bewegung setzt, steigen die Gedanken vom Gehirn ins Gemüt und ein Herzenswunsch geht in Erfüllung. Das seelische Wissen ist die Saat, durch das die Gedanken zur Ausführung gebracht werden. So kocht die Seele die Gedanken auf dem Feuer, macht sie schmackhaft und setzt sie dem Verstand vor, damit er sie überprüft und genießt.
>
> Die Seele stellt dem Menschen Speisen und Getränke zur Verfügung, damit sich davon sein Fleisch immer wieder erneuern kann. Durch ihre Kräfte wird der ganze Organismus mit seinen Funktionen am Leben erhalten und zum Wachsen gebracht. Selbst die inneren Organe und die Eingeweide werden durch die Kräfte der Seele gesteuert. Doch ist die Seele nicht aus

Fleisch und Blut, sondern nur in ihm überall gegenwärtig. Sie lebt mit dem Leib in Lebensgemeinschaft, obwohl sie ihren Ursprung in Gott hat, der ja dem Leib das Leben eingehaucht hat.

So existieren beide, Leib und Seele, trotz ihrer verschiedenen Natur doch in einem gemeinschaftlichen Werk. Die Seele schenkt dem Menschen die Inspiration für seine Gedanken, sie gibt Energie zum Konzentrieren, Wasser und Trinken zur Stärkung und Ernährung und die Viriditas – die Lebenskraft – durch die Vorgänge des Leibes. Und so ist der Mensch vom Urplan her geschaffen, oben wie unten, innen wie außen. Und so ist das Wesen des Menschen mit seiner Leiblichkeit.

Und so wandert die Seele durch den ganzen Organismus, vom Gehirn ins Herz, vom Herzen ins Blut und von dort ins Knochenmark, um wieder neues Blut zu bilden und füllt den ganzen Leib aus. Dabei kann sie nicht mehr oder weniger erreichen, als ihr der Körper Spielraum läßt, denn die Seele kann nicht mehr Gutes schaffen, als ihr die Grenzen der göttlichen Güte gestatten."

Hildegard sieht in ihrer Vision Bau und Funktion des Gehirns als Steuerungszentrale für den gesamten Organismus. Sie nimmt geradezu das vegetative Nervensystem und sogar die Bluthirnschranke, die erst in unserem Jahrhundert „entdeckt" und wissenschaftlich erforscht wurde, vorweg:

„Das Gehirn ist feucht und kalt und alle Glieder des Körpers stehen mit ihm über die Nervenbahnen in Verbindung. Wie die Sonne der Erde hilft, so stellen sie dem Gehirn ihre Energiestoffe zur Verfügung. So kann das Gehirn den ganzen Organismus beherrschen und regeln, der es mit Feuchtigkeit und Energiestoffen versorgt, genauso wie die Feuchtigkeit und Wärme die Erde aufkeimen lassen.

Vom Herzen, der Lunge, der Leber und allen Eingeweiden des Menschen steigen Säfte zum Gehirn auf und füllen es [mit Stoffwechselprodukten] wieder auf. Sobald das Gehirn aufgefüllt ist, steigen diese Säfte [Neurotransmitter] wieder zu allen übrigen Organen ab, um ihre Funktion anzuregen.

So ist die Seele wie ein Strom, der den ganzen menschlichen Leib anregt, wobei sie sich den Widerständen der Sinnlichkeit oftmals unterwirft."

Ganz besondere Aufmerksamkeit widmet Hildegard dem Herzen als der Lebensmitte und dem Sitz der Seele.

„Die Seele ist wie ein vernünftiger Lebenshauch, der den gesamten Leib des Menschen erregt und steuert. Die Weisheit wohnt im Raume des Herzens. In der Wohnung des Herzens ist ihre Weisheit zu Hause. Die Seele denkt und lenkt wie ein Familienvater von hier aus alle Angelegenheiten seines Hauses... feurig ist die Seele, und sie erwärmt so alle Lebensvorgänge."

„Des Menschen Herz ist Wärme. Die Leber spendet Trockenheit und die Lunge seine Feuchte. Wie Herzenswärme, Lebertrockenheit und Lungenfeuchte den Menschen gedeihen lassen, so bestärkt auch Wärme, Trockenheit, Feuchtigkeit aus der Atmosphäre alles, was auf der Welt lebt."

In ihrer kosmischen Schau sieht Hildegard die Säfte im Organismus kreisen in Abhängigkeit von den Winden und atmosphärischen Strömungen:

„Das Herz erwärmt den Magen, die Leber macht ihn stark, die Lunge feucht, so daß die Speise von der Aufnahme bis zur Abgabe verarbeitet werden kann, wie auch die Luft mit Grünen, Wärme und Feuchtigkeit alle Früchte bis zur Reife begleitet. Denn der Magen hat seinen Sitz im Bauchraum, die Speisen gehen in ihn hinein und hinaus. Er hängt wie ein Sack am Darm und stellt das Fassungsvermögen der Welt dar."

Selbst der Blutkreislauf wird von Hildegard beschrieben und mit der Seele in Verbindung gebracht:

„Vom Herzen, der Lunge, der Leber gehen gleichmäßig Blutgefäße wie kleine Röhrchen aus, die dem Magen bei der Aufnahme und Ausscheidung der Nahrung behilflich sind. So ist auch die Seele dem Menschen bei allem Guten und Bösen behilflich. Sie führt alle Gedanken der Bosheit oder des Müßiggangs aus, regt sie an oder vollendet sie. Denn wie die Blutgefäße zum Magen führen, durchläuft auch die Seele den ganzen Körper. Wie der Magen weder in dauernder Fülle noch dauernder Leere nützlich wäre, so wäre es schädlich für die Seele, wenn der Leib ständig nach den Wünschen des Fleisches leben würde, obwohl ihm immer danach verlangt."

Die Seele speichert die Gedanken, Empfindungen und Gefühle. Sie „verwaltet" den Erfahrungsschatz eines jeden Menschen und beeinflußt so seine Stimmungen:

„Ähnlich verdaut auch die Seele alle Werke des Menschen und übermittelt sie seinem Gedächtnis, so daß alles durchdacht wird. Auch bedient sie sich der Gedanken, sie sind die Schreibtafeln, auf welcher die Seele festhält, was sie untersucht hat. Sie schreibt alles nieder, was sie durch den Körper erfährt. Wirkt der Mensch nach den Lüsten des Fleisches, um Schlechtes zu tun, bekommt er von der Seele »eins auf den Deckel« und weint, weil der Seele schlechte Taten mißfallen, selbst wenn sie selber beteiligt war."

Die Stimmungsschwankungen beeinflussen das Hormon- und Gemütsleben.

„Wird das Menschenherz von Freude oder Trauer erschüttert, werden auch die kleinen Nervenzellen im Gehirn, in der Brust und in der Lunge stimuliert, so daß sie ihre Säfte nach oben zum Gehirn aufsteigen lassen, und die Augen überschwemmen, und so schenken sie dem Menschen Tränen, wie auch die Meere bei zunehmendem Mond durch Stürme bewegt auch ansteigen oder abfallen [Ebbe und Flut]. So läßt auch die Seele Tränen fließen. Dasselbe geschieht auch beim spirituellen Menschen, der von der Ehrfurcht erschüttert in Tränen ausbricht, genauso wie die Wolken den Regen ausschütten."

Heute wissen wir, daß jegliche menschliche Leistung im Zuge einer Hormonstimulation (Ausschüttung von Adrenalin und Noradrenalin) möglich ist. Nach dieser Anspannungsphase muß aber eine Regenerationsphase folgen, damit sich der erschöpfte Körper wieder erholt:

„Oft gibt die Seele den Sinnen des Fleisches nach, bis das Blut durch Erschöpfung [Hormone und Neurotransmitter] ausgetrocknet ist. Dann wird durch das Knochenmark ein Schweiß [Hormon] geschickt, damit sich der Mensch in der Ruhezeit wieder erfrischen kann und regeneriert. Die dabei entstehenden [Hormone] werden vom Blut zum Fleisch und Knochenmark transportiert, um es zu erwärmen und regenerieren. So erregt die Seele den Leib und erhält ihn arbeitsfähig. Und wenn er doch manchmal zur fleischlichen Begierde angeregt wird, kommt doch ein Ekel im Menschen auf. Dann werden die Kräfte wieder regeneriert, um sich ganz dem Dienste Gottes zuzuwenden."

Hildegards Überzeugung, daß, wenn die Seele an Bösem leidet, der Mensch in Gefahr steht, krank zu werden, wird nicht nur an der folgenden Stellen deutlich:

„Der Mensch fällt oft in eine schwere Krankheit, weil die Eingeweide nicht den richtigen Rhythmus einhalten. So sendet auch die Seele einen Sturm in den sündigen Menschen, um ihn zur Reue zu bewegen. So wie die Seele selber beim Sündenakt leidet, so fügt sie dem Menschen soviel Schmerzen zu, damit er zur Reue kommt... ist doch die Seele die Lebenskraft des Leibes, weil sie niemals mit Freude der Sünde zustimmt. Denn sie leidet darunter, greift ihn an, manchmal so sehr, daß er sich kaum erholen kann. Gerade dadurch wird sie zum mahnenden Gewissen und tröstet den Menschen, damit er nicht in Verzweiflung verfällt. So entscheiden die Kräfte der Seele über Gesundheit und Krankheit des Menschen."

Ihnen gehört Hildegards ganze Aufmerksamkeit. Und daher ist jegliche Therapie vor allen Dingen Seelentherapie:

„So ist der Mensch nach dem Bilde Gottes durch seine lebendige Seele vernunftbegabt. Die Glut der Seele erwärmt das Fleisch, aus dem der Finger Gottes Adams Urbild gestaltet hat.

Die Seele erfüllt den Leib mit ihrer Lebenskraft und läßt ihn wachsen und gedeihen. Nicht ohne Zutun der vernünftigen Seele bewegt sich der Leib, denn die Seele gibt dem Leib Bewegung und Leben. Der Leib ist so innig mit der Seele verbunden wie alle Geschöpfe mit dem Wort. So wird der Mensch durch den Willen Gottes geschaffen. Wie nun der Mensch ohne Blutgefäße und Säfte nicht sein kann, so kann er auch nicht ohne Verbindung mit der Natur existieren."

Hildegard von Bingen hat aus christlicher Sicht in all ihren Büchern auf den spirituellen Schatz der Menschheit hingewiesen, die jedem Menschen von Natur aus von Gott mitgegeben werden. In ihrem Buch „Scivias" läßt sie ein goldenes Viereck aus himmlischem Blau mit dem irdischen Leib aus Mutter Erde zusammenstoßen. Es entsteht ein neuer Mensch. Leben beginnt – durch den Zusammenstoß von Himmel und Erde, dem männlichen und weiblichen Prinzip. Gott hat sich im Menschen selber inkarniert und macht ihn zum Kind des Himmels und der Erde.

In ihrem letzten Teil des „Scivias" beschreibt Hildegard 30 dieser spirituellen Kräfte, die am Aufbau der Stadt Jerusalems tätig sind. Sie nennt diese Kräfte „virtutes" (vir = Kraft), wobei sie arbeitende, operierende Schaffenskräfte und schützende, heilende Kräfte unterscheidet, die sie das „göttliche Militär" nennt. Alle diese 30 Kräfte sind am Bauwerk des Neuen Jerusalems beschäftigt, um Türme, Mauern, Häuser, Treppen und Brücken aufzubauen. Jerusalem ist eine Metapher für die Seelenstadt. Der Mensch selber ist dieses Jerusalem. In seiner Seele sind diese Gotteskräfte Tag und Nacht beschäftigt, um ihn am Leben zu erhalten. Sie regenerieren ihn, sie heilen ihn, sie schützen ihn vor Krankheiten und Krankheitsernährern. Diese Kräfte sind die Tugenden, wodurch das Leben tauglich und wertvoll wird. Aber es sind auch die befreienden, erlösenden Kräfte, die Hildegard in ihrem Tanz-Singspiel „Ordo virtutum" in Szene setzt. Diese singenden, tanzenden Gotteskräfte können den Menschen aus seiner

Not – ganz egal, wie tief er gefallen ist – wieder herausholen, wenn er Gott darum bittet. Sie können den Menschen schützen und heilen, erlösen und befreien.

Nachdem Hildegard ihre medizinischen Bücher „Causae et Curae" und die „Physica" abgeschlossen hat, widmet sie in den Jahren 1158–1163 ihre ganze Aufmerksamkeit den Heilkräften der Seele. Es entsteht das große psychotherapeutische Buch von den Verdiensten der Seele, in dem der Kampf der Tugenden und Laster beschrieben wird. Zu den 30 Tugenden des „Scivias"-Buches fügt Hildegard noch 5 Leitkräfte hinzu und stellt jeder Tugend ein Laster zur Seite. Auf diese Art und Weise entsteht eine Psychotherapie mit 35 Konfliktpaaren, die – angeordnet von Kopf bis Fuß – alle Stationen des menschlichen Lebens beschreiten, von der Empfängnis bis zum Tod. So entsteht ein brauchbares Konzept, das alle Problemkreise des Menschen im Laufe seines Lebens umfaßt. Bei 28 von 35 Konfliktpaaren ist das Fasten das geeignetste Mittel, um hinter den Lasten und Lastern die Tugenden und Heilkräfte zu finden.

3. DIE KÖRPEREIGENE „SEELEN-APOTHEKE" AKTIVIEREN

Hildegard-Fasten

Die sogenannten Zivilisationskrankheiten sind erst dann für die Heilung zugänglich, wenn auch die Behandlung der seelischen Ursachen mitberücksichtigt wird. Im Rahmen von Fasten- und Aufbauseminaren haben wir in den letzten fünfzehn Jahren Hunderten von Patienten aus seelischen Krisen geholfen. Das Fasten hat bei vielen dieser Menschen Kräfte freigesetzt, schwierige Lebensfragen anzusprechen und zu lösen.

Soweit wir wissen, sind wir die ersten und einzigen, die sich in den letzten fünfzehn Jahren auf diese Weise intensiv mit dem psychotherapeutischen Buch „Liber vitae meritorum" („Das Buch von den Lebensverdiensten") beschäftigt haben und die Wirkung des Hildegard-Fastens als Universalheilmittel für Leib und Seele an so vielen Patienten beobachten konnten. Um es gleich vorwegzunehmen: Die Erfolge mit dieser Fastenmethode waren erstaunlich, und wir erreichten gleichzeitig beide Ziele: eine neue Einstellung für eine gesunde Ernährung und eine Veränderung des Lebensstils.

Patientenbericht:

„Ich kannte Fasten bisher nur mit Säften. Bei Hildegard bekommt man mittags eine „Fastensuppe" (Dinkelgrießsuppe mit etwas Gemüse), das wärmt den Magen und den ganzen Körper und macht richtig satt. Ich hatte die ganze Fastenwoche über nicht einen Augenblick Hunger. Der Apfel, der von der Herfahrt noch übrig war, blieb völlig unbeachtet bis zum Schluß. Was mich jedoch am meisten faszinierte, war der seelische Prozeß, der in mir ablief. Durch die Vorträge und vielen Gespräche hörte ich sehr viel über Hildegard, und ich begriff nach einigen Tagen, daß dies nicht nur eine Medizin ist, sondern eine komplette Lebenshilfe, an der man sich auch in schweren Tagen jederzeit orientieren und Kraft holen kann. Man hört heute so viel von Selbstfindung. Ich konnte mit diesem Begriff bisher nicht allzuviel anfangen. Am Ende der Fastenwoche konnte ich jedoch feststellen, daß ich eine ganz andere Einstellung zu verschiedenen Problemen bekam und vieles klarer für mich wurde. Plötzlich konnte ich sogar meine Intuition wahrnehmen und habe daraus einige wichtige Entscheidungen für meine Zukunft getroffen.

Nach den vielen Jahren Erfahrung mit dem Hildegard-Fasten bin ich immer wieder neu fasziniert von der Entdeckungsreise durch die menschliche Seele, wo 90 % aller Krankheiten ihren Anfang nehmen. Es kann daher gar nicht genug betont werden, daß eine Heilung der Krankheiten erst dann möglich ist, wenn auch die Seele von ihren Kränkungen, Belastungen, Konflikten und Krisen gereinigt und entlastet wird. Wer im Hildegard-Fasten den äußeren Menschen und mit ihm seine alten Gewohnheiten durchschaut und hinter sich gelassen hat, entdeckt in sich das tiefste eigene göttliche Zentrum, aus dem die seelischen Heilkräfte quellen. Hier ist der Sitz der körpereigenen „Seelen-Apotheke" mit den Kräften, die Hildegard als „quasi medicina", als Seelen-Medizin bezeichnet.

Das Hildegard-Fasten ist aber nicht nur eine einfache Methode, um die Seele von ihren Lastern und Vorurteilen zu befreien, sondern auch, um den Körper von seinen Gift- und Schlackenstoffen zu reinigen. Hildegard empfiehlt das Fasten als vorrangige Therapie für 28 von 35 seelischen Krankheiten. Die meisten Menschen sind ganz erstaunt, daß sie eine Woche lang ohne Essen aktiv, fröhlich und leistungsfähig sein können. Dabei ist das Fasten eine natürliche Methode. Einige Tiere sind große Fastenkünstler und verbringen die größten Leistungen im Fasten. Die Bärenmutter z. B. verkriecht sich in ihre Höhle und bringt im Winter meist zwei Junge zur Welt, die sie – ohne zu fressen und zu trinken – allein aus ihrem Fett ernährt. Putzmunter kommt die Familie Bär im Frühjahr wieder aus ihrer Höhle. Der Hirsch verzichtet im seiner Brunftzeit auf das übliche Futter, um bei seinen kühen für Nachwuchs zu sorgen, wobei er darüber hinau Rivalen meist in lebensgefährlichen Kämpfen in die Flucht sc

Das Fasten hat eine tiefgreifende Heilwirkung auf den ganzen Körper, wobei der „innere Arzt" tätig wird, um eine ganze Reihe von lebensbedrohlichen Krankheiten zu heilen, z. B. die Arteriosklerose, an der fast schon die Hälfte aller Menschen in den westlichen Industrieländern sterben. Die Arteriosklerose endet meistens mit dem Herzinfarkt oder dem Schlaganfall. Sie ist eine schleichende Krankheit, und es dauert oftmals 30 Jahre bis zu dem fatalen Ende. Fasten ist bei geradezu allen Herzkrankheiten besonders erfolgreich, bei der Koronarinsuffizienz, Herzmuskelschwäche und vor allen Dingen bei Angina pectoris. Die meisten Patienten haben sich nach dem Hildegard-Fasten so wohl gefühlt, daß die meisten chemischen Medikamente überflüssig wurden. Weitere gute Erfolge erzielt man bei Asthma und Migräne, bei Magen-Darmleiden, Rheumaleiden, Hauterkrankungen und Stoffwechselleiden, bei Diabetes und Gicht.

Besonders beeindruckend ist aber, daß die meisten Faster, nachdem sie den häuslichen Streß hinter sich gelassen haben, sich zu einer fröhlichen Fastenrunde zusammenfinden. Die Stimmung wird heiter, die Auffassungsgabe wird besser, die Sinnesorgane verfeinern sich, und eine besondere Aufgeschlossenheit für spirituelle Kräfte kehrt ein. Beim Hildegard-Fasten kann man aber auch meßbare Erfolge feststellen. Der Bluthochdruck senkt sich, und der niedrige Blutdruck normalisiert sich. Cholesterinwerte, Blutzuckerwerte und Harnsäurewerte normalisieren sich. Suchtmittel (Zigaretten, Alkohol, Drogen, Arzneimittel) werden überflüssig. Das Herz wird spürbar entlastet, Angina pectoris-Schmerzen treten weniger auf, ganz abgesehen davon, daß die überflüssigen Pfunde purzeln und die alten Kleidungsstücke wieder passen. Das Fasten ist besonders wirksam, wenn in der Aufbauzeit die Ernährung auf Dinkel, Obst und Gemüse, also auf eine mehr oder weniger vegetarische Kost umgestellt wird und tierische Eiweiße, besonders fettes Fleisch, fetter Käse und Eier, möglichst gemieden werden.

Fastenvorbereitungen

Empfehlenswert ist ein Vorfasten von 1–3 Tagen mit nur Dinkel, Obst und Gemüse zur Entlastung.

Morgens: *Habermus*
2 Tassen Wasser, 1 Tasse Dinkel-Habermus, -Schrot oder -Flocken 5–20 Minuten kochen lassen, anschließend 1 geschnittenen Apfel, 2–3 Msp. Galgant, Zimt, Bertram, eventuell 1 TL Honig 5 Minuten aufkochen. Servieren und 1 EL Flohsamen und gehackte süße Mandeln auf das Habermus streuen.

Mittags: *Dinkelkopfsalat*
1 Kopfsalat waschen und trocknen, 3 geh. EL gekochte, kalte Dinkelkörner daruntermischen. Alles kurz und klein schneiden und mit 2 EL Weinessig, 2 EL Sonnenblumenöl und etwas Zucker so anmachen, daß nichts durchschmeckt.

Abends: *Dinkelbrot und Fencheltee*

Als Getränke gibt es die ganze Zeit Dinkelkaffee, Fencheltee und Apfelsaft, wobei man Fencheltee sehr schön mit Apfelsaft mischen kann. Nebenher geben wir frisches Wasser, das durch einen Osmose-Filter von seinen Rückständen gereinigt wurde.

Das Hildegard-Fasten

Die Fastenwoche erfolgt nach den Prinzipien des Hildegard-Fastens:

1) Nicht essen, nur trinken für 6 Tage
2) Alles weglassen, was nicht lebensnotwendig ist: Abschied vom Rauchen, Kaffee, Alkohol, von Süßigkeiten und entbehrlichen Medikamenten
3) Sich vom Alltag lösen durch Spazierengehen, Malen, Meditieren und Lesen

Ingwer-Ausleitungskekse

Das Fasten beginnt mit einer gründlichen Darmreinigung durch die Ingwer-Ausleitungskekse. Alle Tage fangen mit diesem Ingwer-Ausleitungskeks an. Dieser wird nüchtern eingenommen. Man läßt ihn langsam im Mund zergehen. Man kann ihn auch vorher in Fencheltee einweichen. Der Geschmack ist stark gewöhnungsbedürftig. Einige Faster nannten ihn „Hundekuchen", aber er ersetzt das widerliche Glaubersalz. Die Ausleitungskekse sorgen für eine milde Umstellung auf die innere Ernährung aus den körpereigenen Eiweiß- und Fettspeichern, wobei die schlechten Säfte aus dem Körper ausgeschieden werden und die guten Stoffe erhalten bleiben.

Ingwer-Kekse beseitigen auch außerhalb der Fasten-Therapie die sogenannten „mali, noxi und infirmi humores", d.h. die schlechten Säfte, die durch Diätfehler, Krankheiten und Umweltgifte entstehen. Bevor man den Ingwerkeks nimmt, soll man – wenn es kalt ist – sich vorher wärmen und sich nach der Einnahme eine Zeitlang wachend ausruhen. Nach dem Aufstehen soll man langsam hin und her gehen, jedoch so, daß einem die Kälte nicht schadet.

Rezept: Ingwer-Ausleitungskekse

12 g Ingwerpulver
6 g Süßholzwurzelpulver
4 g Zitwerpulver
22 g brauner Rohrzucker
5 g Dinkelmehl
1 Tropfen Wolfsmilchsaft
Aus dem Kräuterpulver und dem Mehl einen Keks backen, ihn entweder im Sommer in der Sonne trocknen oder im Ofen bei 180°C 5 Minuten backen. Mit einem Tropfen Wolfsmilchsaft befeuchten.

Die Kekse sind auch als Fertigprodukt in der Apotheke erhältlich.

Fencheltabletten

Über den Tag verteilt werden weiterhin Fencheltabletten eingenommen. Sie helfen bei der Entschlackung des Darmes, fördern die Durchblutung, sorgen für besseren Körper- und Mundgeruch und unterstützen die Entgiftung über die Haut. Hildegard schreibt:

> „Wer Fenchel oder dessen Frucht täglich nüchtern ißt, dem mindert er durch seine gute Wärme und edlen Kräfte den bösen Schleim und die Fäulnis, vertilgt den üblen Atemgeruch und macht seine Augen wieder klar."

Galgant-Tabletten

Galgant-Tabletten gehören zu den wirksamsten Arzneimitteln der Hildegard-Medizin. Bei Verdauungsbeschwerden und Fastenkrisen im Bereich der Herz-Kreislauf-Symptomatik wird der Galgant verwendet. Man läßt eine Tablette langsam auf der Zunge zergehen. Er beseitigt die Herzschmerzen, Herzschwäche und besonders den Herzschwindel und hilft über Fastenkrisen hinweg. Kopfschmerzen, Bluthochdruck-Krisen und Blähbauch werden durch seine krampflösende Wirkung beseitigt. Hildegard schreibt:

> „Wer Herzweh hat, und wer im Herzen schwach ist, der esse bald genügend Galgant, und es wird ihm besser gehen."

Wermutwein

An jedem zweiten Tag gibt es als „Frühstück" ein Likörglas Wermutwein. Er fördert die Durchblutung aller Ausscheidungsorgane. Er ist ja auch ein Schutzmittel vor Arteriosklerose und gilt als Entgiftungsmittel von Bindegewebe und Gefäßen.

Rezept:

40 ml Wermutfrühlingssaft in die Siedehitze von 1 Liter Wein und 150 g Honig gießen, sofort von der Hitze nehmen, filtrieren und steril abfüllen.

„Wenn Wermut noch jung ist, zerstoße ihn, presse den Saft durch ein Tuch, hernach koche Wein mit etwas Honig, gieße diesen Saft in den Wein, so daß der Geschmack des Saftes den des Honigweines überragt und trinke ihn vom Mai bis Oktober jeden 3. Tag [1 Tag nehmen, 1 Tag Pause, am dritten Tag wieder nehmen]. Er mindert die Schwarzgalle und die Nierenschwäche, klärt deine Augen, stärkt dein Herz, läßt deine Lunge nicht schwach werden, erwärmt den Magen, reinigt das Gedärm und bereitet eine gute Verdauung."

Petersilie-Honigwein (Petersilie-Trank)

Dieser Wein wirkt besonders gut bei dem Gefühl, die Fastenwoche abbrechen zu müssen.

Rezept:

1 Liter Wein, 10 Petersilienblätter, 2 EL Weinessig 5 Minuten kochen.
150 g Honig, nochmals 5 Minuten aufkochen.

„Wer im Herzen oder in der Milz oder an der Seite Schmerzen hat, koche unter Beigabe von etwas Essig und reichlich Petersilie in Wein, siebe es durch ein Tuch und trinke oft davon, und er wird geheilt."

Fastenunterstützende Massnahmen

Die Reinigung und Regeneration des Körpers kann man durch die Physiotherapie noch beschleunigen. Angewendet werden Sauna-Therapie, Massagen, Schröpfen, Behandlungen am Ulmenholzfeuer, Nierenmassagen und Gelenksmassagen, um hartnäckige Schlacken zu aktivieren.

Jeden zweiten Tag soll ein Einlauf mittels Irrigator vorgenommen werden. Dieser hilft bei der Ausleitung der Darmgifte, bei Fastenkopfschmerz und Fastenkrisen. Die Wichtigkeit dieses Eingriffs ist schon in der Fastenanleitung der jüdischen Gruppe der Essener nachzulesen, wie sie in den alten aramäischen Texten aus dem 3. Jahrhundert noch vorhanden sind:

„Darum sucht einen großen Kürbis mit einer Ranke von der Länge eines Mannes, nehme sein Mark aus und fülle ihn mit dem Wasser des Flusses, das die Sonne erwärmte. Hängt ihn an den Ast eines Baumes und führt das Ende der Ranke in euer Hinterteil ein, damit das Wasser durch alle eure Eingeweide fließen kann. Ruht euch hinterher knieend auf dem Boden aus, laßt das Wasser dann aus eurem Körper fließen, damit es aus dem Inneren alle unreinen und stinkenden Stoffe des Satans wegspüle."

Edelkastanien-Sauna

Zur Durchblutungsförderung und Verbesserung des Stoffwechsels können parallel Sauna-Anwendungen vorgenommen werden. Nach der Hildegard-Heilkunde wird hierbei ein Edelkastanien-Sauna-Aufguß verwendet:

Rezept:

Edelkastanienblätter, -schalen und -früchte in Wasser aufkochen und absieben. Das Wasser langsam tropfenweise auf den heißen Saunasteinen verdampfen lassen und inhalieren.

Fasten und Schöpfungsschau

Fasten ist wie eine neue Schöpfung, weil die Seele mit neuer Lebenskraft aufgetankt wird. Hierzu gehört die Schöpfungsschau, das Aufbauen von Kraft durch Naturmeditation, wobei die kosmischen Energien von Feuer, Luft, Wasser und Erde bewußt aufgenommen werden. Die Naturkräfte und die vier Elemente enthalten vor allen Dingen jene Lebenskraft, von der Hildegard schreibt:

„Kein Baum grünt ohne Viriditas, kein Stein entbehrt die grünende Feuchtigkeit, kein Geschöpf ist ohne diese Eigenschaft, die lebendige Ewigkeit selber ist nicht ohne diese Kraft zum Grünen."

Das Hildegard-Fasten kann als praktisches Ritual dazu beitragen, gesund zu bleiben und Krankheiten vorzubeugen. Wieviele Kosten würden damit gespart, anstatt immer erst zu warten, bis die Übel ausgebrochen sind.

4. EURE LEBENSMITTEL SOLLEN EURE HEILMITTEL SEIN

Die Ernährungstherapie der heiligen Hildegard

„Jeder Narr kann fasten, aber nur ein Weiser kann auch eine gesunde Diät einhalten."
(George B. Shaw)

Gesundheitslehre hat wesentlich zu tun mit richtiger Ernährung. Die alten Weisheitslehren der Menschheit wissen dies. Die Chinesen haben ihre jahrtausendealte Gesundheitsküche, die Japaner die Makrobiotik, die Kunst das Leben zu verlängern, die Inder die Ayur-Veda-Medizin mit ihrer Gesundheitsküche, die Griechen kennen die 2000 Jahre alte Gesundheitslehre des Hippokrates: „Eure Lebensmittel sollen eure Heilmittel sein". Unkenntnis auf diesem Gebiet hat im Bereich des westlich-abendländischen Raumes bis heute zu einem gewaltigen, sich gegenseitig widersprechenden Diätenwirrwarr geführt. Viele Ernährungsapostel haben zum Teil mit viel Fanatismus aus der Ernährung eine neue Religionsbewegung gemacht: Rohköstler, Trennköstler, Eiweiß-Diäten, Vitamin- und Mineralien-Fetischisten, Säure-Basen-Pseudowissenschaftler. Die Fleisch-, Milch- und Eier-Industrie hat das Vakuum ausgenützt. Zuviel Fleisch und Wurst, zuviel fetter Käse und viele Eier in Süßspeisen und Kuchen sind zum Statussymbol der Wohlstandsgesellschaft geworden. Der Preis für diese „Eiweiß-Mast" ist sehr hoch und gefährlich, nicht nur für die Gesundheit der Erde mit ihren begrenzten, natürlichen Ressourcen, sondern für die Gesundheit in der sogenannten Ersten Welt. Zudem belaufen sich die Kosten für die daraus entstandenen chronischen Zivilisationskrankheiten in Milliardenhöhe.

Nicht nur die Arteriosklerose als Folge der Eiweiß-Überernährung, sondern vor allem das hohe Krebs-Risiko als Folge einer zu fetten Diät sind zum Damokles-Schwert für die Menschen unserer Breitengrade geworden. Die Empfehlungen der Deutschen Gesellschaft für Ernährung haben daran nichts geändert: Im Gegenteil, je mehr das Wissen um die Zusammenhänge von Ernährung und Krankheiten zugenommen hat, umso mehr haben sich die ernährungsbedingten Krankheiten ausgeweitet. Heute beweisen viele wissenschaftliche Untersuchungen, daß diejenigen Menschen, die in ihrer Ernährung tierisches Eiweiß und Fette einschränken und mehr oder weniger vegetarisch leben, im allgemeinen gesünder sind. In der sogenannten Finlandia-Studie, die der finnische Arzt T. Adlercreuz in Helsinki über die letzten 10 Jahre durchgeführt hat, wurden verschiedene Vegetarier im Vergleich zu Personen mit sogenannter Zivilisationskost verglichen. Dabei zeigt sich, daß durch den erhöhten Fleisch- und Fettkonsum ein höherer Cholesterin- und Gallensäurespiegel entsteht, der wiederum für den höheren Sexualhormonspiegel verantwortlich ist. Je mehr Fett im Körper, umso höher ist der Sexualhormonspiegel, umso mehr steigt das Risiko der sexualhormonabhängigen Tumorarten wie Dickdarm-, Prostata- und Brustkrebs. Besonders der weibliche Organismus ist auf höhere Östrogenspiegel besonders empfindlich. 60 % der spezifischen Krebsarten von Frauen hängen von der Höhe des Fettkonsums und damit mit dem höheren Sexualhormon-Östrogenspiegel zusammen. Durch einen erhöhten Östrogenspiegel wird das Brustgewebe gereizt, wodurch es zu Brustschmerzen (Mastopathien) und Zystenbildung kommt. Brustkrebs-Tumore werden durch zuviel Östrogen zum Wachsen angeregt. Das geringe Krebsrisiko bei Vegetariern geht darauf zurück, daß bei vegetarischer Kost viele Ballaststoffe in den Dünndarm gelangen, wo sie Cholesterin und Gallensäure binden, und der erhöhte Hormonspiegel dadurch auf natürliche Weise gesenkt wird.

So steht die 800 Jahre alte Ernährungstherapie der heiligen Hildegard nicht nur in Übereinstimmung mit den großen Weisheitsreligionen der Welt, sondern sie ist auch wieder für unsere westliche Welt hochaktuell geworden. Die Hildegard-Küche bietet eine abwechslungsreiche, vielseitige Lebensmittel-Palette mit Dinkel, Obst und Gemüse im Mittelpunkt und Fleisch- und Milchprodukten als Beilage oder für eine gezielte Diät. Bei der Auswahl der Lebensmittel entscheiden nicht nur die analytischen Daten von Spurenelementen, schon gar nicht die Kalorien, sondern vielmehr der Heilwert (die Subtilität), den die einzelnen Lebensmittel für die Menschen haben.

Dinkel, das Heilmittel Nr. 1 der Hildegard-Heilkunde

Dinkel ist kein Weizen, sondern ein uraltes Getreide aus der Familie der Spelz-Getreidearten. Die diätetischen Eigenschaften von Dinkel bei der Behandlung von chronischen Krankheiten wurden von Vertretern der Hildegard-Heilkunde in den letzten 30 Jahren systematisch untersucht und auf dem II. Hohenheimer Dinkelkolloquium im März 1991 vorgetragen. Die praxisbezogenen Erfolge mit dem Dinkel sind bei kritischer Überlegung eindeutig auf die konsequente Umstellung von Weizen auf Dinkel zurückzuführen. Wir wurden auf Dinkel aufmerksam, weil nur ganz wenige Mittel bei Hildegard von Bingen diätetisch ähnlich hochgeschätzt werden:

> „Dinkel ist das beste Getreide, es wirkt wärmend und fettend, ist hochwertig und gelinder als alle anderen Getreidekörner. Wer Dinkel ißt, bildet gutes Muskelfleisch. Dinkel führt zu einem rechten Blutbild, gibt ein aufgelockertes Gemüt und die Gabe des Frohsinns. Wie immer zubereitet Sie Dinkel essen – so oder so – als Brot oder eine andere Speise gekocht, Dinkel ist mit einem Wort gut und leicht verdaulich."

Die konsequente Anwendung mit Dinkel als Basisdiät eignet sich bei der Behandlung von folgenden Krankheiten:
1. Magen-Darm-Krankheiten:
- Durchfall-Erkrankungen
- Colitis ulcerosa
- Morbus Crohn
- Zöliakie/Sprue
- Obstipation
- Divertikulose

- Hämorrhoiden
2. Neurodermitis und andere Allergien
- Nahrungsmittelallergien
3. Stoffwechselerkrankungen
- Diabetes mellitus
- erhöhte Blutfette
4. Rheumatische Erkrankungen
- chronische Polyarthritis
5. Nervenleiden
- Depressionen
6. Arzneimittelschäden
- Antibiotika-Schäden
- Abführmittelmißbrauch
7. Geschwulsterkrankungen

Wir empfehlen fast jedem unserer Patienten, dreimal täglich Dinkel in irgendeiner Form zu sich zu nehmen:

morgens:	Dinkel-Habermus
	Dinkelkaffee
mittags:	Dinkelreis
	Dinkelkernotto (geschälter Dinkel)
	Dinkelnudeln
	Dinkelspätzle
	Dinkelgrießsuppe mit Gemüse
	Kopfsalat mit Dinkelkörnern
abends:	Dinkelbrot

Bisher wurde noch so gut wie keine Dinkel-Unverträglichkeit oder Dinkel-Allergie beobachtet, ein besonders wichtiger Vorteil zum Weizen, von dem die Weizen-(Gluten-)Allergie (Zöliakie/Sprue) bekannt ist.

Bei kritischer Betrachtung zeigt sich, daß die Heilerfolge mit Dinkelkuren zu 90 % der konsequenten Ernährungsumstellung von Weizen auf Dinkel zuzuschreiben sind. Unsere klinischen Beobachtungen an über 10 000 Patienten über einen Zeitraum von 30 Jahren sind ein überzeugender Beweis für die Wirksamkeit der Dinkelkuren.

Gleichzeitig hat Dinkel eine große ökologische Bedeutung, sowohl für die Gesundheit der Erde als auch für die Gesundheit der Menschen. Dinkel benötigt zum optimalen Wachstum weder chemische Düngemittel noch Pestizide, Insektizide oder Halmverkürzer. Seine Spelzhülle schützt sogar vor radioaktivem „fall-out". Wie wir nach der Tschernobylkatastrophe 1986 zeigen konnten, war der Dinkel durch seine Spelzhülle 10mal weniger radioaktiv belastet als der Weizen.

Die Spelzen schützen den Dinkel aber auch vor Pilzbefall, den sogenannten Fusarien (Schimmelpilze), die die Getreidekörner befallen und durch ihren Stoffwechsel hochgiftige Toxine bilden. Diese Toxine sind nicht nur stark giftig, sondern führen bei Tieren und Menschen zu Fehlgeburten, Mißgeburten und Unfruchtbarkeit. Von ganz wenigen Patienten abgesehen, hat die Dinkelkost bei 10 000 Patienten niemals Allergien ausgelöst. Im Gegenteil, der „reine" Dinkel ist das erfolgreichste Heilmittel bei Lebensmittel-Allergien und allergischen Erkrankungen wie Milchschorf, Heuschnupfen, Polyarthritis, Kolitis, Neurodermitis, Asthma, Morbus Crohn, Zöliakie oder Sprue, einer Weizengluten-Allergie. Aber das gilt nur, wenn der Dinkel keinen Weizenanteil enthält.

Da in den letzten 100 Jahren auch wegen Ertragssteigerungen Weizen in den Dinkel hineingezüchtet wurde, empfehlen wir nur alte oder neue herausgemendelte Dinkelsorten, in denen sich kein oder ein nur sehr geringer Weizenanteil befindet. Dazu gehören folgende Marken:

- Ostro
- Oberkulmer
- Steiners Roter Tiroler
- Frankenkorn: Altgold × Rouquin × Altgold
- Altgold: Oberkulmer × Sandmeier
- Oberkulmer Rotkorn: Synonym Oberkulmer, Auslese aus Schweizer Landsorte 1948
- Steiners Roter Tiroler: Auslese aus Hohenheimer Material

Hildegard beschreibt aber auch die anderen herkömmlichen vier Getreidearten Weizen, Hafer, Roggen und Gerste. Bereits vor über

800 Jahren nimmt sie in ihrem Kapitel über den Weizen die gesamte Reformbewegung in der Vollwert-Ernährung vorweg:

Der Weizen erwärmt den Menschen und ist so vollwertig, daß er keine Zusatzstoffe braucht. Wenn man das richtige Weizenmehl aus dem ganzen Korn herstellt, wirkt das Brot aus diesem Vollkornmehl für Gesunde und Kranke nur gut und führt den Menschen zu rechtem Muskelfleisch und rechtem Blut.

Weizenweißmehl und seine Produkte wie Brötchen, Nudeln oder Kuchen lösen Krankheiten aus und schwächen den Menschen. Wenn der Müller dagegen den Grieß der Weizenkörner aussiebt und man aus diesem weißen Weizenmehl Brot oder Brötchen backt, wird dieses Gebäck auf den Menschen krankmachender und schwächender wirken als Vollkornmehl. Dieses Mehl hat nämlich seinen Weizenwert verloren und bewirkt im Menschen weit mehr Verschleimung (Bronchitis und Katarrh) als das richtige Weizenvollkornmehl.

Genauso verschleimen Weizennudeln oder Weizen-Pizza, ganz gleich, ob sie aus Weiß- oder Vollkornmehl oder Grieß hergestellt werden, denn:

> „Wer dagegen die Weizenkörner kocht und sie wie eine andere Speise essen will, der wird dadurch weder rechtes Fleisch, noch rechtes Blut sondern höchstens eine starke Verschleimung erhalten, weil eine solche Speise kaum verdaut werden kann."

Hafer ist fast so gut wie Dinkel. Er fördert Frohsinn und Gesundheit. Kranke Personen sollen keinen Hafer essen, weil er zu Verstopfung führen kann.

Roggen ist ein Schlankmacher, und dementsprechend können dünne, schlecht durchblutete Personen – besonders jene mit Gastritis – Roggen nicht gut verdauen.

Die berühmte Berner Gerstensuppe taugt weder für Gesunde noch Kranke, da Gerstengetreide eine auskühlende Wirkung hat, die frostiger und schwächender macht als alle anderen Getreidekörner. Gerste als Brot oder Suppe gegessen, verletzt gesunde und ausgekühlte kreislaufschwache Menschen, denn die Gerste hat nicht die Heilkräfte der anderen Getreidearten. In flüssiger Form ist Gerste als Bier allerdings gut und bekömmlich, weil

> „Bier die Muskelpartien des Menschen wachsen läßt und es wegen der Stärke und Güte des Gerstensaftes eine schöne Gesichtsfarbe macht."

Dasselbe trifft auch auf Dinkelbier zu, ein gutes Kräftigungsmittel für alle Kranken und Gesunden.

Die Gemüsearten

Hildegard hat in ihrer „Physica" alles beschrieben, was es damals auf dem Markt zu kaufen gab. Dazu gehören die alten Gemüsearten, auch der Kohl, den sie wegen der blähenden Wirkung nicht empfiehlt. Dafür gibt sie aber einigen besonderen Gemüsearten den Vorzug:

Edelkastanien

Die Edelkastanie wird von Hildegard bei jeglicher Art von Schwächezuständen empfohlen:

> „Der Kastanienbaum ist sehr warm und hat aufgrund seiner Wärme eine große Lebenskraft [virtus = Tugendkraft], da er die „discretio" [das rechte Maß, die Mitte, das Firmament] symbolisiert, und alles, was in ihm ist, und auch seine Frucht ist nützlich gegen jede Schwäche, die im Menschen ist."

Damit kommt der Edelkastanie eine bedeutende Schlüsselrolle für Körper und Seele zu. Aufgrund ihrer Inhaltsstoffe und der gespeicherten Sonnenenergie ist sie in der Lage, den Menschen so vollständig und harmonisch zu ernähren, daß er seine Ausstrahlung und Widerstandskraft zurückerhält. Dabei hilft sie der Leber, wieder gesund zu werden und dadurch den Menschen ins rechte Maß zu bringen. Die Edelkastanien haben sich bei allen auszehrenden Krankheitszuständen wie z. B. Krebs bestens bewährt. Sogar ein entkräfteter, bettlägeriger AIDS-Patient hat dadurch, daß er täglich Edelkastanien aß, innerhalb von vier Wochen wieder achtzehn Kilogramm zugenommen, konnte das Krankenhaus verlassen und kann heute wieder seiner Arbeit nachgehen. Das Krankheitsgefühl ist weg, solange er Edelkastanien zu sich nimmt.

Edelkastanien wurden besonders im südeuropäischen Raum bis zur Barockzeit als wichtigste Kohlenhydratquelle gegessen. Später wurden sie durch die Kartoffeln verdrängt, die aber – wie auch alle anderen Nachtschattengewächse: Tomaten, Auberginen und Paprika – eine psychotrope, d. h. eine belastende Wirkung auf das Nervensystem ausüben.

Besonders wertvoll ist die regenerierende Wirkung auf die Leber:

> „Wenn die Leber schmerzt, zerstoße Edelkastanienkerne und lege sie in Honig [3 EL auf 100 g Honig] und diesen Honig esse oft, und deine Leber wird geheilt."

Die Maronen – die gerösteten Edelkastanien – sind auch für die Milz ein wichtiges Heilmittel:

> „Wer an Milzschmerzen leidet, röste diese Kerne oft im Feuer, esse sie oft mäßig warm, und seine Milz wird warm und strebt nach völliger Gesundheit."

Die Milz ist das wichtigste Abwehrorgan des Menschen. Nach Hildegard hat sie darüber hinaus die Funktion, das Herz zu entgiften. Besonders bewährt haben sich die Edelkastanien neben dem Dinkel bei der Leukämie, bei der durch Dinkel und Edelkastanien die Leukozytenzahl fällt, wohingegen Nachtschattengewächse (Kartoffeln, Tomaten, Paprika, Auberginen) die Leukozytenzahl krankhaft ansteigen lassen.

Wer sein Nervensystem stärken will, um sein Gedächtnis zu verbessern und sich vor Alzheimer zu schützen, sollte öfter gekochte Edelkastanien essen:

„Ein Mensch, dem das Hirn durch Trockenheit leer ist, und der daher im Kopf schwach wird, koche die Früchte in Wasser ohne Zusatz. Er soll sie oft vor und nach dem Essen nehmen, und sein Gehirn wächst und wird wieder gefüllt und seine Nerven werden stark, und so wird das Kopfleiden weichen."

Fenchel

Fenchel ist in jeder Form (Fencheltee, Fenchelgemüse, Fencheltabletten) eines der wichtigsten hundertprozentigen Heilmittel für den Menschen. In der Hildegard-Heilkunde ist er das Universalmittel für alle Magen- und Darmleiden, besonders bei Gastritis, Magengeschwüren und Übersäuerung. Fenchel ist daher eine besonders wirksame Alternative zu den sogenannten Säureblockern, H_2-Blockern, Protonen-Pumpen und Antacida. Fenchel räumt mit den Fäulnisstoffen im Darm auf, weshalb er auch als Karminativum (Reinigungsmittel) bezeichnet wird. Seine krampflösenden Eigenschaften sorgen dafür, daß sich die „verhockten Winde" lösen. Daher wird er nicht nur in der Kinderheilkunde bei Krämpfen angewendet, sondern besonders auch bei Magen-Darmkoliken. Hildegard beschreibt in ihrer einfachen Sprache deutlich, was von der modernen Phytotherapie bestätigt wird:

„Und wie auch immer Fenchel gegessen wird, macht er den Menschen fröhlich, vermittelt ihm angenehme Wärme [gute Durchblutung], guten Schweiß und gute Verdauung... Denn wer Fenchel oder seine Samen täglich nüchtern ißt [Fencheltabletten], vermindert den üblen Schleim oder die Fäulnis in ihm und er unterdrückt den üblen Geruch seines Atems."

Fenchel hilft bei Verdauungsbeschwerden und Blähungen und wirkt gegen die Übersäuerung des Magens und Sodbrennen nach Diätfehlern und fetten Speisen:

„Wer gebratenes Fleisch oder gebratene Fische oder sonst etwas Gebratenes ißt und davon Schmerzen bekommt, der esse sogleich Fenchel, und es wird ihm besser gehen."

Bohnen

Neben dem Dinkel stehen die Bohnen – physiologisch gesehen – an vorderer Stelle in der Hildegard-Küche. Bohnen gehören zu den preiswertesten und wohlschmeckendsten pflanzlichen Eiweißquellen, denn sie haben 20–25 % pflanzliches Eiweiß, das gut vom Körper aufgenommen wird:

> „Die Bohnen haben einen erwärmenden Stoff und sind eine gute Speise für gesunde und kräftige Menschen. Weit nützlicher als die Erbsen können auch Kranke Bohnen essen und werden davon kaum etwas zu leiden haben, weil Bohnen in ihnen nicht soviel Schleim entstehen lassen wie die Erbsen."

Kichererbsen

Wie in der orientalischen Küche verwendet auch die Hildegard-Küche mit Vorliebe Kichererbsen-Püree, das man zu Humus oder Fellafel verarbeiten kann. Hildegard lobt ihre gute Bekömmlichkeit und ihre fiebersenkende Wirkung:

> „Die Kichererbse ist warm und angenehm und leicht zu essen, und sie vermehrt nicht seinem Esser die üblichen Säfte. Wer Fieber hat, brate die Kichererbsen über frischen Kohlen und esse sie, und er wird geheilt werden."

Rote Rüben/Rote Bete

Bei Hildegard steht nicht ausdrücklich etwas von roten Rüben (Rote Bete). Nach der Subtilität können alle Rüben verwendet werden, auch gelbe Mohrrüben oder weiße Teltower Rübchen. Bei Patienten mit Hautleiden haben wir mit roten Rüben oder Rote Beten die besten Erfahrungen gemacht. Hier setzen wir Rote-Rüben-Salat mit Quendel ein, um die Hautdurchblutung zu verbessern:

> „Wenn sich aber irgendwann einmal der Körpersaft zu Geschwürenbildung in der Haut erhebt, dann soll der Kranke Rüben essen, und das Geschwür wird vernichtet."

Kürbis

Kürbisse, besonders das Kürbis-Püree kann zu einer schmackhaften Kürbis-Suppe, zu Kürbis-Kuchen oder Kürbis-Gemüse verarbeitet werden. Zu den Kürbissen gehören auch die Zucchinis sowie die amerikanischen Squash-Sorten (Winter- und Sommersquash). Bei Hildegard steht geschrieben:

> „Kürbisse sind trocken und kalt. Dennoch haben sie ihr Wachstum aus der Luft. Sie sind zum Essen gut, sowohl für die Kranken wie auch für die Gesunden."

Sellerie

Das Wurzelgemüse Sellerie ist sehr gesund, nicht nur wegen seiner reichen Mineralstoffe und kreislaufanregenden Öle, sondern es kann auch in Form des Selleriesamenmischpulvers gegen Rheuma, Arthritis und Gichtschmerzen sowie zur Senkung von Harnsäure eingesetzt werden:

> „Sellerie hat mehr eine grüne Natur als eine trockene und hat viel Saftiges in sich. Roh taugt sie nicht zu essen, weil es im Menschen schlechte Säfte bereitet. Gekochte Sellerie schadet dem Menschen nicht, sondern macht ihm vielmehr gesunde Säfte."

Zwiebeln

Obwohl Zwiebeln in keinem Essen fehlen sollten, können sie von Magenkranken nicht vertragen werden, weil sie Blähungen, Bauchschmerzen und Aufstoßen verursachen können. Die Zwiebelsuppe wird von uns vielfach als Testsuppe angesehen, um derartige Leiden zu entdecken:

> „Roh gegessen, ist die Zwiebel so schädlich und giftig wie der Saft von Unkräutern; gekocht ist sie gesund, weil durch die Feuerhitze, die in ihr vorhandenen Schädlichkeiten gemindert werden. Solche, die an Schüttelfroste leiden oder Fieber oder Gicht

haben, ist sie gekocht besonders gut. Den Magenkranken macht sie roh wie auch gekocht Schmerzen, weil sie zu feucht ist."

Knoblauch

„Für Gesunde und Kranke ist er gesünder zu essen als der Porree. Man muß ihn roh essen, weil er beim Kochen fast wie verdorbener Wein wirkt. Denn sein Saft ist wohl abgestimmt, und er hat die rechte Wärme. Den Augen schadet er nicht, auch wenn von seiner Wärme die Bindehaut ums Auge stark gereizt wird. Nachher werden sie nämlich klar. Doch soll man maßvoll Knoblauch essen, damit er das Blut des Menschen nicht zu sehr erhitzt. Wenn Knoblauch alt geworden ist, dann verschwindet seine gesunde und rechte Feuchtigkeit, aber er kommt dann wieder zu Kräften, wenn er von anderen Speisen wieder ins rechte Maß gebracht wird."

Knoblauch hilft bei Verdauungsstörungen, Blähungen, Durchfall und chronischen Verstopfungen, da er in der Lage ist, die normale Darmflora wiederherzustellen. Ganz besonders interessant ist die cholesterinsenkende Wirkung des frischen Knoblauchs.

Heilkräfte von köstlichem Obst

Apfel

„An apple a day, keeps the doctor away." So sagen die Amerikaner. – Wer einen Apfel am Tag ißt, braucht keinen Arzt. Die wertvollen Säuren verleihen dem Apfel seinen erfrischenden, aromatischen Geschmack und fördern Speichelfluß und die Verdauung.

„Die erquickenden Äpfel wachsen vom Tau, dessen Wirkung sich vom ersten Schlaf der Nacht bis gegen die Morgendämmerung erstreckt. Weil sie von einem kraftvollen Tau schon gekocht wurden, sind sie auch roh von einem gesunden Menschen gut zu essen."

Gekochte oder gedünstete Äpfel sind für alle, für Gesunde und für Kranke leicht bekömmlich. Darum wird beim Fastenbrechen auch ein Bratapfel gereicht. Gedünstete Äpfel verhindern das Wachstum von krankmachenden Darmbakterien, die zu Durchfall-Erkrankungen führen können. Daher wird Apfelmus in der Durchfall- und Fieber-Therapie erfolgreich eingesetzt.

Die im Apfel enthaltenen Pektine quellen sehr leicht und reinigen den Darm von krankmachenden Fäulnis- und Schlackenstoffen. Außer dem hohen Gehalt an löslichen Pflanzenfasern wird auch die cholesterinsenkende Eigenschaft des Pektins geschätzt.

Birnen

Rohe Birnen sind nicht gut bekömmlich, weil

> „ihre Wachstumskräfte nur von dem Tau empfangen werden, dessen Kraft bei Tagesanbruch bereits dahingeschwunden ist. Deshalb verursachen Birnen im Menschen schädliche Säfte, wenn sie nicht vorher gekocht werden, eben weil sie bereits aus dem zerrinnenden Tau wachsen. Wer daher Birnen essen will, koche sie in Wasser oder dörre sie am Feuer [Kletzenbirnen]. Gekocht sind sie noch gesünder als gedörrt, weil das heiße Wasser den in ihnen enthaltenen schädlichen Saftstoff ganz allmählich gar kocht, während das Feuer zu abrupt wirkt. ... Auch gekochte Birnen liegen dem Esser schwer im Magen, weil sie alles Faulige in ihm aufsuchen, vermindern und auflösen, wobei sie ihm eine gute Verdauung bereiten und das Faulige mit sich aus dem Körper ausleiten. Äpfel dagegen verdauen sich leicht, aber sie führen bei der Verdauung die Fäulnis nicht mit sich heraus."

Die purgierende oder reinigende Wirkung der Birnen wird im Bärwurzbirnenhonig noch verstärkt. Mit dieser Kur kann eine Darmsanierung durchgeführt werden, bei der die pathologische Darmflora, also die krankmachenden Darmbakterien ausgeleitet werden können. Diese Kur, schreibt Hildegard, ist kostbarer als Gold, und aus Erfahrung an Hunderten von Patienten haben wir damit eine Darmsanierung durchgeführt, die man „normalerweise" mit Antibiotika bzw. Antimykotika durchführen müßte, die schwere gesundheitliche Nebenwirkungen haben.

Rezept: Bärwurzbirnenhonig
(siehe S. 89)

Quitten

Quitten sind uneingeschränkt gut für Gesunde und Kranke, denn sie können sowohl roh als auch gekocht oder als Quittenmus gegessen werden. Sie haben sich hervorragend bei Rheuma und Gichtleiden bewährt, da sie den Harnsäurespiegel senken können.

> „Wer vergichtet ist [genau dies deutsche Wort steht mitten im lateinischen Text], esse fleißig die Quittenfrucht, gekocht oder gedörrt, und sie räumt mit dem Gichtstoff so gründlich in ihm auf, daß die Gicht sich weder auf sein Nervensystem schlägt, noch seine Gelenke zerstört oder auch angreift."

In der Rheumatherapie wird Quittenmus oder Quittenmarmelade zusammen mit Selleriesamen-Mischpulver (siehe S. 203) auf Brot eingenommen. Mit dieser Kur verschwinden nicht nur Rheumaschmerzen, sondern auch der Harnsäurespiegel kann dadurch gesenkt werden.

Der Quittenschleim hat eine entzündungshemmende Wirkung bei Magen- und Darmleiden und Durchfall-Erkrankungen und wird auch in der Heilmittel-Industrie zur Herstellung von Emulsionen und Elixieren empfohlen. Da Quitten sehr eisenreich sind, wirken sie blutbildend bei Anämie.

Mispeln

Die Mispel war im Mittelalter ein beliebter Obstbaum und im St. Galler Klosterplan durch Karl den Großen in jedem Klostergarten vorgeschrieben. Besonders von den Italienern, Griechen und Türken wird die Mispel sehr geschätzt. Wir verwenden die Mispel bei Muskelschwäche, Muskelatrophie und amyotrophischer Lateralsklerose, weil – wie Hildegard schreibt – durch Mispelmus die Fleischpartien wieder wachsen:

> „Die Frucht des Mispelbaumes ist für Gesunde und Kranke nützlich und gut, wieviel man auch davon ißt, weil sie dem Esser die Gewebe [das Muskelfleisch und die Muskelzellen] wachsen läßt und sein Blut reinigt."

Mispeln sind reich an wertvollen Gerbstoffen und Pektinen und haben den höchsten Vitamin C-Gehalt von allen Früchten. Sie werden auch von Patienten mit empfindlichem Magen und Darm sehr gut vertragen und eignen sich bei der Behandlung von abgemagerten Menschen sowie Krebs- und AIDS-Patienten. Mispel-Schleim entfernt im Magen und Darm Fäulnis- und Schlackenstoffe und eignet sich daher besonders gut zur Behandlung von Neurodermitis.

Kirschen

Sowohl Süß- als auch Sauerkirschen enthalten den roten Fruchtfarbstoff der Flavonoide. Diese Gruppe gehört zum Vitamin P, dem Permeabilitätsvitamin, welches brüchige Gefäße wieder reparieren kann. Von dieser Anwendung machen wir bei Krampfaderleiden oder bei der Retinopathia diabetica Gebrauch. Gesunde und Kranke können Kirschen essen, allerdings empfiehlt Hildegard:

> „Damit man von gegessenen Kirschen keine Beschwerden bekommt, trinke der Mensch sogleich einen Schluck guten Weines hernach."

Kornelkirschen

Die Kornelkirsche (Hartriegel oder Cornus mas) ist eine weitverbreitete Heckenpflanze. Die knallroten Fruchtfarbstoffe sind ebenfalls aus der Vitamin P-Reihe und üben einen ausgesprochenen Schutz und eine Heilwirkung auf die entzündeten Schleimhäute des ganzen Verdauungsapparates aus. Aufgrund ihrer entzündungshemmenden und gefäßschützenden Eigenschaften normalisieren diese Farbstoffe die gesteigerte Gefäßbrüchigkeit bei Entzündungen der Mund- und Rachenschleimhaut und stimulieren die Wundheilung bei Gastritis und Magen-Darm-Geschwüren und besonders die Kapillarbrüchigkeit bei der chronischen Veneninsuffizienz.

„Die Kornelkirsche verletzt keinen Menschen, denn sie reinigt und stärkt den schwachen und gesunden Magen und fördert so die Gesundheit."

Himbeeren

Auch die roten Himbeeren enthalten den wertvollen Fruchtfarbstoff aus der Vitamin P-Reihe. Himbeeren regen mit ihrem leicht säuerlichen, erfrischenden Geschmack die Speichel- und Magensaft-Sekretion an.

„Die Himbeere ist kalt und brauchbar gegen Fieber. Wer nämlich Fieber hat und appetitlos ist, koche Himbeeren in ein wenig Wasser und lasse die Himbeeren in Wasser liegen und trinke so dieses Himbeer-Wasser morgens und zur Nacht und lege die in Wasser gekochte Pflanze auf den Magen während einer Stunde als Kompresse. Das soll er 3 Tage lang machen, und die Fieber werden weichen."

Himbeerwasser mit Galgant hat sich bei Kindern mit Fieber und bei Virusinfektion ausgezeichnet bewährt. Es ist gleichzeitig ein Schutz vor der normalen Virusgrippe. Himbeeren fördern die Verdauung und haben schweißtreibende und kühlende Eigenschaften.

Brombeeren

Die Brombeeren eignen sich zur Herstellung von Marmelade und sind dann eine gute, fettfreie Alternative zu Butter oder Käse als Brotaufstrich. Ihr Farbstoff enthält das Vitamin P und schützt brüchige Gefäße.

„Die Brombeeren verletzen weder den gesunden noch kranken Menschen und werden leicht verdaut."

Zitronen und Orangen

Die süße Orange (Citrus sinensis) und die Zitrone (Citrus limon) werden bei Hildegard als „bontzider"-Baum beschrieben. Sie beseitigen die Fieberstoffe. Wir wissen heute, daß die Wirkung von Zitrusfrüchten bei fieberhaften Zuständen auf das Vitamin C (Ascorbinsäure) zurückgeführt werden kann. Vitamin C ist an der Biosynthese der Nebennierenhormone beteiligt und hilft daher bei allen Streßzuständen, Infektionen, Verletzungen, Verbrennungen, Kälte, Schäden und Blutverlust sowie bei starken körperlichen und psychischen Belastungen. Bereits vor 800 Jahren beschreibt Hildegard die fiebersenkenden Eigenschaften der Zitrusfrüchte:

> „Das Essen der Zitrusfrucht räumt im Menschen mit den Fieberstoffen auf."

Süsse Mandeln

Süße Mandeln gehören in die Diät von Patienten mit Nerven-, Lungen- und Leberleiden sowie ins tägliche Habermus zum Frühstück. Mandeln verbinden sich püriert sehr leicht mit Wasser zu Mandelmilch, die sich auch bei Nieren- und Harnwegsinfektionen bewährt hat.

> „Aber wer ein leeres Gehirn hat und eine schlechte Gesichtsfarbe und daher Kopfweh, esse oft die Mandeln, und es füllt das Gehirn und gibt ihm die richtige Farbe. Auch wer lungenkrank ist und einen Leberschaden hat, esse oft die Mandeln roh oder gekocht, und sie bringen der Lunge Kräfte, weil sie den Menschen in keiner Weise belasten oder austrocknen sondern ihn stärken."

Kopfsalat

Kein Mittagessen ohne Kopfsalat. Besonders der Hildegardisierte Kopfsalat mit daruntergemischten butterweich gekochten Dinkelkörnern ist ein Universalverdauungsmittel und hilft gegen

Verdauungsschwäche, Verstopfung und Durchblutungsstörung des Gehirns.

„Der Gartensalat, den man essen kann, hat ein ganz frostiges Prinzip. Unzubereitet gegessen, macht sein zu nichts tauglicher Saft das menschliche Gehirn leer und erfüllt den Magen und Darm mit Krankheitsmaterialien. Wenn also einer Salat essen will, soll er die Blätter zuerst mit Dill oder Essig oder Knoblauch abschmecken, so daß der Salat nur kurz vor dem Gegessenwerden Zeit hat, sich mit diesen Gewürzstoffen zu durchtränken. Ißt man ihn so zubereitet, dann stärkt er das Gehirn und macht eine gute Verdauung."

Fische

Aufgrund ihrer Lebensweise unterscheidet Hildegard Fische, die gutes oder minderwertiges Fleisch haben.

„Fische, die sich hauptsächlich in der Mitte und in der Reinheit des Meeres und anderer Flüsse aufhalten und dort ihre Nahrung suchen, und dort finden sie auch gewisse, sehr gesunde Pflanzen ... von denen sie sich ernähren. Sie haben nämlich solche Gesundheit in sich, daß der Mensch, wenn er sie schöpfen könnte, er durch sie alle Krankheit von sich austreiben könnte. Die Fische sind gesund zu essen."

Dazu gehören die meisten Raubfische, wie z. B.: Barsch, Kretzer, Dorsch, Gold- und Rotbarsch, Kabeljau, Renken, Hecht, Zander, Esche, Rotauge, Rundling und Maifisch.

Fische, die nur für Gesunde gut sind, sind der Stör, die Bachforelle, die Koppe, der Karpfen, das Blaufelchen wie auch der Lachs:

„Der Lachs hat gesünderes Fleisch als der Salm, das Gesunden gut zu essen ist, die Kranken aber etwas erschöpft."

Kräuter und Gewürze

Der Ernährungswissenschaftler Prof. Dr. Hans Glatzel ist davon überzeugt, daß die Duft- und Schmeckstoffe der Gewürze nicht minder lebenswichtig sind als das Eiweiß, das Fett und die Vitamine. Er bezieht sich dabei auf Einsichten Hildegards, die schreibt:

> „Wenn der Mensch ißt und trinkt, dann lenkt ein im Menschen angelegtes Leitungssystem den Geschmacksstoff und den Feinsaft und den Duftstoff zum Gehirn und fördert seine Durchblutung, indem es dessen Gefäßwärme anfüllt ... und auch das Herz, die Leber und die Lunge saugen von diesem Geschmacksstoff, dem Feinstoff und dem Duftstoff etwas in ihren Gefäßen auf, so daß sie davon angefüllt und ernährt werden wie ein alter, ausgetrockneter Darm, wenn man ihn ins Wasser legt, davon weich und voll wird ..."

Kräuter und Gewürze sind also nicht nur für einen besseren Geschmack da, sondern diese Stoffe regen die Durchblutung, den Stoffwechsel und die Verdauung an. Darüber hinaus machen sie die Speisen bekömmlich und beseitigen im Menschen die schlechten Säfte, wenn sie in Maßen genossen werden:

> „Denn die verschiedenen und edlen Kräuter und die aus edlen Pflanzen bereiteten Gewürze werden gesunden Menschen nichts nützen, wenn sie nicht in Maßen genossen werden, ihnen vielmehr schaden. Dadurch, daß sie deren Blut austrocknen und ihr Fleisch mager werden lassen, weil sie in ihnen nicht diejenigen Säfte vorfinden, an denen sie ihre Kräfte ausüben können. ... Werden sie aber von jemanden aufgenommen, so soll dies vorsichtig und vernünftig geschehen. Sie sollen mit Brot oder in Wein oder irgendeiner anderen Speise und nur in seltenen Fällen nüchtern eingenommen werden, ...weil sie dann die Säfte der Speisen verdünnen und die Menschen befähigen, die aufgenommene Nahrung zu verdauen, ausgenommen, wenn ein Mensch solche Krankheiten hat, gegen die er edle, kräftig wirkende Kräuter nüchtern einnehmen soll ..."

Die Hildegardischen Kräuter und Gewürze bringen zudem einen Hauch von „Tausendundeine-Nacht" in die Küche, weil die meisten Kräuter früher aus dem Orient kamen, wo sie nicht nur als Aroma-, sondern auch als Arzneimittel verwendet werden. Und so kommt es, daß viele Gewürzpflanzen als Heilpflanzen in der Küche eingesetzt werden. Durch die moderne Naturstoff-Chemie können die Inhaltsstoffe heute isoliert werden, so daß man die Wirksamkeit und Unbedenklichkeit der Kräuter und Gewürze in vielen wissenschaftlichen Studien bestätigen konnte.

Der Hildegard-Speiseplan

Mit dieser kleinen Lebensmittel-Auswahl läßt sich ein abwechslungsreicher Speiseplan nach dem Fasten erstellen, der in jeder Hinsicht den Ansprüchen einer optimalen Ernährung entspricht. Man kann das Fasten durch eine geeignete Speisefolge fortsetzen, wobei sich drei Schwierigkeitsgrade bewährt haben:

1) Der leichteste Schwierigkeitsgrad:
Eine Ernährungsumstellung auf Dinkel, Obst und Gemüse mit mehr oder weniger vegetarischer Kost, einmal wöchentlich Fisch und einmal wöchentlich Fleisch, wobei vor allem Hühnchen oder Geflügel, Pute und Straußenfleisch empfohlen werden.

2) Der mittlere Schwierigkeitsgrad:
Jeden Tag normale Hildegard-Küche auf der Basis von Dinkel, Obst und Gemüse, aber jeden 2. Tag Brotfasten, absolut frei von tierischem Eiweiß und Fett. Zum Beispiel morgens Habermus oder Dinkelbrot. Mittags Dinkel-Kopfsalat mit butterweich gekochten Dinkelkörnern. Abends Dinkelschrotsuppe mit Gemüse oder Dinkelbrot. Es kann so viel Brot gegessen werden, bis ein Sättigungsgefühl eintritt, aber ohne Wurst, Käse oder Eier. Dieses Fasten kann drei bis sechs Monate ohne Schwierigkeit fortgesetzt werden.

3) Der höchste Schwierigkeitsgrad:
Das Hildegard-Fasten auf der Basis von Dinkelgrieß-Gemüsesuppen, Fencheltee, Apfelsaft oder Dinkelkaffee.

Auch diese Schutzkost verzichtet auf tierisches Eiweiß und ist ein gutes Vorbeugungsmittel gegen Zivilisationskrankheiten. Es gibt daher aus ernährungsbedingter Sicht genügend Gründe, mindestens

- einmal täglich,
- einmal 1 Tag wöchentlich,
- einmal 1 Woche monatlich,
- einmal 1 Monat jährlich

auf tierisches Eiweiß und Milcheiweiß zu verzichten. Die Hildegard-Küche ist abwechslungsreich, wohlschmeckend und stellt an den Koch keine besonders hohen Anforderungen. Das Geheimnis liegt darin, den Dinkel und seine Produkte in den Mittelpunkt zu stellen und sie mit anderen heilenden Lebensmitteln zu ergänzen. Aus dieser Sicht folgt hier ein typischer Speiseplan für eine Aufbauwoche, wie sie nach dem Fasten im Hildegard-Kurhaus durchgeführt wird.

Speiseplan für eine Fasten-Aufbauwoche:

Montag:
Gemüsesuppe
Grießklößchen mit Quendelsauce, Bohnen, Pastinaken, grüner Salat
Birne Melba
abends: Fenchel-Orangen-Mandelsalat, Maroniaufstrich

Dienstag:
Maronisuppe
Bunter Gemüse-Auflauf, grüner Salat
Rote Grütze
abends: Gemüsenudelsalat

Mittwoch:
Karottencremesuppe
Kichererbsenpüree, Gemüseplatte, Salat
Sauerkirschkompott
abends: Apfel-Zwieback-Auflauf, Rotweinsauce

Donnerstag:
Rote-Bete-Suppe
Karotten-Selleriegemüse, Salat
Maronikuchen
abends: Fenchel-Apfelsalat, vegetarischer Aufstrich

Freitag:
Dinkelschrotsuppe
Fischfilets mit Weinsauce auf Blattspinat, Salat
Obstsalat
abends: Gemüsesülze, vegetarischer Aufstrich

Samstag:
Kürbissuppe
Kräutergrießschnitten im Dampf gegart mit Muskatsoße, Karotten und Sellerie, grüner Salat
Bratapfel mit Zimt und gehackten Mandeln gefüllt
abends: Gemüsehörnchen, Salat

Sonntag:
Klare Brühe mit Gemüsestreifen
Gedünstete Fenchelhälften und Karotten
Dinkelreis, grüner Salat
Apfel-Kompott
abends: Suppe, Rote-Bete-Auflauf, vegetarischer Auflauf

Weitere Speisepläne stehen am Ende der Kapitel 7–12. Eine große Zahl von Rezepten finden Sie in meinem „Hildegard von Bingen Kochbuch".

5. GANZHEITLICHE HEILUNG AN LEIB UND SEELE

Die Psycho-Neuro-Immunologie

Sobald die seelisch-auslösenden Ursachen einer Erkrankung nach Hildegard von Bingen mitberücksichtigt werden, kann eine umfassende Heilung gleichzeitig auf mehreren Ebenen ablaufen, wenn auch selbstverständlich akzeptiert werden muß, daß eine völlige Heilung erblich-seelisch-bedingter Erkrankungen nicht im Bereich des menschlich Machbaren liegen kann! Werden aber alle Bereiche einer ganzheitlichen Heilung in Erwägung gezogen, können Heilungen auf göttlich-kosmischer, seelischer und körperlicher Ebene betrachtet werden. Aus einer ganzheitlichen Sicht ist freilich ebenso klar, daß eine Medizin, die sich nur auf die körperliche Ebene konzentriert, zu einer sinnlosen Verschwendung von Zeit, Geld und Intelligenz führen muß, weil sie am Ziel vorbeibehandelt. Lesen wir in einem schulmedizinischen Bericht über einen Patienten aus einer Klinik für Verdauungs- und Stoffwechsel-Erkrankungen:

„Seit dem 9. Lebensjahr Gesichtskrämpfe. Mit 14 Jahren erste Aufnahme in ein Kinder-Krankenhaus wegen einer bedrohlichen Durchfall-Erkrankung, vermutlich Enteritis terminalis. Mit 18 Jahren Desensibilisierungsbehandlung bei einer Allergie gegen Hausstaub und Milben. Mit 21 Jahren erneuter Krankenhausaufenthalt wegen blutig-schleimiger Durchfall-Erkrankungen, die als Morbus Crohn diagnostiziert wurden. Sulfonamid und Kortisontherapie führten zu Erbrechen und einer Schädigung der Darmflora mit einer Überwucherung mit Hefen. Wegen einer entzündeten Darmschleimhaut Candida albicans Infektion des Blutes mit Sepsis-Gefahr. Inzwischen waren bereits Leber und Galle in Mitleidenschaft gezogen.

Orale Nystatin-Therapie gegen die Candida-Infektion führte zu weiterem Anstieg pathologischer Leberwerte. In der Folge wieder Kortison-Medikation mit Besserung der Leberwerte, aber Ausbildung einer starken Akne. Entlassung aus der schulmedizinischen Behandlung im Alter von 23 Jahren mit Kortison, Urodesoxicholsäure und Azusulfidine als Dauermedikation mit: »weitgehend normaler Laborkonstellation«."

In dem ganzen Bericht steht kein Wort von Diät, Lebensstil oder Psychotherapie.

Inzwischen schrieb der Patient:

„Mit 27 Jahren bin ich davon überzeugt, daß die Erkrankung meines Darmes und der Galle nur ein Nebenschauplatz meiner eigentlichen gesundheitlichen Probleme darstellte. Sie sind in dem Maße zum Hauptschauplatz geworden, weil die wirklichen Hintergründe nicht erkannt, bzw. unwissenschaftlich von außen unterdrückt wurden."

Eine Behandlung konnte nur erfolgreich werden durch umfassende Einbeziehung aller seelischer und auch erblicher Hintergründe. Die ausführliche Darstellung der Anamnese des Patienten läßt vieles klarwerden:

„Hinter meiner Darmerkrankung steckte eine Herzschwäche, die ich von meiner mütterlichen Seite geerbt hatte, und eine Nervenschwäche väterlicherseits. Darüber hinaus ist sowohl mein Großvater als auch sein Bruder an Herzinfarkt gestorben, so daß ich mit großer Wahrscheinlichkeit aus einer Herzfamilie stamme. ... Durch meine Mutter bin ich von einer ängstlich-traurigen Stimmung geprägt, die als lavierte Depression gekennzeichnet ist. Typisch für das Krankheitsbild ist ein tiefsitzendes Schuldgefühl, in dieser Welt keine Berechtigung zu haben. Von seiten meines Vaters habe ich den starken Eigenwillen geerbt, den ich aus Angst vor der Realität unterdrückt habe. Wie von Hildegard von Bingen beschrieben, geriet ich dadurch in starke Sinneskrisen als Kehrseite des Zornes, der zu einer Depression schon gar nicht fähig war. Dafür aber neigte ich zu starker Reaktion auf Galle und Gallenflüssigkeit, die zu Traurigkeit und Stimmungsschwankungen führte."

Seine körperliche Heilung beschreibt der 27jährige folgendermaßen:

„Bei meiner Heilung bestand daher die Schwierigkeit, Herz und Kopf, Leber, Galle und Darm miteinander in Zusammenhang zu sehen. Hilfreich war daher eine Therapie auf möglichst umfassendem Niveau, wie z.B. das Herz mit Galgant und Herzwein, das Nervensystem mit Nerventee und Nervensuppe, sowie das vegetative Nervensystem (die Leber und die Galle) mit Tannencreme-Massagen des Sonnengeflechts miteinzubeziehen. Die Berücksichtigung von Magen- und Darmerkrankungen mit der angeborenen Herzschwäche führte dann auch zu einer tiefgreifenden Heilung meiner Morbus Crohn'schen Erkrankung."

Außerdem wurde durch die Mitbehandlung von Nerven und Galle durch die Hildegardischen frohmachenden Antidepressiva (gelöschter Wein, Flohsamen und Dinkelkost) dem an seinen körperlichen Symptomen verzweifelnden Patienten auf eine ganz neue Art und Weise entscheidend geholfen.

Es kann gar nicht deutlich genug gesagt werden, wie wichtig in diesen und ähnlichen Fällen das Bewußtwerden der seelisch-auslösenden Ursachen im Zusammenhang mit der Magen-Darm-Erkrankung gesehen werden muß. Insgesamt hatte der Patient den festen Willen, von der Krankheit und den seelischen Verletzungen seiner Kindheit loszulassen. Außerdem bestand eine grundlegende Abkehr von alten Problemen, nun endlich erwachsen werden zu können. Es stellte sich die berechtigte Frage, ob nicht vor einer Begleittherapie der Organe in der chronischen Phase erst einmal die Auswirkungen von Angst und Trauer auf Herz und Darm sowie von Zorn und Ungeduld auf Nerven und Galle entschlüsselt werden mußten. (Selbstverständlich ist bei schweren akuten Erkrankungen eine sofortige Organ-Therapie unverzichtbar.)

Das Zusammenwirken der seelischen und spirituellen Dimension seiner Heilung gibt der junge Mann so wieder:

„In meiner Kindheit hatte die Angst zu Gesichtskrämpfen geführt, später hatten in der Pubertät Schuldgefühle Darmkrämpfe sowie Trauergefühle im Bereich der Galle Krämpfe des Sonnengeflechts ausgelöst. Hier waren starke seelische Heilkräfte erforderlich, um die belastenden Hintergründe auszuräumen. Dabei war die Liebe als allerstärkste Heilkraft gegen die Urangst am wirksamsten: das Gefühl, ein Gotteskind zu sein, geliebt, gewollt und angenommen von einem Gott, der tief im Innersten des Menschen empfunden und gefunden werden kann. Die Kraft des Glaubens sowie die Heilkraft der Hoffnung, daß alles einen tieferen Sinn hätte, den es hinter dieser Krankheit zu entdecken gilt, halfen gegen Schuldgefühle, Trauer und Zorn, führten zu einer Befreiung von einer durch Angst verursachten körperlichen Verkrampfung und zu einem Nachlassen der Entzündungszustände im Darm."

Verhärtungen im Gehirn, Versteinerung des Herzens sowie Schuldzuweisungen an Vater und Mutter lassen sich am besten spirituell beseitigen. Gebet und Gottvertrauen sowie die innere Stärke, Vater und Mutter zu verzeihen und sie segnen zu können, waren in diesem Fall die entscheidenden Vorleistungen, damit die Hildegard-Medizin ihre ganzheitliche Wirkung entfalten konnte. Erst als der Patient dies erkannte, konnten die entkrampfenden Heilmittel wie Fenchel und Galgant, Wermut-Elixier und Wasserlinse-Elixier, Wärme und Ruhe, Schlaf und maßvolle körperliche Bewegung, warme Duschen, beruhigende Musik sowie bereinigende Heilmittel wie Aderlaß, Salbei- und Ringelblumentee ihre volle Wirkung entfalten.

Nun erst wurde dem Patienten zum ersten Mal bewußt, daß sein Leben eine sinnvolle Rolle in der Harmonie der ganzen Schöpfung spielen sollte und daß er selbst ein Teil dieser großartigen Symphonie ist: ein harmonisches Leben im Rhythmus der Natur, im Einklang mit Tier und Mensch, Luft, Wasser und Erde, Bäumen, Landschaften, Gebirge, Seen und Flüssen.

Dieser Heilerfolg wurde so ausführlich beschrieben, weil er ein besonders gutes Beispiel ist für das ganzheitliche Zusammenspiel von Körper, Seele und Geist, Kosmos und Schöpfer, für ein wunderbares System, das die moderne Naturwissenschaft als Psycho-Neuro-Immunologie bezeichnet.

Diese Wissenschaft geht von der Annahme aus, daß unsere Gedanken, Gefühle, Sorgen, Nöte und Probleme über das Zentrale Nervensystem im direkten Kontakt mit unserem Immunsystem (also der körpereigenen Abwehr) stehen. Das Immunsystem mit seinen Millionen Abwehrzellen hat seinen Sitz im Knochenmark, der Thymusdrüse, der Milz, den Lymphgefäßen und den Lymphknoten, die den ganzen Körper wie ein Netz überziehen, sowie zu 80 % an der Darmwand, die mit den sogenannten Peyerschen Plaques ausgekleidet sind. Diese lymphatischen Organe, in denen die Produktion und Spezialisierung von Immunzellen stattfindet, sind mit sensiblen Nervenfasern ausgestattet, die hormonähnliche Signalstoffe produzieren, um das Immunsystem anzuregen oder zu beschleunigen. Die sensiblen Fasern ihrerseits melden dem Gehirn Schmerzlinderung, wodurch Endomorphine und Opiate ausgeschüttet werden, die die Schmerzen erträglich machen. Darüberhinaus hat man ca. 20 Interleukine (Interpheron, Interleukin 1 bis Interleukin 20) identifiziert, die über Thymus und Milz gesteuert werden. So verfügt unser Körper über ein intelligentes Steuerungszentrum mit einer hochspezialisierten „Armee", die Tag und Nacht im Einsatz steht, um unsere Gesundheit zu erhalten und Angreifer von außen erfolgreich abzuwehren. Wenn nun Bakterien, Viren, Pilze oder Umweltgifte durch die Haut oder die Körperflüssigkeit eindringen, dann werden durch die chemischen Botenstoffe der Interleukine Botschaften an die

Zellen im lymphatischen Gewebe übermittelt, B-Zellen und T-Zellen zu aktivieren, um die Feinde zu vernichten. Die T-Zellen und B-Zellen werden an den Einsatzort transportiert und ihre Zahl drastisch erhöht. Ist die Gefahr wieder vorbei, werden die Truppen wieder abgezogen. Das Immunsystem merkt sich seine Feinde und hebt sich spezielle Antikörper auf, die über ein Gedächtnis verfügen, das über 20 Jahre anhält. Durch frühere Erkrankungen und Impfungen ist man daher nun immun gegen diese Eindringlinge. Diese Antikörper sind hochspezialisierte Eiweißstoffe, sogenannte Immunglobuline, wie z. B. IGA, IGE, IGM und IGD, die zu ihren Feinden wie ein Schlüssel zum Schloß passen, um mit ihnen (den Feinden) eine Antikörper-Reaktion auszulösen, die zu einem Immunkomplex führt. Dadurch werden die Feinde neutralisiert. Diese sogenannte humorale Abwehr verfügt über Meldestellen, die im Darm sogenannte M-Zellen haben, die körpereigene Stoffe oder auch unschädliche Nahrungsmittel erkennen, weil sie als bekannt gemeldet sind. Werden sie als Feinde eingestuft, d. h. als „falsche Feinde", nennt man sie Allergene. Treten nun diese Feinde in den Körper ein, schlagen die Immunglobuline – hier besonders das IGE – Alarm, wobei Zellgifte und gefäßerweiternde Stoffe in die Haut eindringen, um die Feinde abzutöten. Hierzu wird in der Haut körpereigenes Histamin ausgeschüttet. Das Immunsystem verfügt aber darüber hinaus auch über eine gewaltige zelluläre Abwehr, das sind die T- und B-Zellen, d. h. die im Thymus gebildeten Zellen und die Zellen, die vom Darm im Intestinaltrakt gebildet werden. Aus den T-Zellen bilden sich Killerzellen, die die Feinde zerstören, oder auch Helferzellen, die die Bildung von Antikörpern stimulieren, oder auch Supressor-Zellen, die die ganze Produktion der Zellen unter Kontrolle halten, sowie Memory-Zellen, die die Feinde im Gedächtnis behalten, um sie bei einem zweiten Angriff umso schneller zu beseitigen. Aus den B-Zellen können sich ebenfalls Memory-Zellen bilden oder aber auch Plasma-Zellen, die die sogenannte humorale Abwehr, die spezifische Antwort, über die Immunglobuline aktivieren.

Da das Abwehrsystem zu 80 % am Darm angesiedelt ist, entscheiden die Darmflora und eine vernünftige Ernährung zu einem bedeutenden Teil über Krankheit und Gesundheit. Das hatte bereits Paracelsus erkannt, der den Satz prägte: „Der Tod sitzt im Darm." Wird das harmonische Gleichgewicht dieser Einheit aus Psyche, Abwehrsystem und Darmflora gestört, können schwere gesundheitliche Störungen auftreten. Der Darm ist die Zielscheibe starker seelischer Reaktionen. Hildegard beschreibt 35 Laster oder seelische Risikofaktoren, die auf Magen und Darm „schlagen" können. Wut, Zorn, Ärger und Frustration können die „Wut im Bauch" auslösen, die dermaßen „wurmen" kann, daß die gesunde Darmflora zerstört wird. Nach Hildegard haben wir immer zwei Pole in uns: Geduld und Wut, Liebe und Neid, Freude und Traurigkeit, Kraft und Schwäche. Oft aber sind wir auf einen Pol fixiert, z. B. auf die Wut, die mich eine lange Zeit festhalten kann, bis sie im Körper als „Wut im Bauch" oder „Selbstaggression" hängenbleibt. Die Wut kann mich so „wurmen", daß sie sich als Hefepilzinfektion materialisieren kann. Hinter der Wut steckt aber eine Heilkraft, die Geduld, die mich befreien und heilen kann. Die Wut kann mir Kraft geben, mich von meiner Verletzung zu distanzieren und endlich loszulassen, damit ich wieder frei und heil werden kann. Nach Hildegard gilt es, die Körpersprache zu verstehen und dahinter die seelisch-auslösenden Risikofaktoren zu sehen, wie sie es in ihrer visionären Psychotherapie mit symbolischer Eindringlichkeit und Sprachkraft beschreibt:

- **Unbarmherzigkeit**: Magen-Darm-Geschwüre
  (*„Ich sah einen trockenen Brunnen mit großer Tiefe und siedendem Pech/breite Spalten mit feurigem Rauch und glühenden Würmchen"*)
- **Zorn, Wut, Aggression**: Magen-Darm-Infektionen, -Entzündungen, -Mykosen
  (*„... ein breiter, schwarzer See mit schlammigem Mist, in dem sich Würmer tummelten/ sie wühlten mit ihren Schwänzen im fauligen Schlamm"*)
- **Gottlosigkeit**: blutende Hämorrhoiden
  (*„Ich sah ein gewaltiges Feuer mit einer feurig brodelnden Bleischmelze mit Schwefel, der von feurigen Würmern wimmelte."*)

- **Unglück**: Depression, die aus dem Darm kommt
  („... einen Graben von gewaltiger Breite und Tiefe, in dem Schwefel brannte, der voller Würmer wimmelte")
- **Neid**: Blähungen, explosionsartige Durchfälle, Kolitis, Morbus Crohn, Koliken
  („... gewaltige, höhlenreiche Vulkane, die wie Feuer und glühende Asche brannten")
- **Verzweiflung**: Depressionen, Koliken, Blähungen
  („... einen Graben von so gewaltiger Länge und Tiefe, daß ich den Grund nicht mehr sehen konnte/Mächtige Feuer stießen einen unangenehmen Gestank aus.")
- **Traurigkeit**: Depression, Verstopfung
  („... eine wüste, wasserlose Gegend, wo viele Würmer wimmelten von Finsternis umgeben.")

Werden die krankmachenden Leidenschaften unterdrückt und verdrängt, werden die meist chronischen Krankheiten immer wiederkommen, meistens noch schlimmer als sie zu Beginn waren. Erst wer in der Lage ist, hinter den Krankheiten die seelisch auslösenden Ursachen zu sehen, und die Kräfte benutzt, um sich davon zu distanzieren, loszulassen und zu befreien, kann an Seele, Geist und Körper geheilt werden.

Wenn die Darmflora entgleist

Erkrankungen des Immunsystems

Hefe- und Schimmelpilze produzieren gewebsschädigende Enzyme (Proteinasen, Lecithinasen), die die Darmwand durchlässig machen, so daß massenhaft Allergene ins Blut und Lymphsystem gelangen. Dadurch wird das Immunsystem überbelastet, so daß es zu allergischen Reaktionen, Autoimmun-Reaktionen und Autoaggressionsreaktionen kommt. Durch die geschädigte Darmwand dringen auch große Mengen Nahrungsmittelteile (nutritive Allergene), die Nahrungsmittel-Allergien auslösen können. Zu den allergischen Erkrankungen zählen:

- Neurodermitis, Heuschnupfen
- Asthma
- Nahrungsmittel-Allergien
- Abwehrschwäche

Toxische Pilzgifte (Mykotoxine) sind aber auch krebserregend und erzeugen Zellen, die das Abwehrsystem schwächen und die Bildung von Abwehrstoffen blockieren. Zu solchen Krankheiten des Immunsystems gehören:
- Krebs
- Multiple Sklerose
- AIDS

Erkrankungen der Leber, der Galle und der Milz

Unter dem Einfluß der Pilzinfektion vermehren sich auch andere Fäulniserreger, die ihre toxischen Fäulnisprodukte an Blut und Lymphe abgeben. Besonders unter dem Einfluß einer eiweißreichen Ernährung entwickeln sich sehr viele Fäulnisstoffe, zu denen Amoniak, Schwefelwasserstoff, Phenol, Indol, Skatol und Kresol gehören. Alle diese Stoffe sind lebertoxisch und können zu toxischen Leberschäden führen:
- Leberentzündung
- Leberzirrhose
- Milzentzündung
- Gallenblasenentzündung

Hefepilze produzieren Alkohole, die die Leber angreifen, so daß die Leberwerte steigen, ohne daß man einen Tropfen Alkohol getrunken hätte.

Die Ursachen der Pilzinfektionen

Bei zahlreichen chronischen Krankheiten, besonders bei chronischen Entzündungszuständen, liegen Darmpilzinfektionen zugrunde:

1) Magen-Darm-Erkrankungen:

- Gastritis, Roemheld-Syndrom
- chronischer Durchfall oder Verstopfung
- Morbus Crohn, Colitis ulcerosa

2) Chronisch rezidivierende Entzündungen der Mund-, Nasen-, Rachenschleimhaut und der Atemwege:
- Sinusitis
- Mandelentzündung
- Ohrenentzündung
- Bronchitis
- Mundsoor

3) Chronische Infektionen des Urogenitalsystems:
- chronisch rezidivierende Harnwegsinfektionen
- Prostatitis, Vaginalinfektion

4) Hauterkrankungen:
- Neurodermitis
- Ekzeme
- Akne
- Furunkulose

Da sich sowohl die Haut als auch die Schleimhaut sowie die Sehnen, Bänder und Bandscheiben aus dem äußeren Keimblatt (Ektoderm) entwickelt haben, müssen die Ursachen von Haut- und Gelenkerkrankungen auch im Darm (Endoderm) gesucht und mitbehandelt werden. Frau Dr. Ingrid Menzel, Hautärztin an der Universitätsklinik Frankfurt, konnte bei Neurodermitis, Psoriasis, Akne, Furunkulose sowie bei rheumatoider Arthritis und der Windeldermatitis in den meisten Fällen auch eine Darmpilzinfektion feststellen. Die Zellbestandteile und die toxischen Stoffwechselprodukte (Mykotoxine) der Pilze können als Trigger-Faktoren solche Erkrankungen auslösen. So konnten bei den meisten Patienten sowohl im Stuhl Hefepilze als auch im Blut candidaspezifische IGE-Antikörper nachgewiesen werden.

Bei einem gesunden Menschen haben Hefepilze keine Chance, da sie vom Immunsystem vernichtet werden. Jede Pilzinfektion gibt aber Hinweise auf eine geschwächte Abwehr und eine zerstörte Darmflora. Die hemmungslose Verwendung von Arzneimitteln, Hormonen und chemischen Giften hat in vielen Fällen zu schwerwiegenden Pilzinfektionen geführt, durch die entweder die natürliche Darmflora zerstört oder das natürliche Immunsystem geschwächt wurde. Fachleute schätzen, daß etwa 75 % der Bevölkerung unter Pilzinfektionen leidet.

Arzneimittel, die die Darmflora schädigen oder das Abwehrsystem zerstören, sind:

- Antibiotika, Mykotika
- Kortison
- Chemotherapie
- Antibabypille
- Konservierungsmittel wie Acetylsalicylsäure (ASS), Sorbinsäure, p-Hydroxy-Benzoesäure (Parabene)
- Quecksilber aus Amalgamzahnfüllungen
- Palladium aus Goldfüllungen

Bereits vor gut 800 Jahren beschrieb Hildegard von Bingen die Ursachen und die Folgen der Darmpilzinfektionen durch Diätfehler:

> „Wenn die Menschen zuweilen übermäßig viele Speisen gegessen haben, die entweder zu roh oder ungekocht oder halbgar und insbesondere außergewöhnlich fett und schwer, aber auch saftlos und trocken waren, dann können manchmal das Herz, die Leber und die Lunge und die anderen Wärmespeicher, die im Menschen sind, dem Magen nicht mit so viel und so starker Wärme beispringen, als wenn diese Speisen gar gekocht werden. Daher gerinnen sie im Magen, verhärten sich und werden schimmelig, so daß sie den Magen bisweilen etwas grün oder blaugrün oder auch bleifarbig machen oder mit viel Schleim belasten, so daß die schlechten Säfte die schädlichen, übelriechenden Darmgase wie ein faulender Düngerhaufen durch den ganzen Körper aussenden."

Die Roh- und Frischköstler haben offenbar bis heute den Sinn des Kochens und Backens nicht verstanden, denn erst dadurch werden die Lebensmittel verdaulich und die Wertstoffe genießbar. Hildegard schreibt im gleichen Zusammenhang, daß der Kochvorgang auch durch die Entgiftung der Speisen durch Weinessig, Salz, Knoblauch und Dill in der sogenannten Salatbeize erreicht werden kann. Nach Hildegard gibt es nur ganz wenige Lebensmittel, die von Natur aus auch roh hundertprozentig gesund sind und nicht gekocht werden müssen. Dazu gehören: die Edelkastanie, der Fenchel und die Quitten. Alle anderen Lebensmittel sind mit sogenannten Toxinen, Antinährstoffen oder groben Ballaststoffen belastet, die den Darm stark schädigen.

Die Roh- und Frischkost führt daher in Wirklichkeit zu katastrophalen Folgen für die Verdauung, die in Fäulnis übergeht, weil der menschliche Darm im Gegensatz z.B. zu den Kühen keine Zellulose spaltenden Enzyme hat. Die angeblich so vitamin- und mineralstoffhaltige Frisch- und Rohkost kann nicht verwertet werden, gelangt schließlich in den Dickdarm, wo sie von Fäulnisbakterien befallen wird. Hierbei produzieren die Fäulniserreger die von Hildegard beschriebenen Gasmengen, wie einen Düngerhaufen, wobei hochgiftiges Amoniak und Schwefelwasserstoff entstehen, die die Leber und ihren Stoffwechsel vergiften. Die normale Darmflora wird von Fäulniserregern verdrängt, und das Spektrum verschiebt sich zugunsten der Darmpilze. Daher sollte die Vollwerternährung stets durch Kochen oder Dünsten darmflora-freundlich zubereitet sein, weil sie erst in diesem Zustand das Wachstum und Gedeihen der natürlichen Darmflora fördert.

Dinkel sorgt für das richtige Milieu der Darmflora

Im Vergleich zu allen anderen Getreidearten hat Dinkel die wenigsten Ballaststoffe, die aber gut vom Körper aufgenommen werden und abbaubar sind. Daher schreibt Hildegard auch: „Dinkel ist das mildeste Getreide", d. h. es entstehen am wenigsten Blähungen und Darmgase. Im Gegenteil: Die durch den Koch- oder Backvorgang aufgeschlossenen Ballaststoffe werden von der Darmflora zu Essigsäure, Propionsäure und Buttersäure abgebaut, die das richtige schwachsaure Milieu bilden, in dem die Milchsäure-Bakterien im Dünndarm wachsen können. Hefe- und Schimmelpilze hingegen wachsen im schwachbasischen Milieu. Sie lösen sich im schwachsauren Milieu von der Darmwand los und werden so ausgeschieden. Die langfristige Dinkelkost ist daher der beste Schutz gegen Hefepilze und das beste Futter für die Milchsäure-Bakterien.

Mikroflora und Immunabwehr

Die natürliche Darmflora ist von großer Bedeutung für ein intaktes Immunsystem, das als sogenanntes darm-assoziiertes Immunsystem als größtes Abwehrorgan seinen Hauptsitz im zweiten Abschnitt des Dünndarms hat. Dieser Abschnitt wird daher auch als Immunorgan bezeichnet, der Teil des Immunsystems, in dem die Abwehrzellen (Erkennungszellen, Killerzellen, Freßzellen, Helferzellen) gebildet werden, die nicht nur krankmachende Erreger, sondern auch Krebszellen beseitigen können. Die natürliche Darmflora hat daher einen positiven, stimulierenden Einfluß auf das Immunsystem. Zwischen beiden besteht eine enge Wechselbeziehung. Keimfrei aufgezogene Tiere oder Astronauten, die in einer sterilen Atmosphäre leben, haben eine geringere bakterizide Kraft (Abwehrkraft) in ihrem Blut als Tiere und Menschen, die eine normale Darmflora haben.

Natürliche Darmbakterien steigern daher die normale Infektabwehr, wobei sie die Produktion von Abwehrzellen steigern. Sie gehören daher zur ersten Abwehrzone unseres Immunsystems:

1. Abwehrzone: natürliche Darmflora auf der Schleimhaut (Haut-, Mund-, Nasen-, Rachenraum, Dünndarm, Dickdarm, Vagina)
2. Abwehrzone: Schleimhaut (Haut, Schleimhäute, Mund-, Rachen- und Bindehaut, Respirationstrakt und Urogenitalsystem)
3. Abwehrzone: Lymphzentrum (Lymphbahnen, Leber, Milz und Knochenmark)
4. Abwehrzone: zelluläre und humorale Abwehrsysteme

Therapieplan zur Darmsanierung nach Hildegard von Bingen

Die Hildegardische Darmsanierung hat heute das Ziel, den steigenden Umweltbelastungen unserer Zeit standzuhalten, Krankheiten frühzeitig zu erkennen und zu verhüten sowie die chronischen Zivilisationskrankheiten in den Griff zu bekommen. Dazu gehören aus ganzheitlicher Sicht eine gute Analytik, eine darmfreundliche Darmsanierung, eine gesunde Ernährung und ein harmonischer Lebensstil.

Mit bis zu 300 qm Fläche und 5 bis 6 m Länge ist der Darm mit Abstand das größte Organ des Menschen und eine Zielscheibe seelisch-körperlicher Reaktionen. Wie die Haut hat der Darm eine Schutzfunktion, krankmachende Keime abzuhalten; dazu benutzt er die gesunde Darmflora und das darmassoziierte Immunsystem. Störungen in diesem System sind heute sehr weit verbreitet und spiegeln den Gesundheits- und Krankheitszustand unserer modernen Zivilisation wider: Sie sind gekennzeichnet entweder durch ein überschießendes, selbstzerstörerisches oder durch ein geschwächtes Immunsystem und seine fatalen Folgen.

Im ersten Fall zerstört das eigene Immunsystem durch eine überschießende autoaggressive Reaktion die eigene Haut, Schleimhaut, Knorpel und Gelenke. Als Folge steigt die Zahl der Allergien:

- Neurodermitis
- Heuschnupfen
- Asthma
- Rheuma, Polyarthritis
- Multiple Sklerose

Bei einer geschwächten Abwehrkraft, gekennzeichnet durch den Zustand der von Hildegard beschriebenen Präkanzerose („Vichtkrankheit"), ist eine Anfälligkeit für chronische Müdigkeit und Schwäche, Krebs, AIDS und viele andere moderne, auch für neue Virusinfektionen zu erwarten.

Darüber hinaus muß auch der Darm saniert werden, um hartnäckige Krankheiten auszuheilen, wie z. B.:

- chronische Verstopfung
- Magen-Darm-Geschwüre

- Hautleiden wie Schuppenflechte, Beingeschwüre, Akne
- Depressionen

Die Darmsanierung umfaßt folgende Maßnahmen:

1) Analyse der gesamten Darmflora (Dünn- und Dickdarm), Suche nach Hefen (Candida) und Schimmelpilzen (Aspergillen).
2) Darmfreundliche Darmreinigung mit der Bärwurz-Birnen-Honigkur und Wiederherstellung der stabilen gesunden Darmflora mit physiologischen Darmbakterien.
3) Grundsätzliche Einrichtung des Lebens entsprechend den sechs goldenen Lebensregeln nach Hildegard von Bingen! Die Kunst des gesunden Lebensstils hält Leib und Seele gesund. Es gibt keine Heilung ohne einen gesunden Lebensstil.

Im Rahmen des im vorhergehenden Kapitels beschriebenen Dinkel-Diätplanes sollte eine Kur mit Bärwurz-Birnen-Honig durchgeführt werden; über ihn schreibt Hildegard:

„Bärwurz-Birnen-Honig: kostbarer als Gold"

Verwendet wird der Bärwurz oder Bärenfenchel („Meum athamanticum") vorwiegend zur Herstellung von Bärwurzschnaps, ähnlich dem Enzian, der im Bayerischen Wald, im Erzgebirge und im Allgäu gebrannt wird. Im Erzgebirge kocht man eine schmackhafte Köpernickel-Suppe, die mit Bärwurz gewürzt ist. In der Volksmedizin fand dieses Gewürz aber auch als Aromatikum, Tonikum, gegen Katarrh oder Blasenleiden, bei Herzschwäche und als appetitanregendes Stomachikum Verwendung. Der Bärwurz ist z. B. Bestandteil eines der in Deutschland meistverkauften Magenbitter.

Bei Hildegard steht über den Bärwurz:

> „Der Bärwurz ist warm und von trockener Grünkraft. Ein Mensch, der starke und brennende Fieber hat [Scharlach, Masern, Röteln, Tuberkulose, Ruhr, Typhus], soll Bärwurz pulvern und dieses Pulver mit Brot essen und zwar auf leeren Magen und nach dem Essen, und es wird ihm besser gehen. Wer Gicht hat, esse dieses Pulver oft [3mal täglich 1–3 Msp.], und die Gicht wird in ihm weichen. Wer Gelbsucht hat, zerkleinere die noch frische Wurzel in Essig und würze damit eine [Dinkelgrieß-] Suppe und esse sie oft [täglich 1–3mal], und er wird geheilt."

In der Kombination mit Birnen und Honig wirkt Bärwurz noch vielseitiger als die bewährte Hildegardische Goldkur!

Bärwurz-Birnen-Honig

„Das ist die köstlichste Latwerge und wertvoller als Gold und nützlicher als das reinste Gold, weil es die Migräne vertreibt und die Dämpfigkeit mindert, welche rohe Birnen in der Brust des Menschen verursachen, und alle schlechten Säfte im Menschen vertreibt und den Menschen so reinigt, wie man einen Topf von seinem Schimmel reinigt."

Dieser Hinweis auf die Reinigung von Schimmel brachte mich auf die Idee der Darmreinigung nach Hefepilz- und Schimmelpilz-Infektionen des Darmes. In Zusammenarbeit mit Herrn Dr. Pohl vom Institut für Mikrobiologisch-Biochemische Analytik in Bad Saarow wurde eine erfolgreiche Ernährung zur Darmsanierung gefunden, die sich in der Praxis bewährt hat.

Die Herstellung beschreibt Hildegard wie folgt:

Rezept:

100 g Bärwurzmischpulver bestehend aus:
35 g Radix Mei (Bärwurz)
28 g Rhiz. Galangae (Galgantwurzel)
22 g Radix Liquiritiae (Süßholzwurzel)
15 g Herba Satureja (Pfefferkraut)
mit 8 gekochten Birnen (Birnwasser wegschütten!) und 8 Eßlöffeln abgeschäumtem Honig zu einem Mus vermischen, in Gläser abfüllen und kühlstellen.

Man verwendet den Bärwurz-Birnen-Honig entweder als Brotaufstrich oder pur, indem man für 4 Wochen täglich, je nach Lebensalter und Körpergewicht

- morgens 1 Messerspitze bis 1 TL vor dem Frühstück
- mittags 2 Messerspitzen bis 2 TL nach dem Essen
- abends 3 Messerspitzen bis 3 TL vor dem Schlafengehen einnimmt.

Die zusätzliche Einnahme von Acidophilus-Jura® sollte dabei nicht fehlen.

Mit dieser umfassenden Kur haben wir Hunderte von Patienten behandelt und dabei festgestellt, daß chronische Krankheiten erst dann ausheilen können, wenn auch die Ursachen im Darm (hier z. B. durch die Darmsanierung) behandelt wurden. Der Hildegard-Methode gelang es, sogar Autoaggressionskrankheiten wie Heuschnupfen, Asthma, Neurodermitis, Schuppenflechte, Rheuma und besonders Polyarthritis in den Griff zu bekommen, wobei auf chemische Medikamente vollständig verzichtet wurde. Ja, chemische Medikamente waren oft die Ursache eines gestörten Immunsystems. Besonders beeindruckend waren die Erfolge bei Allergien und hier besonders bei Nahrungsmittel-Allergien, wozu auch die Zöliakie gehört, eine Weizen-Gluten-Allergie. Immer waren der Dinkel und die 100 %igen Obst- und Gemüsesorten von Hildegard bei dem Heilungserfolg beteiligt. Erst als „Ruhe" im Darm eingetreten und eine Darmsanierung durchgeführt worden war, fiel auch die lästige Allergie-Symptomatik weg: Juckreiz, Entzündungen, Niesreiz, tränende Augen, laufende Nase, Atemnot, Durchfall-Erkrankungen, Schleimhautreizungen, Fließschnupfen, Magenschmerzen und Erbrechen.

Aber auch bei der sogenannten Immunschwäche war die Darmsanierung die Voraussetzung, das Abwehrsystem wieder in den Griff zu bekommen, und zwar durch eine gesunde Ernährung auf der Basis von Dinkel, Obst und Gemüse und den Verzicht auf Rauchen, Alkohol und Umweltgifte, die das körpereigene Immunsystem schwächen.

6. SELBSTHEILUNGSKRÄFTE WECKEN

Der Hildegardische Aderlaß

1) *Der Aderlaß verbessert die Durchblutung.*

Bei einem 72jährigen Kriminalbeamten bestand Thrombose- und Emboliegefahr. Zwei Herzkranzgefäße waren teilweise bis zu 90 % verschlossen. Es ging um Leben und Tod. Die Ärzte drängten zu einem fünffachen Bypass. Der Patient litt an Herzschmerzen, Angina-pectoris-Anfällen, Herzschwindel und Herzschwäche. Der Cholesterinspiegel stieg bis auf 380. Der Patient wurde mit Arzneimitteln vollgestopft, die das Krankheitsbild noch verstärkten: Isosorbitdinitrat, Acetylsalicylsäure, ACE-Hemmer, Kalzium-Antagonisten, alle miteinander mit Nebenwirkungen, die die Herzinsuffizienz noch verstärkten, Schlaganfall-Gefahr, AV-Block-Rhythmusstörungen, drückende Kopfschmerzen und Müdigkeit.

Bereits nach einem Hildegardischen Aderlaß konnte der Cholesterinspiegel von 290 auf 227 mg/100 ml gesenkt werden. Durch den Entzug von 200 ml Blut wurde soviel Eiweiß entfernt, daß sich die Fließeigenschaften des Blutes verbesserten, Kopfschmerzen, Schwindel, Müdigkeit nach wenigen Tagen verschwanden und der Patient sich insgesamt wohler fühlte. Anschließend wurde die Diät auf Dinkel, Obst und Gemüse umgestellt, wobei tierisches Eiweiß vermieden wurde. Die Angina pectoris Schmerzen verschwanden, ein Bypass war nach Meinung der behandelnden Ärzte nicht mehr erforderlich. Alle chemischen Medikamente konnten abgesetzt werden, und der Patient konnte alternativ mit Fenchel-Galgant, Petersilichonigwein und der „großen Herzkur" bisher sieben beschwerdefreie Jahre erleben. Die Kosten für die Bypass-Operation, geschätzt auf 130 000 DM, und die Einsparung der chemischen Arzneimitteln stehen in keinem Verhältnis zu den Kosten der Naturheilmittel und der Behandlung.

2) *Der Aderlaß senkt den Blutdruck und verbessert den Stoffwechsel.*

Trotz vier Blutdrucksenker (Betablocker, Adalat, ACE-Hemmer und Wassertabletten) hat eine 80jährige Krankenschwester einen Bluthochdruck von 300 auf 150 mmHg. Die alte Dame leidet an den Nebenwirkungen der chemischen Mittel mit Wadenkrämpfen, Schwindel, Sehstörungen, Gelenkschmerzen, einem erhöhten Cholesterinspiegel von 344 mg/100 ml sowie einer diabetischen Stoffwechsellage. Dagegen nimmt sie das Antidiabetikum Glibenclamid.

Eine Fasten- und eine Aufbauwoche mit mehreren Nierenmassagen verbessern den Allgemeinzustand, der Blutdruck sinkt auf 220/90, nach der Nierenmassage auf 180/80 mmHg, die Zuckertablette kann eingespart werden, da der Blutzucker Normalwerte hat. Der anschließende Hildegardische Aderlaß bringt den Durchbruch. Der Blutdruck sinkt auf Normalwerte von 140/80 mmHg, der Cholesterinspiegel kann auf 297 mg/100 ml gesenkt werden, der Blutzucker bleibt normal, und auf alle chemischen Arzneimittel kann verzichtet werden.

3) *Der Aderlaß beseitigt jahrelangen Menierschen Drehschwindel.*

Eine 54jährige Patientin leidet seit mehreren Jahren an einem Drehschwindel mit Kreislauf-Versagen, Kopfschmerzen und erhöhten, streßbedingten Cholesterin- und Blutfettspiegeln. Nach einem einmaligen Hildegardischen Aderlaß sinkt der erhöhte Blutdruck in wenigen Minuten von 190/110 auf Normalwerte von 130/80. Nach einer halben Stunde ist der Cholesterinspiegel von 298 auf 222 und der Triglyzeridspiegel von 461 auf 221 gefallen. Kopfschmerzen und Drehschwindel bleiben schlagartig weg und sind seit dieser Zeit nicht wieder aufgetreten.

4) *Der Aderlaß entgiftet den Organismus und beseitigt chronische Schmerzen.*

Der 60jährige technische Angestellte ist Frührentner. Seit sieben Jahren leidet er an wahnsinnigen Kopfschmerzen Tag und Nacht, Polyarthritis in Fingern, Händen, Knien und Sprunggelenken, schmerzbedingter Schlaflosigkeit und an viralen Fieberschüben mit Nachtschweiß und Schwächegefühl.

Gegen die Schmerzen muß der Patient alle vier Stunden zwei Valeron nehmen und zweimal täglich Keltikan, dazu Dona 200 S und gegen den hohen Cholesterinspiegel Oblenox. Alle diese chemischen Mittel können fürchterliche Nebenwirkungen wie Kopfschmerzen, Schwindel, Krämpfe, Gleichgewichtsstörungen, Nachtschweiß, Haarausfall und anderes mehr auslösen. Im Computertomogramm und in der Kernspintomographie werden intensive Schädigungen im Marklager des Gehirns im Zeichen einer kortikalen Atrophie festgestellt. Der Körper ist durch die Arzneimittel so vergiftet, daß das Immunsystem geschädigt wird im Sinne einer Immunopathie.

Bereits durch einen Hildegardischen Aderlaß konnte der Cholesterinwert von 330 auf 212 mg/100 ml gesenkt werden. Die Kopfschmerzen verschwanden schlagartig. Der Patient fühlte sich erleichtert und konnte sämtliche Medikamente bis auf eine Valeron-Tablette pro Tag einsparen. Durch Umstellung auf Dinkel-Obst-und-Gemüse-Kost konnte sich der Allgemeinzustand über längere Zeit so stabilisieren, daß der Patient wieder ein menschenwürdiges Dasein ohne Vergiftung führen konnte.

5) *Der Aderlaß beseitigt die Überfüllung mit Blut und den Lymphstau.*

Eine 50jährige Pflanzenverkäuferin hatte sich vor vier Jahren in einem überfüllten Bus nach 1½ Stunden Stehen einen Hitzestau zugezogen. Seit dieser Zeit konnte sie es sogar in größter Kälte nur noch in Sandalen aushalten. Auch im Winter lief sie seitdem nur noch mit Sandalen, im Sommer barfuß. Als

Gärtnerin hatte sie zufällig den denkbar besten Arbeitsplatz, denn sie konnte sich ab morgens 9 Uhr alle 10 Minuten einen Oberschenkel-Wasserguß machen und außerdem füllte sie alle Eimer und Gießkannen mit kaltem Wasser, um ihre heißen Füße abzukühlen. Um keinen Preis wollte sie Strümpfe oder Schuhe anziehen. Akupunktur und unblutiges Schröpfen brachten keine Besserung. Erst nach dem Hildegardischen Aderlaß im Sommer 1995 hatte sie auch an heißesten Tagen plötzlich keine Schmerzen mehr. Sie brauchte nicht einmal mehr Wasser. Seit dem 2. Aderlaß ein halbes Jahr später kann sie sogar wieder Perlonstrümpfe anziehen.

6) *Der Aderlaß wirkt entzündungshemmend.*

Eine 37jährige Zahntechnikerin litt seit 5 Jahren an primärchronischer Polyarthritis mit Schwellungen und Pelzigkeitsgefühl in den Fingergelenken, Schmerzen in allen Gelenken. Wegen der Beschwerden mußte sie ihren Beruf aufgeben, weil sie die Feinarbeit mit ihren Fingern nicht mehr verrichten konnte. Die Beschwerden wurden mit Voltaren, Azulfidine und Kortison unterdrückt, aber die Heilung blieb aus. Erst die Umstellung auf die Hildegard-Kost mit Dinkel, Obst und Gemüse, eine Fasten- und Aufbauwoche sowie einmal jährlich ein Aderlaß brachten allmählich eine Besserung. Die schulmedizinischen Medikamente konnten total abgesetzt werden. Die Patientin wurde in der Zwischenzeit zweimal Mutter gesunder Kinder. Nun, nach 5 Jahren, ist die Polyarthritis vollkommen verschwunden und die Patientin beschwerdefrei.

7) *Der Aderlaß hilft bei Malaria-Schüben.*

Ein 75jähriger Patient leidet seit 50 Jahren an malariaartigen Fieberschüben. Mindestens einmal monatlich treten diese Anfälle mit Kopfschmerzen, stechenden Schmerzen in den Augen, Benommenheit, Schweißausbrüchen, Schüttelfrost und Fieberschüben auf. Der Patient muß sich zurückziehen und hinlegen, bis die Anfälle vorüber sind. Nach dem ersten Aderlaß sind die Schübe ausgeblieben und seitdem in den letzten 5 Monaten nicht mehr aufgetreten.

Vermutlich gehört der Aderlaß zu den ältesten Heilbehandlungen der Welt. Bereits vor 1000 Jahren begannen die australischen Ureinwohner jede Zeremonie mit einem Aderlaß. Dabei öffneten sie sich die Venen oder ihre Initiationsnarben. Das herausfließende Blut war heilig. Mit diesem verwandelte sich der Zeremonienmeister zum Wüstentanz. Gleichzeitig wurde durch diesen Aderlaß aber auch eine einzigartige Wüsten-Apotheke geöffnet, mit der sich die Ureinwohner nicht nur ihr Blut reinigten, sondern auch Heilstoffe freisetzten, um ihre Gesundheit zu erhalten. Wir wissen heute, daß durch den Aderlaß-Schock die körpereigene „Apotheke" geöffnet wird und lebenswichtige Heilmittel freigesetzt werden, die nur im Unfall zur Verfügung stehen, um den Körper zu reparieren. Dazu gehört schmerzlinderndes Morphin aus dem lymbischen System, aber auch entzündungshemmende Stoffe wie Kortison, Abwehrstoffe sowie die Stimulation blutbildender Zellen im Knochenmark. Der Wüstenarzt Dr. Herbert Basedow hat bei seinen Inspektionen in Zentralaustralien immer wieder festgestellt, daß die Ureinwohner trotz ihrer extremen Lebensbedingungen in Zentralaustralien erstaunlich gesund waren, frei von Seuchen und den von uns gefürchteten Zivilisationskrankheiten wie Schlaganfall, Herzinfarkt, Krebs, Rheuma, Diabetes und Depressionen. Aber auch bei allen anderen Naturvölkern war der Aderlaß die wichtigste Hausapotheke. Karl der Große hat in seinem St. Galler Klosterplan für alle Benediktiner im sogenannten Aderlaß-Haus einen jährlichen Aderlaß vorgeschrieben. Dieser sollte dazu dienen, „die Lebensgeister zu wecken, Vollblütigkeit zu hemmen, hypochondrische Wallungen zu stillen, angebrannte Köpfe abzukühlen und den Stachel des Fleisches zu zähmen".

Aber auch viele andere Ärzte des Altertums und des Mittelalters, von Hippokrates bis Paracelsus, haben den Aderlaß immer wieder als ein wichtiges Heilmittel eingesetzt. Noch Goethes

Leibarzt Hufeland zählte den Aderlaß neben Opium und dem Brechmittel zu den drei Kardinalmitteln der Heilkunst, wovon Leben und Gesundheit des Patienten abhing:

„Sie greifen unmittelbar ins Leben selber ein und sind die drei entscheidenden, schnellwirkendsten Mittel, die das Leben der Patienten retten könnten. Durch nichts anderes sind diese Heilmittel zu ersetzen."

Als Folge der großartigen Erfolge mit dem Aderlaß wurde die Methode besonders im Barockzeitalter übertrieben. Dem französischen Sonnenkönig nahm man nach seinen exzessiven Freß- und Sauforgien bis zu drei Liter Blut ab, und im 16. Jahrhundert setzte ein wahrer Vampirismus ein, bei dem man 4–6mal täglich den Aderlaß durchführte, bis sowohl die Krankheit als auch der Patient nicht mehr da waren. Durch diesen Mißbrauch geriet der Aderlaß in einen unverdienten Mißkredit, so daß er seit der 2. Hälfte des 19. Jahrhunderts von der modernen Medizin fallengelassen und sogar verboten wurde.

Heute, am Ende des 20. Jahrhunderts, beweisen Wissenschaftler, daß die Denkweise der alten Ärzte richtig war. Professor Schmid-Schönbein vom physiologischen Institut am Aachener Klinikum wendet die uralte Aderlaß-Technik zur Verhütung von Arteriosklerose erfolgreich an. Er konnte beweisen, daß durch den Aderlaß die Fließeigenschaft des Blutes verbessert wird und dabei verstopfte Herzkranzgefäße wieder frei werden, weil die Eiweißspeicher der Blutgefäße durch den Aderlaß entleert werden. Das Blut eines normalen Patienten hat einen Hämatokrit (= Eiweiß)-Gehalt von 35–40 %, der bei einem arteriosklerotischen Patienten bis auf 45–65 % ansteigen kann. Entfernt man nur 200 ml Blut, dann senkt man den Eiweiß-Gehalt des Blutes um 100 g, wobei das Blut schlagartig dünnflüssiger wird und wieder in den Kapillaren fließen kann.

Die Erfahrung mit dem Hildegardischen Aderlaß an über 2000 Patienten hat gezeigt, daß der Aderlaß eine wichtige allgemeine Behandlungsmethode ist, um die Selbstheilungskräfte im Menschen anzuregen, lebensbedrohliche Prozesse zu beseitigen und um krankheitsauslösende Stoffe aus dem Körper zu entfernen.

Erst wenn diese schädlichen, krankmachenden Säfte durch den Aderlaß ausgeschaltet werden, können die körpereigenen Stoffe freigesetzt werden, die zu einer tiefgreifenden Umstimmung führen:

> „Wenn bei einem Menschen die Gefäße mit Blut überfüllt werden, müssen sie durch einen Aderlaß von dem schädlichen Schleim und den durch die Verdauung gelieferten Fäulnisstoffen gereinigt werden."

Die Technik des Hildegardischen Aderlasses

Der Aderlaß wird mit einer ziemlich dicken Einmal-Nadel (1,2–1,8 mm, bzw. Heidelberger Besteck) durchgeführt, um eine rasche, komplikationslose Blutentnahme zu gewährleisten und dem Körper einen gewissen Schock zu versetzen, durch den die körpereigene „Apotheke" aktiviert wird. Hildegard beschreibt dies so:

> „Wird bei einem Menschen das Gefäß angestochen, wird sein Blut wie durch einen plötzlichen Schock erschüttert, und was zuerst austritt, ist fauliges, zersetztes Blut, das gleichzeitig mit dem Blut ausfließt. Daher hat das Blut auch zunächst eine Mischfarbe, weil es aus Fäulnis und Blut besteht. Sobald die Fäulnis mit dem Blut ausgeflossen ist, kommt reines Blut, dann muß man sofort mit der Blutentziehung aufhören."

Zunächst fließt aus den Venen dickes, schwarzes Blut, das nach ca. 150–180 ml deutlich nach rot umschlägt. Dieser Farbumschlag kennzeichnet den Endpunkt des Aderlasses. Das nun fließende Blut enthält die Heilstoffe, wozu besonders die Hormone, körpereigenes Kortison, Adrenalin, Noradrenalin sowie die Sexualhormone gehören, aber auch Morphin-ähnliche Substanzen, die Schmerzen beseitigen können, aber auch einen leichten euphorischen Zustand auslösen. Daher fühlen sich die Aderlaß-Patienten nach der Blutentnahme im wahrsten Sinne erleichtert und fröhlich.

Der Aderlaß beim Mann vom zwölften bis zum achtzigsten Lebensjahr

„In besonderen Fällen kann bei den Männern schon im zwölften Jahr der Aderlaß durchgeführt werden, ... jedoch nicht mehr als die beiden Schalen einer Nuß fassen [20 ml]. Vom zwölften bis zum fünfzehnten Lebensjahr soll der Aderlaß nur einmal jährlich durchgeführt werden ... Vom fünfzehnten Jahre ab nehme man soviel Blut wie ein durstiger Mann in einem Zuge trinken kann [100–150 ml]."

„Kein Mensch, sei es Mann oder Frau, soll einen Aderlaß machen, solange er in seiner Entwicklung an Größe und Körpergewicht zunimmt, weil er den Menschen körperlich schwächen würde... Nach dem zwanzigsten Lebensjahr kann er wegen irgendeiner Krankheit zur Ader gelassen werden, aber nur wenig. Wenn er körperlich gesund ist, soll er (in diesem Alter) noch keinen Aderlaß machen, sondern Schröpfen oder Brennen lassen, weil seine Blutgefäße und das Blut noch nicht voll entwickelt sind. Hat er aber das reife Alter von dreißig Jahren erreicht, kann er, ob krank oder gesund, nach Belieben Aderlaß durchführen, ... bis zum fünfzigsten Lebensjahr."

„Nach dem fünfzigsten Lebensjahr, wenn Blut und Phlegma beim Manne abnehmen und der Körper auszutrocknen beginnt, soll nur einmal im Jahr zur Ader gelassen werden, und zwar nur zur Hälfte wie gewöhnlich bis zum achtzigsten Lebensjahr."

Der Aderlaß bei der Frau vom zwölften bis zum hundertsten Lebensjahr

Ganz besonders wichtig und nützlich ist der Aderlaß für die Frau. Hildegard beschreibt sogar eine ganze Reihe von schweren Erkrankungen, z.B. Rheuma, Akne, Hautausschläge oder sogar Krebs bei Frauen, die nur noch eine schwache oder sogar gar keine monatliche Reinigung mehr haben. Es ist nach Hildegard daher ein Kunstfehler, wenn nach der operativen Entfernung der Gebärmutter (Hysterektomie) oder nach einer Totaloperation kein Aderlaß durchgeführt wird, weil dann diese Folgekrankheiten eintreten können. Viele operierte Frauen, die durch diese Maßnahmen frühzeitig ins Klimakterium kommen, leiden unter diesen fürchterlichen Erkrankungen, weil

> „die Frau in ihrem Körper viel mehr schädliche Säfte und krankmachende Fäulnisstoffe besitzt als der Mann. Daher soll die Frau vom zwölften Lebensjahr an nach den gleichen Regeln zur Ader lassen wie der Mann, aber bis zum hundertsten Lebensjahr, weil wegen der schädlichen Säfte und zersetzenden Stoffe für sie eine größere Notwendigkeit besteht wie beim Mann, wofür schon die monatliche Regelblutung spricht. Würde die Frau nicht von den schädlichen Säften und verdorbenen Fäulnisstoffen gereinigt, würde sie am ganzen Körper anschwellen und sich aufblähen und nicht leben (und sterben) können."

Die richtige Vene entscheidet über die Indikation

Hildegard beschreibt sogar ganz genau, an welchem Blutgefäß in der Armbeuge der Aderlaß vorgenommen werden soll:

> „Man muß wissen, daß in der Kopfader (vena cephalica) mehr Säfte fließen als in der Mitteader (vena mediana) und der Leberader (vena hepatica). Daher ist es gesünder, wenn die Blutentziehung öfter an der Kopfader vorgenommen wird. Denn wer viel Phlegma im Kopf und in der Brust hat [Auswurf] oder wenn der Kopf brummt, so daß sein Gehör manchmal verlorengeht, soll den Aderlaß an der Kopfader vornehmen.
>
> Wer ein trauriges Herz und ein bedrücktes Gemüt hat und Lungen- und Seitenschmerzen, soll den Aderlaß an der Mittelader vornehmen...
>
> Leidet aber jemand an der Leber oder Milz, oder hat jemand Atembeschwerden in Hals und Kehle [Basedow, Asthma] oder Sehkraftverlust der Augen, so muß der Aderlaß an der Lebervene durchgeführt werden."

Jede Vene hat ihre ganz spezielle Organverbindung und Indikation. Bei Katarrh von Kopf und Brust, Auswurf, Verschleimung, Gehörschwäche und Kopfschwindel wird die Kopfvene geöffnet.

Die Mittelvene wird bei Lungen- und Seitenschmerzen, Herzschmerzen und Depressionen geöffnet.

Die Lebervene ist bei Leber- und Milzleiden, Atemnot (Asthma), Schilddrüsenleiden, Kropf und Sehschwäche sowie bei allen Stoffwechselstörungen angezeigt.

Nüchternheitsgebot

Der Aderlaß soll im vollnüchternen Zustand durchgeführt werden, d. h. der Patient darf mindestens 4 Stunden vorher nicht essen und nicht trinken. Beim Essen und Trinken mischen sich die Säfte, so daß eine Trennung nicht mehr möglich ist. Daher mußte schon so mancher Patient, der gut gefrühstückt hatte, vom Aderlaß ausgeschlossen werden, weil es heißt:

> „Will also ein Mensch eine Ader zur Verminderung des Blutes anschneiden, so soll er dies nüchtern tun, denn solange der Mensch nüchtern ist, sind die in ihm vorhandenen Säfte noch einigermaßen vom Blut getrennt, und das Blut fließt dann im Menschen in rechter Weise und nicht so rasch wie ein Bach, der in seinem Bette, frei von jeder Bewegung durch Wind und Wetter, richtig und ordentlich dahinfließt. Hat aber ein Mensch Speise zu sich genommen, dann beginnt das Blut in ihm etwas stärker zu strömen; die Säfte vermischen sich so mehr mit ihm, und beide können dann nicht mehr leicht voneinander geschieden werden. Daher soll der Aderlaß vorgenommen werden, wenn der Mensch nüchtern ist, damit die vom Blut getrennten Säfte umso leichter ausfließen können. Eine Ausnahme findet nur statt, wenn der Mensch sehr hinfällig und schwach ist. Er kann vor dem Anschneiden der Ader etwas Nahrung zu sich nehmen, damit er nicht ohnmächtig wird."

Der richtige Zeitpunkt

Es ist vor allem der Mond, der den Säftehaushalt in der Natur steuert und reguliert. Mit dem Mond laufen die Gezeiten Ebbe und Flut, in der Biskaya steigen die Wassermassen bis zu fünfzehn

Metern. Bei zunehmendem Mond steigen die Säfte in Bäumen und Früchten, und bei abnehmenden Mond gehen sie wieder in die Wurzeln zurück. Saat und Ernte werden von diesem Rhythmus beeinflußt. Die meisten Kinder werden bei Vollmond geboren. Beim Vollmond steigt die Zahl der Kriminaltaten. Auch im Menschen steigen und fallen die Säfte mit dem Mond. Bei zunehmendem Mond nimmt der Saft in den Bäumen und Pflanzen sowie das Blut in den Menschen zu. Hingegen nimmt bei abnehmendem Mond der Saft bei den Pflanzen und Bäumen und das Blut bei Mensch und Tier ab. Daher wird bei Hildegard der Aderlaß auch bei abnehmendem Mond durchgeführt.

Der Aderlaß muß vom 1.–6. Tag des Vollmondes durchgeführt werden:

> „Er (der Mensch) soll aber bei abnehmendem Monde zur Ader gelassen werden, also am ersten Tag, wenn der Mond anfängt abzunehmen, oder am zweiten, dritten, vierten, fünften oder sechsten Tage, und dann nicht mehr, weil ein früherer oder späterer Aderlaß nicht so viel Nutzen bringen wird. Nicht aderlassen soll man bei zunehmendem Mond, weil solcher Aderlaß schädlich ist, da jetzt die mit dem Blut vermischte faulige Flüssigkeit sich nicht leicht von ihm scheiden kann. Bei wachsendem (zunehmendem) Mond strömt nämlich das Blut und die zersetzte Flüssigkeit gleichzeitig wie in gegenseitig richtiger Menge im Menschen und lassen sich nicht leicht voneinander trennen."

Das Verhalten nach dem Aderlaß

Nach dem Aderlaß soll sich der Patient Ruhe und Erholung gönnen, besonders in einem Hildegardischen Kurhaus, in dem er noch mit der richtigen Aderlaß-Diät verwöhnt werden kann. Außerdem soll er seine Augen vor Lichteinfluß schützen (kein Fernsehen, kein Schifahren oder Arbeiten an Computerschirmen) und eine richtige Diät einhalten:

> „Nach dem Aderlaß muß sich der Mensch drei Tage lang vor dem Strahlen des hellen Lichtes der Sonne wie auch vor dem

Scheine des brennenden Feuers in acht nehmen, weil während dieser drei Tage das Blut im Menschen durch diese Helligkeit erschüttert wird und bebt und häufig dem Herzen Schaden bringt."

Die richtige Nachkur

Ebenso hat der Aderlaß nur dann die richtige Heilwirkung, wenn für eine gewisse Zeit eine Aderlaß-Diät eingehalten wird.

Nach dem Aderlaß sind zwei Tage lang verboten:
pikante Speisen, Wurstwaren, alles Gebratene und Gebackene, Käse, Senf und Heringe sowie sehr fette Speisen (Sahne, Quark, Creme) Schweinefleisch, Rohgemüse, Rohsäfte, Rohobst, starker Wein, Spirituosen und Bohnenkaffee.

In kleinen Mengen sind erlaubt:
Dinkel, Obst und Gemüse, gedünstete Äpfel und Zwieback sowie Fencheltee, Dinkelkaffee und leichter Weißwein bzw. gelöschter Wein.

Empfohlen sind:
Alle Dinkelprodukte, Dinkelkaffee, dünner Schwarztee, Haustee, Grahambrot und altes Hefegebäck, Brötchen, Teigwaren, gekochtes Reh- und Hirschfleisch, Hecht, Barsch, im Sommer Hammel- und Ziegenfleisch, Fenchelgemüse, Rüben, Kürbis, grüne Bohnen, Sellerie.

Eine Woche sind zu meiden:
Käse, alle Kohl- und Krautarten, Gurken, Feigen, Heidelbeeren (Schwarzbeeren), Leinsamen, Senfkörner und überflüssige Medikamente.

Für immer sind zu meiden:
Die 4 „Küchengifte": Erdbeeren, Pfirsiche, Pflaumen, Porree oder Lauch sowie Rohkost.

Zusammenfassend kann man aus humoralpathologischer Sicht sagen, daß der Hildegardische Aderlaß die wichtigste Methode zur Entgiftung und zur Gesunderhaltung des Körpers ist. Es gibt wohl kaum eine Krankheit, die nicht durch den Hildegardischen Aderlaß günstig beeinflußt würde, außer bei akuten Infektionskrankheiten und extremer Körperschwäche. Ganz besonders hat sich der Hildegardische Aderlaß bei folgenden Situationen bewährt:

Der Aderlaß verbessert die Durchblutung bei:

1) Arteriosklerose:

- Thrombose- und Emboliegefahr
- Herzinfarkt
- Herzklappenfehler
- Schlaganfallgefahr
- Hörsturzgefahr
- Drehschwindel
- Gehirnerschütterung
- Ohrensausen

2) Der Aderlaß verbessert den Gesamtstoffwechsel; er

- normalisiert Cholesterin und Blutfett
- senkt Blutzucker
- verbessert den Leberstoffwechsel
- hilft der Niere bei der Ausscheidung von Harnsäure, Harnstoff, Kreatinin und harnpflichtigen Substanzen

3) Der Aderlaß wirkt hormonregulierend; er

- stimuliert die Ausschüttung des Cortisols in den Nebennieren
- stimuliert die Sexualhormonproduktion bei Unfruchtbarkeit und Kinderwunsch
- beseitigt klimakterische Beschwerden

4) Der Aderlaß sorgt für Entgiftung:

- bei Diätfehlern
- bei Arzneimittelvergiftungen
- bei Toxinbelastung nach Pilz- und bakteriellen Infektionen
- bei Quecksilberbelastung nach Amalgam-Entfernung

5) Der Aderlaß wirkt entzündungshemmend:

- auf alle Organe und Entzündungsprozesse
- bei Rheuma, Polyarthritis und Arthritis

- bei allen akuten Entzündungszuständen wie Augenentzündung und Lungenentzündung

6) Der Aderlaß wirkt schmerzbeseitigend:
- durch Ausschüttung von körpereigenem Morphin bei Cephalgien, Lumbalgien, Ischialgien

7) Der Aderlaß regt das körpereigene Immunsystem an, besonders die Bildung von Stammzellen im roten Knochenmark, aus denen die immunkompetenten Zellen entstehen.
8) Der Aderlaß regt die Blutbildung an bei Anämie.
9) Der Aderlaß beseitigt die überschüssige Gallenflüssigkeit aus dem Blut bei Depressionen und Stimmungsschwankungen.
10) Der Aderlaß beseitigt Blockaden, die der Heilung im Wege stehen, wie Schlackenstoffe, Entzündungsstoffe und Schmerzstoffe.
11) Aderlaß fördert die Gesundheit, regt die Selbstheilungskräfte an und beugt schweren Erkrankungen vor, wie z. B. nach vorzeitigem Klimakterium, bei Hysterektomie und Totaloperation.

7. DAS HERZ DES MENSCHEN IST SYMPHONISCH GESTIMMT

Die Behandlung von Herz-und Kreislaufkrankheiten

Fallbericht:

Der jetzt 67jährige Patient erlitt vor 11 Jahren einen schweren Hinterwandinfarkt, der nach 10 Tagen Intensivstation im Krankenhaus mit den üblichen chemischen Koronarmitteln: Nitroglyzerin, Betablocker, Kalziumantagonisten und Digitalis weiterbehandelt wurde. Mit diesen Mitteln hat er sich 3 Monate mit Herzschmerzen herumgequält. Danach ließ er sich auch mit Griechenkleetabletten, Fencheltrank und Griechenklee-Mischpulver behandeln und konnte dadurch allmählich die chemischen Herzmittel absetzen. Das Fenchelmischpulver hat ihm dann den „letzten Rest der Freiheit" wiedergegeben, die er vor dem Infarkt spürte. 11 Jahre später erfreut er sich bester Gesundheit und spielt Tennis. Dabei klebt er sich eine Smaragdkette aufs Herz, die ihm zu Leistungsfähigkeit und Konzentrationskraft verhilft.

Selbstverständlich hat er schon lange die Diät auf Dinkel, Obst und Gemüse umgestellt und fastet ein- bis zweimal jährlich nach Hildegard. Nach der jährlichen Großen Herzkur mit Griechenklee wendet er als Dauertherapie die Kleine Herztherapie mit Galgant (1–3mal täglich) und Petersilienhonigtrank (1–3 Likörglas täglich nach dem Essen) an.

Wer durch die Hildegard-Heilkunde das harmonische Zusammenspiel von Leib und Seele kennengelernt hat, wundert sich nicht mehr, warum die Herz-Kreislauf-Krankheiten heute an erster Stelle der Todesursachen in der westlichenWelt stehen. Bevor schließlich das Herz durch einen Herzinfarkt zerbricht, hat der Patient bereits zahlreiche rote Signale übersehen, die ihm frühzeitig die Gefahr hätten anzeigen können. Solange die von Hildegard von Bingen beschriebenen seelischen Ursachen ungesunder Lebensführung unberücksichtigt bleiben, wird die Zahl der Herzinfarkte und der chronischen Herz-Kreislauf-Erkrankungen weiterhin ansteigen. Man kann die verletzte Seele weder mit Kathetern oder Bypässen, schon gar nicht durch Herztransplantation reparieren oder durch chemische Keulen seelische Risikofaktoren beseitigen. Der Titel des Buches „Liebe statt Valium" des Berliner Ärztekammer-Präsidenten Ellis Huber trifft die Stimmung vieler kritischer Kardiologen, die heute die engen Zusammenhänge von Leib und Seele nicht mehr leugnen. Vor allem in Amerika werden viele klinische Studien veröffentlicht, die die Wirksamkeit seelischer Heilkräfte beweisen, z. B. in einer klinischen Doppelblindstudie des Kardiologen Randolph Byrd am San Francisco General Hospital, bei der 393 Patienten einer Bypass-Einheit in zwei Gruppen aufgeteilt wurden: Für die eine Hälfte dieser Patienten wurde ohne ihr Wissen gebetet, für die andere Hälfte nicht. Byrd fand heraus, daß in der Kontrollgruppe, für die nicht gebetet wurde, fünfmal mehr Antibiotika wegen Wundheilungsstörungen eingesetzt werden mußten und dreimal mehr lebensbedrohliche Komplikationen auftraten als in der Gruppe, für die gebetet wurde.

Nach überstandenem Herzinfarkt hatten 90 % aller Patienten Restschmerzen und ein erhöhtes Risiko, einen Reinfarkt zu erleiden. In der Herz-Therapie werden bis zu 7 verschiedene Arzneimittelgruppen verwendet, um das Herz wieder „harmonisch" zu stimmen: z. B. die Nitroglyzerin-Derivate, die Betablocker, die Alpha-Blocker, Kalzium-Antagonisten, die sogenannten ACE-Hemmer, Wassertabletten oder Diuretika, Thrombozyten-Aggregationshemmer wie Acetylsalicylsäure (ASS) und die Blutverdünnungsmittel wie z. B. Marcumar. Zu alledem wird dann auch noch der Cholesterinspiegel durch Lipidsenker unter Kontrolle gehalten. All diesen chemischen Mitteln ist gemeinsam, daß sie vom Körper wie Gift empfunden werden können. Der Patient reagiert dann auf die Einnahme mit Übelkeit, Schwindel, Erbrechen, Kopfschmerzen. Fatalerweise verstärken auch alle Herz-Medikamente die schon vorhandene Herzinsuffizienz, schädigen Nieren und Leber und führen zu schweren psychischen Verstimmungen, Depressionen sowie zum weitgehenden Verlust der Sexualität. Viel fataler ist aber die Tatsache, daß durch all diese Maßnahmen die auslösenden Ursachen unberücksichtigt bleiben. Daran ändert auch die Tatsache nichts, daß von allen ernsthaften Kardiologen die Annahme akzeptiert wird, daß Ernährung und Lebensstil auf die Entstehung von Herz-Kreislauf-Erkrankungen Einfluß haben. Dennoch sind die Angaben der Deutschen Gesellschaft für Ernährung zur Verhütung von Herz-Kreislauf-Krankheiten eher dürftig:

„Iß nicht zu fett, zu süß, zuviel, weniger Alkohol, weniger Zigaretten, weniger Drogen."

Bei Hildegard von Bingen ist das Herz der Sitz der Seele. Von hier aus betrachtete sie den Körper wie ein Haus. Hildegard erwägt in ihrem medizinischen Lehrbuch die seelisch-emotionalen Ursachen für die Herzkrankheiten und beschreibt Gefühle, Gedanken und Stimmungen, die entweder gute oder schlechte Säfte produzieren und das Herz entweder stärken oder schwächen. Das Herz ist eine Gedankenfabrik, in der Gefühle ausgelöst werden, die Hormone ausschütten können und dem Menschen entweder eine fröhliche oder traurige Stimmung bereiten:

> „So wohnt auch die Seele im Herzen wie in einem Hause und läßt wie durch eine Tür desselben die Gedanken aus- und eingehen, betrachtet sie wie durch Fenster und führt ihre Kräfte wie von einem angezündeten Feuer zum Gehirn wie zu einem Schornstein hinüber, damit es sie dort prüfe und voneinander sondere. Wenn nämlich der Mensch keine Gedanken hätte, dann hätte er auch kein Wissen, sondern wäre wie ein Haus, das weder eine Tür noch Fenster noch einen Schornstein hat. Die Gedanken aber sind die Urheber des Wissens von Gut und Böse und die Ordner aller Dinge, und dies nennt man: Gedanken. Die Gedanken sind die Urheber der Güte, der Weisheit, der Torheit und ähnlicher Dinge, wie ja auch schlechte Gedanken aus dem Herzen hervorgehen, und das ist die Tür. Weiterhin führt vom Herzen aus ein Weg zu den Elementen, mit denen der Mensch verrichtet, was er denkt. Die Kräfte der Gedanken steigen zum

Gehirn auf, und das Gehirn hält sie fest, weil das Gehirn die Feuchtigkeit für den ganzen Körper ist, ebenso wie der Tau alles befeuchtet. Erheben sich aber in einem Menschen schlechte und übelriechende Säfte, dann senden diese eine Art von schädlichem Rauch zum Gehirn."

Schlechte Säfte entstehen aber auch durch Diätfehler, falsches Essen oder „Küchengifte". Besonders die Rohkost wird daher in der Hildegard-Heilkunde vermieden, denn:

„Wird aber der Magen durch verschiedene schädliche Speisen gereizt und die Blase durch allerlei schädliche Getränke geschwächt, dann bringen beide den Eingeweiden schlechte Säfte und senden dabei einen üblen Rauch zur Milz. Die Milz wird aber dadurch aufgebläht, schwillt an und wird wund, macht durch ihre Schwellung und Schmerz auch das Herz schmerzhaft und läßt um dasselbe Schleim auftreten. Noch aber ist das Herz kräftig und leistet diesem Schmerzgefühl Widerstand."

Die eigentlichen Herzschäden entstehen nach der Hildegard-Heilkunde, wenn sich die schlechten Säfte mit der sogenannten Schwarzgalle (der Gallensäure und dem Gallenfarbstoff), die in der Leber entsteht, vermischen:

„Haben aber die vorher erwähnten Säfte in den Eingeweiden und in der Milz des Menschen überhandgenommen und auch dem Herzen viel Ungemach gebracht, dann wenden sie sich zur Schwarzgalle zurück und vermischen sich mit ihr. Hierdurch erregt, erhebt sich die Schwarzgalle unwillig gemeinsam mit den Säften, steigt mit einem schwarzen, schlechten Rauch zum Herzen auf, und ermüdet dies durch zahlreiche und ganz plötzlich auftretende Heimsuchungen. Daher nehmen solche Menschen, traurig und mürrisch gestimmt, nur wenig Nahrung und wenig Getränk zu sich, so daß sie am Körper abnehmen und sich manchmal kaum noch in ihrem Körper aufrecht halten. Auch leiden sie an vielem Aufstoßen."

Die Milz wird also von Hildegard als Entgiftungsorgan für das Herz gesehen, die die schädlichen Säfte (noxi humores) herausfiltert und das Herz vor Erkrankungen schützt. Bei Herz-Erkrankungen muß daher die Milz als Vorschaltorgan des Herzens immer mitbehandelt werden, wobei das ideale Milzmittel die gerösteten Edelkastanien (die Maronen) sind. Hildegard empfiehlt daher die Maronen als Diätetikum zur Prophylaxe oder Rehabilitation von Herz-Erkrankungen.

Insgesamt kennt Hildegard 35 seelisch-auslösende Ursachen, die herzkrank machen können, nennt aber auch 35 seelische Heilkräfte, die eine echte Heilung an Leib und Seele auslösen. Darüber hinaus nennt Hildegard 35 Herz-Heilmittel, die sie in ihren medizinischen Büchern beschrieben hat. Eines davon, die sogenannte Große Herzkur, beschreibt sie in ihrem medizinischen Buch „Die Ursachen und Behandlung der Krankheiten". Diese große Herzkur wird bei jedem organischen Herzleiden eingesetzt und kann ein- bis zweimal im Jahr durchgeführt werden. Hierzu gehören die Griechenkleepillen, der Fencheltrank und die Griechenkleepulvermischung.

Die Herzmittel der Hildegard-Medizin

Indikation: *Herzkrankheiten, Herzschmerzen, Nachkur nach Herzinfarkt (Große Herzkur bei organischen Herzleiden)*

Griechenklee-Pillen

Rezept:

1 Tablette, zugelassen als homöopathisches Arzneimittel, enthält u. a. 100 mg Galgant D1, 100 mg Bertram D1 und 300 mg Griechenkleesamen D1.

Dreimal täglich 3 Tabletten vor und nach dem Essen mit einer Messerspitze Bohnenmehl einnehmen. Danach trinkt man jeweils 1 Likörglas „Fencheltrank".

Die „Herzpillen" sind unser bestes und stärkstes Herzmittel und führen zu einer Kräftigung des Herzmuskels und zu einer besseren Durchblutung.

Fencheltrank

Rezept:

50 g Fenchelkörner
10 g Süßholzpulver
20 g Zucker
25 g abgeschäumter Honig
500 ml Wasser

Alle Zutaten werden miteinander gemischt, 5 Minuten in Wasser aufgekocht und steril abgefüllt. Fencheltrank neutralisiert die schlechten Fehlsäfte, die das Herzleiden auslösen.

Griechenklee-Pulvermischung („Herzpulver")

Rezept:

60 g weißer Pfeffer
20 g Mutterkümmelpulver
10 g Griechenkleesamenpulver

Täglich 1–3 Messerspitzen auf Brot streuen und nach den Mahlzeiten essen. Wenn Herzschmerzen auftreten sollten, kann man darüber hinaus noch ein Stück „Herzbrot" essen.

Patienten mit einem Herzdefekt bekommen nach der Einnahme von Mutterkümmel manchmal Herzschmerzen. Für diese Patienten ist die „Große Herzkur" nicht geeignet. Sie sollten dann nur die „Kleine Herzkur" durchführen:

*

Indikation: *Herzinsuffizienz, Herzschwäche, Herzversagen, Altersherz, Mangeldurchblutung, Kraftlosigkeit, streßbedingte Herzschmerzen, nervöse Herzschmerzen, Rückstau im venösen System mit Ödemen in Beinen und Lunge*

Petersilientrank

Rezept:

10 Petersilienblätter
2 EL Weinessig
80–150 g Honig
1 l Kabinettwein

Herstellung:
Die Petersilie und der Weinessig werden 5 Minuten lang in 1 l Wein aufgekocht, anschließend gibt man den Honig hinzu und kocht nochmals 5 Minuten. Es muß gekocht werden, denn nur in der Siedehitze entsteht aus der Petersilie und dem Honig die wirksame Herzglykosid-Verbindung. Bei Diabetikern nimmt man nur 80 g Honig pro Liter. Der „Herzwein" wird abgeschäumt, abgesiebt und in sterile Flaschen abgefüllt.

Anwendung: Dreimal täglich 1 Likörglas nach dem Essen.

Der „Herzwein" kann noch verstärkt werden, z. B. indem man eine Petersilienwurzel mitkocht. Durch diesen Wein erreicht man eine stärkere Entwässerung.

Petersilientrank Forte

Zusätzlich kann man zum Petersilienhonigwein noch 25–30 Weißdorn-Tropfen Crataegus Urtinktur (Homöopathisches Mittel HAB) hinzugeben, wodurch eine stärkere Durchblutung des Herzmuskels und eine Kräftigung des Herzens erreicht wird. Mit diesem Wein verschwinden zuverlässig die funktionellen Herzschmerzen, also diejenigen, bei denen man im EKG nichts finden kann und trotzdem das Herz weh tut. Bei der „Kleinen Herzkur" läßt man über längere Zeit nach dem Essen jeweils 1 Tablette Fenchel-Galgant langsam auf der Zunge zergehen und anschließend gibt es 1 Likörglas Petersilientrank mit Weißdorntropfen. Das Mittel eignet sich vorzüglich auch zur Modulation des Blutdrucks, d.h. niedriger Blutdruck wird erhöht, hoher Blutdruck wird sanft gesenkt.

Rechtzeitig angewandt kann der Petersilientrank vorzeitige Herzleiden verhindern und beginnende Herzbeschwerden völlig ausheilen. Es handelt sich bei diesem Mittel um ein echtes basisches Herzmittel, das in der Lage ist, Herzleiden zu heilen.

Der Petersilientrank hat sich auch bei rheumatischen Herzbeschwerden oder Herzschwäche bei Grippeerkrankungen vorzüglich bewährt. Bei jeder Herzschwäche, besonders im Alter, sollte vor jeder Digitalisierung zunächst ein Versuch mit Petersilientrank gemacht werden, da er die Chemie meist überflüssig macht. Auch bei der Rehabilitation von Herzinfarkten beseitigt der Petersilientrank verbliebene Herzschmerzen.

*

Indikation: *Herzschmerzen, Herzschwäche, Angina pectoris-Anfall, Nachbehandlung und Verhütung von Infarkt, Magen-Darmkrämpfe (Roemheld-Syndrom), Menstruationsbeschwerden, Kopfschmerzen, pseudo-epileptische Anfälle, Durchblutungsstörungen, Erschöpfungs- und Schwächezustände*

Galgant

(Alpinia officinarum Hance, Galanga minor, der kleine Galgant)
Galgant ist das erste wissenschaftlich anerkannte Fertigarzneimittel der Hildegard-Heilkunde. Nachdem durch unsere Monographie Galgant bereits 1984 vom damaligen Bundesgesundheitsamt als wirksam und unbedenklich anerkannt wurde, hat nun das neue Bundesinstitut für Arzneimittelsicherheit dem Galgant die Zuteilung als Fertigarzneimittel gegeben.

„Wer im Herzen Schmerzen leidet und wem von seiten des Herzens ein Schwächeanfall (Ohnmacht) droht, der esse sogleich eine hinreichende Menge Galgant, und es wird ihm besser gehen."

Galgantwurzelpulver

1 Tablette Galgant (0,1 g) bei Bedarf langsam auf der Zunge zergehen lassen. Wenige Minuten nach der Einnahme von Galgant-Tabletten entspannt sich das Gesicht, der mitunter schockartig bedrohliche Zustand beruhigt sich, und die Herzschmerzen sind verschwunden. Zur Verstärkung der Wirkung kann man nach Einnahme noch ein Likörglas Petersilientrank geben.

Fenchel-Galgant-Tabletten

0,1 g Galgantwurzelpulver und
0,1 g Fenchelpulver verpreßt.

Dreimal täglich 1 Tablette nach dem Essen auf der Zunge zergehen lassen. Bei gastrokardialen Schmerzen (Roemheld-Syndrom) hat sich eine Kombination von Fenchel und Galgant in der sogenannten Fenchel-Galgant-Tablette besonders bewährt, da durch den Fenchel eine Verstärkung der krampflösenden Wirkung eintritt. Auch hier ist die Wirkung verblüffend. Bereits nach wenigen Minuten kommt es zum Aufstoßen, oder ein „Wind" geht ab, und der ganze Druck im Oberbauch ist verschwunden. Galgant muß man langsam auf der Zunge zergehen lassen. Schon dadurch kommt der Zungen-Herz-Reflex wie auch beim Nitroglyzerin zustande. Die Wirkung ist sehr zuverlässig. Es gibt dabei keinen Gewöhnungseffekt.

*

Indikation: *Dauerherzschmerz, Todesangst, kaschierter Herzinfarkt*

Rezept:

1–3 Msp. Enzianwurzelpulver in die Mitte einer Dinkelgrießsuppe streuen, vor dem Essen auslöffeln, einmal täglich, solange die Beschwerden anhalten.

Enzian selber ist ein reines Amarum, d.h. ein Mittel, das in der Lage ist, kalte atonische Zustände, z.B. bei einer Gastritis die Magenschleimhaut anzuregen, ohne zuviel Magensäure zu produzieren. Das liegt daran, daß Enzian nur Bitterstoffe enthält, ohne Gerbstoffe, d.h. es kommt zu keinem Magenreiz. Die Bitterstoffe des Enzians wirken:
1) appetitanregend, tonisierend
2) als Universalmittel gegen Magen-Darmstörungen
3) gegen Gastritis
4) verdauungsfördernd
5) karminativ (d.h. gegen Blähungen)
6) schmerzlindernd
7) entzündungshemmend

Wir haben es also bei dem Enzian um ein vielfältig wirksames Anregungsmittel für Magen und Herz zu tun.

Enzian beseitigt die Todesangstschmerzen, die nach einem Herzinfarkt oder sogar nach einem kaschierten Herzinfarkt, der lange zurückliegt, folgen können. Nach unseren Erfahrungen hat jeder mindestens einmal, wenn nicht sogar dreimal im Verlaufe seines Lebens einen kleineren Herzinfarkt durchgestanden. Die Menschen wachen nachts mit Herzschmerzen auf, es tut ein bißchen weh, aber plötzlich ist der Herzschmerz weg. Dieses Herzsignal sollte ernst genommen werden, um das Leben zu ordnen und den Streß abzubauen. In diesem Falle hilft jedoch die Enziansuppe und kann diesen sogenannten Präinfarkt wieder zur Ruhe bringen. Auch bei der Rehabilitation nach einem Herzinfarkt hat sich die Enzianwurzelsuppe bewährt. Hier kann sie das durch den Herzinfarkt schwach gewordene Herz besser durchbluten und stärken.

Indikation: *Arteriosklerose, Herzschmerzen, Koronarsklerose*

Diptamwurzelpulver

„Wer im Herzen Schmerzen leidet, der esse das aus dem Diptam [Spechtwurz, dictamnus albus] gemachte Pulver, und der Herzschmerz vergeht."

Der Diptam hat große Kräfte gegen die Verkalkung der Gefäße, und zwar vor allem bei der Arteriosklerose der Herzkranzgefäße. Wir verwenden den Diptam als „Röhrenputzer", da er in der Lage ist, die Ablagerungen aus den Gefäßen wieder zu entfernen. Bei allen Patienten mit einem erhöhten Cholesterinspiegel hat sich die regelmäßige Anwendung des Diptams zur Verhütung der Arteriosklerose bewährt.

1–3 Msp. Diptampulver über geeignetes Essen streuen.

*

Indikation: *Herzinsuffizienz, Kurzatmigkeit, Stauungsbronchitis, Atemnot*

Meerrettich-Galgant-Mischung

Rezept:

Sonnengetrockneter Meerrettich, im Frühling geerntet, pulverisieren und 1 : 1 mit Galgant vermischen. 1–3 Msp. Meerrettich-Mischpulver auf Brot vor und nach dem Essen.

Bei ganz hartnäckigem Husten und Atemnot hat es sich bewährt, den geriebenen Meerrettich mit Galgant 1 : 1 vermischen und vor und nach dem Essen als Brotaufstrich zu verwenden. Meerrettich ist scharf, und Galgant ist scharf. Es handelt sich also hier um einen sehr kräftigen „Röhrenputzer", der zudem noch sehr gut schmeckt.

*

Indikation: *Virusgrippe, Herzschmerzen, Schutz der Herzmuskeln vor Virustoxinen*

Edelpelargonien-Mischpulver

Rezept:

20 g Edelpelargonienpulver
10 g Bertrampulver
7 g Muskatnußpulver

Als Herzmittel besonders bei grippegeschwächten oder geschädigten Herzen, 1–3 Msp. trocken einnehmen oder auf Brot.

Die Wirkung dieses Mittels ist besonders stark, wenn man die Edelpelargonie (Geranium anglicum) aus der Kranichschnabelfamilie verwendet. Wir haben es hier mit dem besten Gesundheitsmittel für das Herz zu tun. Grippeviren sind besonders heimtückisch, wenn sie nicht kunstgerecht auskuriert werden. Die Grippeviren produzieren Toxine, die besonders die Herzmuskeln angreifen können und besonders beim älteren Menschen das Herz vorzeitig alt machen und unheilbaren Schaden verursachen. Die Schulmedizin hat kein Mittel gegen Grippeviren. Selbst die Schutzimpfung hat keinen Sinn, da die Grippeviren, aus denen die Impfstoffe gewonnen sind, von der letzten Saison stammen und durch Mutation nach einem Jahr ein völlig neuer Virus entstanden ist. In der Hildegard-Heilkunde verwenden wir die Goldkur (siehe S. 201–2) als bewährtes Mittel, das die Grippeschutzimpfung vollkommen ersetzt.

*

Indikation: *Angina pectoris, Infarkt-Patienten, Throm… Bluthochdruck, Managerleiden, Nierenleiden, Schweißausbru…*

FENCHELMISCHPULVER („Sivesan")

„Der Mensch soll Fenchelsamen nehmen, halb soviel Galgant, davon halb soviel Diptam, und vom Diptam halb soviel Habichtskraut. Das soll er mischen und pulvern und ganz fein absieben. Eine Stunde nach dem (Mittag-)Essen gebe er so eine Pulvermischung in warmen, aber nicht heißen Wein und trinke es. Dieses Pulver erhält einen Menschen, der gesund ist, bei Gesundheit, einen Kranken macht es (widerstands-)kräftig und gibt auch eine gute Verdauung, gibt Kraft und eine feine und schöne Gesichtsfarbe. Nach dem Essen (in warmem Wein) eingenommen, nützt es jedem Menschen, er mag gesund sein oder krank."

Rezept:

16 g Fenchelpulver
8 g Galgantwurzelpulver
4 g Diptamkrautpulver
2 g Habichtskrautpulver

Alles miteinander mischen und 1–3 Msp. in einem Likörglas warmem Wein, oder auch Petersilientrank, nach dem Mittagessen trinken.

Fenchelmischpulver trägt nicht nur zur Verbesserung von Stoffwechsel- und Kreislauf Beschwerden bei, sondern ist auch ein ideales Mittel, um die Verdauung zu verbessern. Es hat sich auch zur Rekonvaleszenz nach Krankheiten und Operationen bewährt. Besonders beeindruckend ist die Stabilisierung der Gesundheit bei Patienten, die an dauernden Schweißausbrüchen leidet. Sivesan ist nach Hildegard ein Universalmittel für die Stabilisierung der Gesundheit.

*

at eine große Wärme und eine feine Abge- ihren Kräften. Wenn ein Mensch Muskatnuß ißt, öffnet es sein Herz und putzt seine Sinneskräfte und trägt ihm etwas Geniales ein... Nimm Muskatnuß und einen gleichen Gewichtsanteil Zimtrinde und eine kleine Menge Gewürznelke. Das mach zu Pulver. Aus diesem Pulver mach mit Feinmehl und ein wenig Wasser Plätzchen und esse diese oft. Das bringt alle Bitterkeit des Herzens und deiner Gesinnung zur Ruhe, öffnet dein Herz und deine fünf Sinne, macht deine Stimme heiter und reinigt deine Sinnesorgane, mindert in dir alle Schadsäfte [noxi humores, Umweltgifte] und liefert deinem Blut eine gute Säfte-Zusammensetzung, macht dich leistungsfähig und stark."

Rezept: Nervenkekspulvermischung

45 g Muskatnußpulver
45 g Zimtpulver
10 g Nelkenpulver

Herstellung der sogenannten Nerven- oder Energieplätzchen: 400 g feines Dinkelmehl, 200 g gemahlene süße Mandeln, 150 g Zucker, 250 g Butter, 2 Eier, 50 g der Nervenkekspulvermischung, ½ TL Salz, Wasser nach Bedarf. Alles zusammen zu einem Mürbeteig verkneten, ca. 3 mm dick auswalken und mit Formen ausstechen. Bei 180–200 °C ca. 20–25 Minuten backen.

Muskatnuß hat eine psychotrope, verdauungsfördernde, entzündungshemmende, antibakterielle und auswurffördernde Wirkung, sie stärkt nach Hildegard die Nerven und das Gehirn.

*

Indikation: *Angeborene Herzschwäche, Traurigkeit, Herzfehler*

Königskerzenblüten und -Blätter

„Wer ein trauriges Herz hat, koche Wollblumen mit Fleisch, mit Fisch oder Pfannkuchen oder sonstigen pflanzlichen Beigaben und esse das oft. Es kräftigt sein Herz und macht fröhlich."

Anwendung:

Man nimmt entweder frische oder getrocknete Königskerzenblüten und -blätter und bereitet damit Hechtklöße, Frikadellen oder auch Dinkelbratlinge. Auch eine Königskerzen-Hühnersuppe oder Pfannkuchen mit Königskerzenblüten sind eine Delikatesse.

Hildegard beschreibt den Einsatz der Königskerze bei schwächlichen Herzen, d.h. angeborener Herzschwäche. Kinder mit schwächlichen Herzen sind oft ängstlich und traurig, weil sie den Eindruck haben, daß ihr Herz sie oft im Stich läßt. Die Königskerzen-Speisen fördern auch einen guten Appetit, der bei der Traurigkeit oft verlorengegangen ist.

*

Indikation: *Ausstrahlende Herzschmerzen, Arteriosklerose, Brustenge, Druckgefühl*

Lorbeeröl

„Wenn die Lorbeerfrüchte grün sind, dann presse man ihnen das Öl aus. Wenn du im Herzen Schmerzen hast, dann salbe dich dort damit ein. Ebenso salbe dich bei Schmerzen in der Seite oder im Rücken ebendort damit ein, und es wird dir besser gehen."

Anwendung:

> Wir verwenden das grüne Lorbeeröl, aber erst nachdem wir mit einem Tropfen Einreibung eine Allergieprobe gemacht haben. Entsteht an der Einreibungsstelle ein roter Fleck, darf das Lorbeeröl wegen Allergiegefahr nicht verwendet werden.

Lorbeeröl hat sich ausgezeichnet zur Beseitigung von Brustschmerzen, Gelenkschmerzen, Rheumaschmerzen und Muskelschmerzen bewährt und beseitigt auch die ausstrahlenden Schmerzen am Rücken, die als segmentale Herzschmerzen bekannt sind.

*

Indikation: *Kopfschmerzen bei Hochdruck vor Schlaganfall, Herzschmerzen, Nebenhöhlenentzündung*

Tannensalbe

Rezept: Siehe S. 147
Anwendung:

> Mit der Tannensalbe 1–2mal täglich das Herz und das Sonnengeflecht zwischen Brustbein und Bauchnabel einmassieren. Bei Kopfschmerzen, besonders bei Bluthochdruck, kann man auch die Schläfen und die Stirn einmassieren.

*

Indikation: *Brustschmerzen, Bronchitis, Rippenfellreizung, (Rippenfell-Entzündung)*

Wermut-Öl

„Gieße auch Wermutsaft zu Olivenöl, und zwar so viel, daß die Ölmenge die Saftmenge um zwei Teile übertrifft; das mache in einem Glas an der Sonne warm, und so hebe es während des Jahres auf. Wenn dann irgendein Mensch in der Brust und um die Brust (Schmerzen) leidet, so daß er davon zu husten anfängt, den salbe damit dort auf der Brust. Wenn es ihm in der Seite weh tut, reibe ihn dort ein, und es heilt ihn innerlich und äußerlich."

*

Indikation: *Herzanfall, Ohnmacht, Herzinfarkt-Nachbehandlung*

Nachtschattenkraut-Kompresse

„Wer am Herzen leidet oder vom Herzen ohnmächtig wird, der koche Nachtschatten nicht zu stark in Wasser ab und lege die warmen Kräuter nach Abpressen des Wassers über sein Herz [ca. 1 Stunde], und es wird ihm besser gehen."

Nachtschattengewächse haben eine schmerzstillende Wirkung. Bei Herzschmerzen und Schwächeanfällen legt man eine Nachtschatten-Kompresse an. Wir verwenden allerdings nicht das giftige Nachtschattengewächs der Tollkirsche, sondern die viel harmloseren frischen Kartoffelkrautblätter, die man 2–3 Minuten in Wasser kocht und warm als Kompresse auflegt.

*

Indikation: *Rheumatische Herzschmerzen, rheumatische Endokarditis, Herzkrämpfe*

Olivenbaum-Salbe

„Koche die Außenrinde und die Blätter des Olivenbaumes in Wasser und mache aus dieser Abkochung und mit altem Schweinefett eine Salbe. Wer im Herzen oder im Rücken oder in der Seite oder in der Nierengegend unter Rheuma und Gicht leidet, der reibe sich dort mit dieser Salbe ein. Diese Salbe zieht in seine Haut ein wie ein warmgemachtes Fett in frisches Holz, und es wird ihm besser gehen."

Die Olivenbaumsalbe ist ein ausgezeichnetes Mittel bei rheumatischen Herzschmerzen. Diese Schmerzen sind oft eine Folge von in der Jugend durchgemachten Mandelentzündungen.

*

***Indikation:** Herzschwäche, Magen-Darmbeschwerden*

Pfefferkraut

> „Wenn ein Mensch ein schwachgewordenes Herz hat und einen kranken Magen, der esse dieses Kraut oft roh."

Verwendet wird die Frischpflanze (Satureja hortensis = Bohnenkraut), die man über das Essen streuen kann. Bei Traurigkeit, Melancholie, Stimmungsschwankungen, besonders bei älteren Menschen auch mit Sehschwäche oder grauem Star, hat sich das Pfefferkraut sehr bewährt. Es hat blutdrucksenkende Eigenschaften und wird auch bei Magen- und Darmbeschwerden empfohlen. Bei Hildegard steht das Pfefferkraut als Heilmittel gegen Herzschwäche oder Herzbeschwerden, die mit Sodbrennen einhergehen. Sodbrennen ist ja nicht – wie fälschlicherweise angenommen wird – eine Übersäuerung des Magens, sondern meistens der Brennschmerz der Gallensäure, die durch die Magenschleimhaut eintritt. Daher auch der Zusammenhang bei Depressionen.

*

***Indikation:** Arteriosklerose*

Die Arteriosklerose ist eine schleichende Krankheit, und es dauert Jahre, manchmal fast dreißig Jahre, bis sie ein so gefährliches Ausmaß erreicht hat, daß mit einem Schlaganfall gerechnet werden muß. Die ersten Anzeichen sind eine allgemeine Müdigkeit, ein Leistungsverlust und ein Nachlassen der Konzentration und des Gedächtnisses. Wenn die Verhärtung der Gefäße weiter fortgeschritten ist, treten Verwirrtheit, Orientierungslosigkeit, Depression und ein Verlust der Persönlichkeit ein. Im Endstadium der Arteriosklerose ist der ganze Organismus betroffen, so daß es zu schweren Funktionsstörungen von Leber, Lunge und Nieren kommt.

Hildegard beschreibt die Arteriosklerose als Kettenreaktion, die an den Nieren beginnt, wobei nun die Schlackenstoffe aus dem Körper nicht mehr so gut entfernt werden können und sich in den Gefäßen und dem Gewebe ablagern. Noch verstärkt wird die Arteriosklerose durch eine gewisse seelische Verhärtung, das Laster der Hartherzigkeit. Dadurch wird der Melanchestoff im Körper vermehrt, und der ganze „Rattenschwanz" von Schädigungen folgt nach. Aber Hildegard beschreibt nicht nur die Arteriosklerose, sondern gibt uns auch ein vorzügliches Vorbeugungsmittel dagegen, die schon berühmt gewordene Frühlingswermut-Kur mit

Wermut-Trank

„Wenn der Wermut frisch ist, dann zerstampfe ihn und presse durch ein Tuch den Saft aus. Dann koche Wein mit Honig – aber nicht zu stark – und gieße von diesem Saft so viel in den Wein, daß der Saftgeschmack den Weingeschmack und den Honiggeschmack übertrifft. Das trinke vom Mai bis zum Oktober jeden dritten Tag nüchtern [vor dem Frühstück]. Es beseitigt in dir die Nierenschwäche [Lanksucht] und die Melanche [Schwarzgalle] und klärt deine Augen und stärkt dein Herz und läßt nicht zu, daß deine Lunge krank wird. Es wärmt den Magen [Darm] und reinigt die Eingeweide und bereitet eine gute Verdauung."

Rezept:

Den Wermut bei zunehmendem Mond im Mai oder Juni ernten und den frischen Blättern mit einem Leintuch den Saft auspressen. Diesen Saft (40 ml) in die Siedehitze von 1 Liter Wein und 150 g Honig hineingießen und sofort von der Flamme nehmen. Filtrieren und steril abfüllen.

Jeden dritten Tag ein Likörglas (20 ml) Wermut-Wein vor dem Frühstück nehmen.

Die Vorschrift „jeden dritten Tag nehmen" bedeutet: 1 Tag nehmen, nächsten Tag Pause, am dritten Tag wieder nehmen. Die Wermutkur wird vom Frühling bis zum Herbst durchgeführt und sorgt dafür, daß die Patienten besser durch den Winter kommen. Das Immunsystem ist stabilisiert und zeigt gegen Virusinfektionen, Grippe und Erkältungen eine stärkere Widerstandskraft.

Besonders wichtig ist der Wermut als Bitterstoff zur Regenerierung der Gefäße und Anregung der inneren Sekretion. Dadurch verhütet man die Ablagerung von Cholesterin und Eiweißschlacken in den Gefäßen – die sogenannte innere Verkalkung – und beugt wirksam der Arteriosklerose vor.

Insgesamt ergeben sich daher für den kurmäßigen Einsatz des Wermut-Elixiers in Übereinstimmung mit den pharmakologischen Eigenschaften des Wermuts folgende Wirkungen:

1) krampflösend
2) durchblutungsfördernd
3) karminativ
4) Stärkung der Speichel- und Magensaftsekretion
5) Beschleunigung der Magenentleerung
6) appetitanregend
7) zentralregulierend
8) antiinfektiös
9) immunstimulierend

Folgende Einsatzgebiete sind aufgrund der genannten Eigenschaften indiziert:

1) Beseitigung und Verhütung von Arteriosklerose:
- Koronarsklerose, Zerebralsklerose, Nephrosklerose, Sklerose der Blutgefäße des Darmgekröses sowie der Abdominalorgane

2) Stoffwechselleiden:
- Gicht und Rheuma (erhöhter Harnsäurespiegel), Rheumatoide Arthritis
- Altersdiabetes (Typ2-Diabetes)
- erhöhte Blutfettwerte (Cholesterin und Triglyzeride)

3) Magen- und Darmleiden mit Blähungen, Appetitmangel

4) Verbesserung der Verdauung:
- Anregung von Speichel-, Gallen- und Magensaftsekretion

- Regulierung des Gallenflusses und Beseitigung der Melanche aus den Gallenwegen

5) Resistenzsteigerung gegen Virusgrippe, Rekonvaleszenz nach überstandenen Infektionen

Edelsteine in der Herz-Therapie

Indikation: *Herzrhythmusstörungen, Herzrasen (Tachykardie), rheumatische Herzschmerzen, Ischialgie, arteriosklerotische Herzschmerzen*

Jaspis-Scheibe

„Wem sich im Herzen oder in den Lenden oder an irgendeinem anderen Körperteil des Menschen die Säftestürme erheben, d. h. gichtisch-rheumatische (Anfälle), der lege einen Jaspis auf diese Stelle und drücke ihn (fest) an, damit er sich dort erwärmt, und das Gichtische wird nachlassen."

Anwendung:

Die kalte Jaspis-Scheibe wird auf die Haut über dem Herzen, wo man es am stärksten spürt, angedrückt, bis sie warm wird. Dann läßt man den Stein abkühlen und legt ihn nochmals ein-, zwei-, dreimal auf das Herz, bis die Herzrhythmusstörungen verschwunden sind.

Die Wirkungen der Jaspis-Scheibe sind verblüffend und zuverlässig. Herzschmerzen vergehen, und der natürliche Herzrhythmus stellt sich wieder ein.

Der Jaspis wirkt aufgrund seiner eigenen Schwingungen auf das natürliche Schrittmacherzentrum, den Sinusknoten, der die Herzfrequenz steuert. Seelische und körperliche Einflüsse beeinflussen die Herzfrequenz, und jedes Zuviel bringt das Herz aus seinem Rhythmus. Daher wird das Herz bei Aufregung durch den Sympathikus und die Ausscheidung von Katecholaminen (z. B. Adrenalin) angetrieben, wodurch Blutdruck und Herzfrequenz steigen, während beim Gebet oder bei der Meditation geistig-seelische Ruhe eintritt. Jetzt kommt der Vagus „zum Zuge", wobei durch die Ausschüttung von Azetylcholin der Blutdruck und die Herzfrequenz sinken.

Die Jaspis-Scheibe erinnert den Menschen sozusagen daran, auf seinen natürlichen Lebensrhythmus zu hören und seine seelischen Entgleisungen wieder in Ordnung zu bringen. Die schulmedizinische Behandlung von Rhythmusstörungen mit Betablockern, wobei die Seele im wahrsten Sinne des Wortes vom Körper entkoppelt wird und eine psychovegetative Blockade eintritt, nimmt dem Menschen die Chance, seine Emotionen auf natürliche Weise zu regulieren. Die Jaspis-Therapie ist daher eine echte Alternative zu den Betablockern, die durch den Facharzt in dem Maße, wie die Jaspis-Therapie hilft, behutsam und langsam abgesetzt werden können.

Der Jaspis hilft auch in anderen Fällen der Schmerzbeseitigung, wobei er entweder auf die Schmerzstelle gedrückt wird oder z. B. bei der Ischiasbehandlung 3 Tage und 3 Nächte mit Leukosilk auf die Nervenwurzelstelle gebunden wird.

*

Indikation: *Herzrhythmusstörungen durch Schilddrüsenüberfunktion, Herzrasen, Ohnmachtsanfälle, Synkope, Struma (Kropf)*

Bergkristall-Scheiben

> „Wer an Syncope [Ohnmachtsanfällen] leidet, hat ein übersprudelndes Wesen ... und spürt manchmal einen plötzlichen Zusammenbruch seiner Kräfte, so daß er wie ein Toter daliegt. So einer soll einen Bergkristall an der Sonne warm machen und über den Nabel und unterhalb seiner Brust warm andrücken. Das soll er oft machen [täglich], soweit die Sonne scheint. Auch soll er diesen Kristall an der Sonne wärmen und Wein darüber gießen und oftmals trinken, und die Syncope wird weichen."

Im Unterschied zu dem Herzrasen, das durch eine Störung des Sinusknotens verursacht wird, handelt es sich bei diesem Herzrasen um Störungen der Schilddrüse, die den ganzen Organismus mit Hormonen überschwemmt und aufputscht. Im Vordergrund stehen übermäßiges Schwitzen und Gewichtsverlust trotz großen Appetits. Diese Überaktivität wird durch die Anwendung des Bergkristalls gebremst. Es hat sich bewährt, eine Bergkristall-Kette ständig zu tragen und den Bergkristall sonnengewärmt auf die Schilddrüse, das Sonnengeflecht und die Herzgegend zu legen und hier 30–60 Minuten zu belassen.

*

Indikation: *Herzneurose, Angstneurose, Herzhypochondrie, hysterische Herzschmerzen mit Herzklopfen*

Chrysolith mit Olivenöl

> „Wer im Herzen (Schmerzen) leidet, der tauche diesen Stein in Olivenöl und bestreiche mit dem in Öl getauchten Stein die Stelle, wo es weh tut, und es wird ihm besser gehen."

Rezept:

Der grüne Chrysolith wird in Olivenöl getaucht, das mit dem so befeuchteten Stein dort, wo sich der Herzschmerz bemerkbar macht, einmassiert wird.

Der Stein bewährt sich besonders zur Beseitigung der Interkostalneuralgie, also Herzschmerzen, die vom Patienten im linken dritten Rippenzwischenraum als Punktschmerz angegeben werden. Dabei deutet der Patient mit dem Zeigefinger der rechten Hand direkt auf den Schmerzpunkt, im Unterschied zu den schweren Herzschmerzen, bei denen der Patient mit der ganzen rechten Hand auf das Herz faßt (Angina pectoris-Schmerzen).

*

Indikation: *Herzschmerzen, Verstopfung*

Onyx-Stein

„Wer im Herzen oder [und?] in der Seite (Schmerzen) leidet, der wärme einen Onyxstein mit seinen Händen oder an seiner Körperhaut, mache einen Wein über dem Feuer warm, nehme ihn vom Feuer und halte den Onyx über den dampfenden Wein, damit sich das auf dem Stein niederschlagende Wasser [Schweiß] mit dem Wein vermische, und lege ihn dann in den warmen Wein. Wenn das geschehen ist, trinke sogleich diesen Wein, und der Herz- und Seitenschmerz wird vergehen."

Der Onyx-Stein hilft besonders bei der reaktiven Traurigkeit, also der Traurigkeit, die entsteht, wenn man an einer schweren Krankheit, z. B. Krebs oder Asthma leidet. Aber auch bei Milzschmerzen hat sich der Onyx-Wein bewährt. Der Onyx ist ein echtes Herz-Heilmittel, wobei der Herzschmerz vergeht und beseitigt wird.

*

Indikation: *Herzleiden, Herzschwäche, pseudoepileptische Anfälle, Magen-Darmkrämpfe, Roemheld-Syndrom, Blähungen*

Smaragd

Der Smaragd ist der stärkste Heilstein in der Hildegard-Medizin, der gegen alle Schwächen und Krankheiten eingesetzt werden kann. Patienten tragen in solchen Fällen mit großem Erfolg und großer Sicherheit eine Smaragdkette aus Rohsteinen, die ihnen große Stärke und Zuversicht verleiht. So hat sich z. B. auch bei der Roemheld-Krankheit der Smaragd, für 3–4 Tage auf den Nabel gebunden, außerordentlich bewährt und sorgt dafür, daß die Blähungen wieder abgehen und die Patienten Erleichterung finden.

*

Indikation: *Schlaganfall, Halbseitenlähmung, Arteriosklerose, Kopfdruck durch Bluthochdruck*

Diamant-Wasser

„Ein Arteriosklerotiker (=Vergichteter) oder einer, der Apoplexie [Schlaganfall] hat, das heißt an jener Verseuchung leidet, welche eine Körperhälfte ergreift, so daß er diese (Glieder) nicht bewegen kann, der lege den Diamant einen ganzen Tag lang in Wein oder in Wasser und trinke die darüberstehende (Flüssigkeit), und die Gicht verläßt ihn, auch wenn sie so heftig wäre, daß seine Glieder aus dem Leim zu gehen drohen und ein Schlaganfall bevorsteht."

Anwendung:

Ein Rohdiamant wird 24 Stunden in Wasser gelegt. Mit dem darüberstehenden Wasser werden alle Speisen und Getränke bereitet.

Bei drohendem Schlaganfall kann das Diamant-Wasser auch prophylaktisch eingesetzt werden. Nach dem Schlaganfall werden täglich alle Speisen und Getränke so bereitet, wodurch Lähmungserscheinungen schneller beseitigt werden können.

*

Fünfunddreißig Herzmittel, eine solch breite Palette gibt es nur bei Hildegard. Einmalig ist die Vielfalt der Hildegard-Mittel, einmalig die Zahl der Indikationen und einmalig auch die Absicht, das Herz an Leib und Seele ganzheitlich zu heilen.

Die wichtigsten Herzkuren werden von uns bereits seit 4 Jahren im Hildegard-Kurhaus in Allensbach am Bodensee durchgeführt. Sie dienen nicht nur zur Rehabilitation nach einem Herzinfarkt, sondern vor allen Dingen zur Verhütung und Vorbeugung von Herz-Kreislauf-Krankheiten.

Im dritten Teil dieses Kapitels werden nun einige diätetische Lebensmittel vorgestellt, die eine Herzwirkung haben. Dabei handelt es sich hauptsächlich um Mittel, die froh machen. Zu ihnen gehören der Dinkel, der Hafer, der Weizen, die Maronen und Edelkastanien, aber auch die süßen Mandeln, der Fenchel und der Wein.

Schutzkost für Herz und Kreislauf

Die Hildegard-Diät und die Hildegard-Fasten- und Aufbau-Kur sind sehr wirksame Methoden, um Herzkrankheiten zu verhindern. Übergewicht und eine fettreiche Diät mit schlechten Kohlehydraten sind riskant. Durch Abnehmen lösen sich viele Probleme, die mit dem Übergewicht in Zusammenhang stehen. Beim Hildegard-Fasten normalisieren sich die Triglyzerid- und Cholesterinspiegel von ganz alleine, wobei die Wände der Blutgefäße entlastet und das Herz geschont wird. Von der Deutschen Gesellschaft für Ernährung wird der normale Cholesterinspiegel mit weniger als 220 mg/100 ml und der normale Triglyzerid-Blutspiegel (Neutralfette) mit weniger als 150 mg/100 ml angegeben. Da die Fettstoffwechselstörungen den Risikofaktor Nummer 1 bei Herzkrankheiten darstellen, werden folgende Regeln zur Beachtung empfohlen:

Vermeide gesättigte Fette: tierische Fette, Milchprodukte, Schlagsahne, Eiscreme, feste Pflanzenfette wie Kokosnußfett oder Palmin sowie gebratenes Essen wie Pommes frites! Vermeide zuviel Cholesterin: Eigelb (ein Eigelb enthält 300 mg Cholesterin), die Haut vom Geflügel, Hackbraten (Hamburger), Schellfisch, Karpfen, Krabben, Kaviar, Nieren, Gehirn oder Zunge! Auch das rote Rindfleisch ist sehr stark cholesterinhaltig.

Vermeide Salz! Nicht mehr als ein Teelöffel Salz (3 g) pro Tag. Beachte, daß Käse, Salatsaucen, Brot und andere Lebensmittel sowieso immer stark gesalzen sind! Wir empfehlen daher das Kräuterdinkelbrot, in dem das Salz durch Galgant, Quendel und Bertram ersetzt wurde.

Alkoholische Getränke sollen auf ein Glas Wein oder ein Glas Bier pro Tag beschränkt bleiben. Keine hochprozentigen Liköre oder Schnäpse!

Neue wissenschaftliche Ergebnisse bestätigen, was Hildegard schon vor achthundert Jahren schrieb: Durch richtiges Essen kann man Herz-Kreislauf-Erkrankungen vermeiden. Einige Fleisch-, Fisch- und Pflanzenarten enthalten schützende Fettsäuren, die die Entwicklung von Arteriosklerose verzögern und dadurch dem Herzinfarkt vorbeugen. Die Forscher fanden bei den Eskimos in Grönland und bei den Japanern, daß bei diesen Völkern Herz-Kreislauf-Erkrankungen außerordentlich selten sind und der Herzinfarkt eine Ausnahme ist. Diese Völker essen besonders gerne Lachs und Walfisch, die Fettsäuren enthalten, die in der Lage sind, hohe Cholesterinspiegel im Blut zu senken und dadurch Herzattacken zu verhüten. Die cholesterinsenkenden Fettsäuren befinden sich auch in Frisch- und Salzwasserfischen wie Barsch, Flundern, Schwertfischen, Stockfischen, Lachs, Hecht und im Walfischfleisch. Die günstigen ungesättigten Fettsäuren findet man darüber hinaus in pflanzlichen Fetten und Ölen, z.B. im Sonnenblumenöl und Maiskeimöl.

Die kardio-protektive Wirksamkeit der Dinkeldiät

Die Gesundheit unseres Herzens und unserer Blutgefäße wird durch eine harmonische Lebensweise im Einklang mit der Natur und eine gesunde Ernährung mit Dinkel, Obst und Gemüse geschützt. Besonders der Dinkel enthält alle notwendigen Vitalstoffe, die für die Teilungs- und Wachstumsprozesse des Organismus notwendig sind.

Nach den bahnbrechenden Erkenntnissen von Professor Weuffen von der Universität Greifswald enthält der Dinkel nicht nur wertvolle Kohlenhydrate, Eiweiße, ungesättigte Fettsäuren, Vitamine, Mineralien und Spurenelemente, sondern vor allem positiv wirksame sekundäre Inhaltsstoffe, wie z.B. das Rhodanid oder Thiocyanat. Ausreichende Mengen dieses natürlichen Antibiotikums sind für alle Wachstums- und Heilungsprozesse im Organismus notwendig. Der Mangel an diesen unverzichtbaren Naturstoffen ist eine wichtige Ursache für die Entstehung von Herz- und Gefäß-Erkrankungen.

Die natürliche Blutgefäßreinigung mit Dinkel

Dinkel schützt die Muskelzellen der Gefäße vor Degeneration und Zerstörung. Bei Mangel an zellschützenden und abwehrstärkenden Nährstoffen, gerinnen die Muskelzellen, so daß sich in den Gefäßen kleine Risse bilden. Um diese Defekte zu reparieren, lagern sich Blutgerinnsel, Kalk und Fette ab und können die Gefäße lebensbedrohlich verengen oder sogar verschließen. Die Gefäße können unter diesen Umständen sogar platzen und den gefürchteten Herzinfarkt oder Schlaganfall verursachen. Besonders die Krampfadern können sich entzünden und eine Thrombose- oder Emboliegefahr hervorrufen. Die Ernährung mit Dinkel ist daher die sicherste, natürlichste und ungefährlichste Reinigungsmethode zur Vorbeugung und zum Schutz vor diesen arteriosklerotischen Prozessen, eine Methode, die bereits verengte und entzündete Blutgefäße reinigt. Die große Vielfalt der Nährstoffe, insbesondere von Thiocyanat, sorgt dafür, daß die Reparatur-, Heilungs- und Wachstumsprozesse der Gefäßmuskelzellen so angeregt werden, daß eine Ablagerung von Plaques mit Fett, Eiweiß und Kalk vermieden wird und bereits verengte Gefäße wieder geöffnet werden. Alle Organe werden besser durchblutet und versorgt, so daß sich der Gesundheitszustand schlagartig verbessert. Die Patienten fühlen sich wieder kräftiger und gesünder, sind gut durchblutet und haben einen natürlichen Schutz vor Krankheits- und Alterungsprozessen.

Die Blutgefäß-Reinigung durch Dinkel konnte bei Tausenden von Patienten dokumentiert werden. Die Möglichkeiten des Körpers zur Selbstheilung, die auf diese Weise angeregt werden, führen innerhalb von kurzer Zeit zu verblüffenden Erfolgen. Vor allem bei Patienten mit Angina pectoris, Durchblutungsstörungen, Diabetes und Krampfaderleiden ist die Dinkelernährung äußerst wirksam. Geradezu sensationell sind die Heilungserfolge bei Patienten mit Venenentzündungen:

Fallbericht:

Seit 14 Tagen hat die 41jährige Patientin nach einer langen Autofahrt im Urlaub eine Schwellung im Unterschenkel mit schweren Schmerzen und Krämpfen bemerkt. Die Patientin wird ins Kreiskrankenhaus eingewiesen, wo im rechten Bein eine nicht mehr frische Beinvenenthrombose mit Verschluß der tiefen Beinvene bis knapp unterhalb des Oberschenkels festgestellt wird. Die Kniekehlenblutader und die Oberschenkelblutader sind verschlossen und ein umspülter Thrombos im Bereich der Oberschenkelblutader ist nachweisbar. Die Patientin wird auf der Intensivstation mit einer Auflösungstherapie mit Streptokinase und Urokinase behandelt, worauf sich ein sehr hohes Fieber entwickelt. Die Schmerzen im Bein sind unerträglich. Unter zusätzlicher Heparin-Therapie tritt ein allergischer Juckreiz ein. Das Bein schwillt an, rötet sich und schmerzt. Daraufhin wird eine Marcumar-Therapie begonnen. Nach 2 Wochen wird die Patientin ohne sichtbaren Erfolg aus dem Krankenhaus entlassen: „Wir müssen Sie nach Hause schicken, wie Sie gekommen sind." Der Hausarzt wird die weitere Marcumar-Therapie alle 4 Tage überprüfen. Nach kurzer Zeit stellen sich einige der bekannten Nebenwirkungen ein: Übelkeit, Appetitlosigkeit, Nieren- und Leberschaden.

Die Patientin möchte nun mit Hildegard-Mitteln behandelt werden. Die Venenentzündung verschwindet nach 2 Wochen durch Behandlung mit Brennesselsaft und Hanfkompressen täglich, durch Umstellung der Ernährung auf Dinkelkost sowie dreimal täglich die Einnahme von Galgant-Tabletten nach dem Essen. Die Beschwerden klingen ab, die Schmerzen verschwinden und die Patientin kann sich wieder normal bewegen. Nach drei Monaten wird sie wieder im Krankenhaus untersucht, wo es zunächst heißt: „Wir haben so viel zu tun, und jetzt haben Sie uns noch das falsche Bein gezeigt!" Gegenüber der Voruntersuchung vom Mai zeigt sich nunmehr eine weitgehende Rekanalisation der tiefen Unterschenkelvene rechts. Auch die beiden anderen Venen sind wieder vollkommen frei durchgängig. Die Beckenstrombahn ist frei. Krampfaderige Veränderungen lassen sich nicht mehr erkennen.

Speiseplan für Herz-Kreislauf-Patienten
(Beispiel)

Montag:
Zucchinisuppe, Kichererbsen-Bratlinge mit Gemüse und Galgantsauce, Dinkel-Kopfsalat, Rote Grütze
abends: Maronen-Pastete

Dienstag:
Hühnerleberknödel-Suppe, überbackener Fenchel, Dinkelkernotto (geschälter Dinkel), grüner Salat mit Dinkelkörnern, Orangencreme
abends: Dinkelcremesuppe, mariniertes Gemüse

Mittwoch:
Maronisuppe mit Griechenklee, Gemüsepizza, Dinkel-Kopfsalat, Apfel in Gewürztraminer
abends: Geröstete Dinkelgrießsuppe, gekochte Gemüseplatte

Donnerstag:
Kichererbsensuppe, gefüllte Dinkelpfannkuchen mit Königskerzenblüten, Dinkel-Kopfsalat, Joghurtcreme
abends: Minestrone, Grießschnitten mit Apfelkompott

Freitag:
Kürbis-Karotten-Cremesuppe, Lachsforellenfilets in Kräuterweinsauce, grüner Salat mit Dinkelkörnern, glasierte Maronen
abends: Passierte Kräutersuppe mit Dinkel, Rote Bete mit Meerrettich

Samstag:
Kalbsfußknochensuppe mit Flädle, Gemüsebratlinge mit Kräuterbutter, Dinkel-Kopfsalat, Apfelkuchen
abends: Dinkelflockensuppe, Bohnenkernsalat und grüner Salat

Sonntag:
Fenchelcremesuppe, Hirschragout mit Dinkelspätzle, Bohnen- und Karottengemüse, Dinkel-Kopfsalat, Weinschaumcreme
abends: Dinkelbrot mit vegetarischem Aufstrich, Salat

8. DAS ÖKOSYSTEM IM MENSCHLICHEN KÖRPER

Heilmittel für Magen und Darm

Fallbericht:

„In den letzen Wochen hatte ich sehr starke Magenbeschwerden, die sich im Laufe von drei Tagen so steigerten, daß ich unter ständigem Aufstoßen, Völlegefühl, Magenkrämpfen und -schmerzen litt. Ich aß einige Tage die Dinkel-Edelkastanien-Suppe mit Süßholz und Engelsüßpulver und nahm dann Muskatellersalbei-Elixier. Nun ist alles wieder besser: Deo gratias."

Magen und Darm, innen und außen, Mikro- und Makrokosmos sind von Natur aus auf wunderbare Weise aufeinander abgestimmt und miteinander verbunden. Mit 5–7 m Länge und 200–300 qm Fläche ist der Darm nicht nur das größte, sondern auch das wichtigste Organ des Menschen, in dem sich obendrein noch 10mal mehr Keime befinden, als der menschliche Körper Zellen hat. Diese physiologische Darmflora, das sogenannte Ökosystem Darm, lebt mit dem Menschen in Symbiose, d. h. in einem Gleichgewicht, von dem in hohem Maße unsere Gesundheit, unser Wohlbefinden und unsere Gefühle abhängen. Mehr noch: 80 % unseres gesamten Immunsystems ist am Darm lokalisiert, um diese physiologische Mikroflora im Gleichgewicht zu halten. Jede Immunschwäche dieser Darmflora gegenüber würde zu verhängnisvollen Konsequenzen für alle Organe und für die Gesundheit des Menschen führen. Die harmlose physiologische Darmflora könnte sich innerhalb von kürzester Zeit, ja sogar in 20 Minuten verdoppeln und sich zu krankmachenden, Sepsis auslösenden Erregern verwandeln, die nicht nur das Blut, sondern auch alle Organe des Menschen infizieren könnten. Von ganz besonderer Bedeutung ist das Gleichgewicht zwischen Immunsystem und der Darmflora bei der Gesunderhaltung der Schleimhäute und des Knorpels der Gelenke, denn hier liegen die eigentlichen Ursachen für die Autoaggressionskrankheiten, die wir als Neurodermitis, Heuschnupfen, Allergie, Asthma sowie als Arthrose, Arthritis und Polyarthritis beobachten können. Eine erfolgreiche Behandlung muß daher immer auch eine Darmsanierung und eine Modulation des Immunsystems mitberücksichtigen, ohne die eine echte Heilung überhaupt nicht möglich ist.

Und schließlich ist das Darmsystem auch noch die Zielscheibe aller seelischen und emotionalen Reaktionen durch Streß, Angst, Sorge und Kummer, weil Darm und Seele engstens miteinander verbunden sind. Jeder von uns kennt Prüfungssituationen mit Durchfall („Schiß in der Hose") oder besondere Belastungsreaktionen für den Darm bei Scheidungsterminen, Kündigungen oder Partnerschaftsverlust. Zusammenfassend kann man sagen, daß das Ökosystem Darm unsere seelische Verfassung spiegelt und ein Meßinstrument für die Qualität unseres Immunsystems darstellt, das sich sehr schnell zum Guten oder zum Schlechten wenden kann.

Ernährungstherapie

Von allergrößtem Einfluß auf das Ökosystem Darm ist die richtige Ernährung, die Stabilität und Ruhe in ein gestörtes Ökosystem hineinbringen kann. Die großen Erfolge, die wir durch die Dinkel-, Obst- und Gemüse-Kost als Heilmittel erzielen konnten, beruhen nicht zuletzt auf der harmonisierenden Wirkung auf Immunsystem und Darmflora. Hier liegt auch der Schlüssel zur Behandlung der ernährungsbedingten Zivilisationskrankheiten, die durch die Hildegard-Diät zu lindern, zu verhindern oder auch zu heilen sind.

Erst aus ganzheitlicher Sicht von Magen und Darm als Ökosystem kann man die große Bedeutung ermessen, die die Ernährung und der Lebensstil auf die Erhaltung der Gesundheit des Menschen ausüben, und aus dieser Gesamtsicht bietet die Hildegard-Heilkunde eine hervorragende Möglichkeit, Gesundheit zu erhalten und Krankheiten zu verhüten oder auch zu heilen.

Dazu gehören nach Hildegard auch Krankheiten der ganzen Verdauungseinheit vom Mund bis zum Enddarm, ja sogar die Eingeweide und die Drüsen innerer Sekretion, die Hildegard unter dem Begriff der „viscera" zusammenfaßt: Bauchspeicheldrüse, Leber, Galle, Milz, Eierstöcke, Nebenniere und das Steuerungsorgan, die Hirnanhangsdrüse oder Hypophyse. Der gesamte Stoffwechsel wird vom Zentralen Nervensystem und von den Hormondrüsen gesteuert:

> „Das Gehirn gibt im Stadium der Fülle ein Sekret ab, wodurch die Verdauung in Gang gesetzt wird."

Überraschend – und von der modernen Forschung noch kaum in Erwägung gezogen – ist die Hildegardische Darstellung des zeitlichen Verlaufs der Verdauungsvorgänge, wobei die Gesundheit Schaden erleiden muß, wenn man diese Vorgänge vorzeitig oder gewaltsam beendet, wie das bei Abführmittel-Mißbrauch zu beobachten ist.

Krankheiten von Magen und Darm

1) Schlechter Mundgeruch – schlechter Körpergeruch

Warum haben die New Yorker den höchsten Deodorant-Verbrauch der Welt? Erstens, weil nirgends soviel „junk food" gegessen wird und zweitens, weil nirgends soviel Streß herrscht wie in New York. Streß und schlechte Ernährung sind die Ursachen für schlechte Verdauung und Fäulnisgase, die durch die Atemluft wieder ausgeatmet werden. Es riecht oftmals weder aus dem Mund noch aus der Lunge, noch kommt schlechter Atem von vereiterten Zähnen, sondern in den meisten Fällen ist der schlechte Mundgeruch ein Zeichen schlechter Verdauung. Dagegen hat Hildegard drei sehr wirksame Mittel:

- Salbei-Wein
- Fenchel

Der Salbei-Wein beseitigt das Symptom rasch und reinigt sogar die schlechten Säfte, während der Fenchel ganz allgemein als Reinigungsmittel (Karminativum) für die guten Körperausdünstungen zuständig ist.

*

Indikation: *Atemgeruch: Verschleimung durch Umweltgifte, Diätfehler, Infektionskrankheiten, Überfluß an Phlegma*

SALBEI-WEIN

Rezept:

1 EL Salbeiblätter
¼ l Wein
2–3 Minuten kräftig aufkochen, absieben und 2–3mal täglich trinken.

*

Indikation: *Atemgeruch: Mundgeruch bei schlechter Verdauung, Blähungen, Verstopfung, Durchblutungsstörungen*

FENCHELTABLETTEN

> „Und wie auch immer er gegessen wird, macht er den Menschen fröhlich und vermittelt ihm angenehme Wärme [gute Durchblutung], guten Schweiß und gute Verdauung … Denn wer Fenchel oder seinen Samen täglich nüchtern ißt, vermindert den üblen Schleim oder die Fäulnisse in ihm, und er unterdrückt den üblen Geruch seines Atems.“

3–5 Tabletten vor jedem Essen kauen und bei Bedarf.

2) Sodbrennen und Aufstoßen

Sodbrennen ist eine Folge von zu viel Gallensäure, die durch Aufregung oder Ärger gebildet wird. Die überschießende Gallensäure tritt mit dem Blut durch die Magenwand und erzeugt den unangenehmen Brennschmerz. Es hat mit der Magensäure so gut wie gar nichts zu tun, so daß auch alle säureblockierenden Medikamente keine Ursache beseitigen. Diese Säureblocker enthalten meistens Aluminium, das zu Verstopfungen führt und eine Ursache für Alzheimer sein kann. Besser ist in diesem Fall schon Fenchel. Sicher und zuverlässig verschwindet das Sodbrennen. Man nimmt gleich 3–5 Fencheltabletten vor dem Essen oder zusätzlich bei Bedarf. Der Fenchel ist so zuverlässig, daß wir ihn als das beste Magenschutzmittel der Hildegard-Heilkunde bezeichnen. Bei schweren Magen-Erkrankungen muß natürlich das Grundleiden mitbehandelt werden.

3) Fettsucht, Übergewicht

Fettsucht ist nicht nur ein Schönheitsfehler, sondern auch eine Krankheit, zugespitzt gesagt „Selbstmord mit Messer und Gabel". Wenn man von der krankhaften Fettsucht einmal absieht, führt Hildegard eigentlich nur drei Gründe an, die bei Veranlagung zum Dickwerden führen:

- übermäßiger Fleischgenuß
- vielerlei durcheinander essen
- reichlich warme Bäder

Besonders durch die raffinierte Reklame der Fleisch-, Milch- und Eier-Industrie sind die Menschen der westlichen Welt aus allen Nähten geplatzt. Täglich zu viel Fleisch, Wurst, fetter Käse, Eiskrem und Süßspeisen – das ist der Grund. Vor allem Schokolade ist ein Suchtmittel: Hat man einmal angefangen, kann man nicht mehr aufhören.

Radikale Fastenkuren bringen nur bleibenden Erfolg, wenn auch eine geistige Umkehr stattgefunden hat, und die „discretio", das rechte Maß in allen Dingen den Alltag regiert. Schon durch eine drastische Reduktion von Fleisch, fettem Käse und Eiern kann das Normalgewicht eingehalten werden. Wichtig ist die Umstellung auf eine mehr oder weniger vegetarische Küche mit Dinkel, Obst und Gemüse und das Wissen um einige Küchengeheimnisse:

- Straußenfleisch

  „Das Fleisch vom Vogel Strauß ist für fette, kräftige Menschen zum Essen geeignet, weil es ihren übermäßigen Fleischansatz mindert und sie stark macht. Mageren und Schwachen taugt es nicht..."

- Roggenbrot

  „...ist für jene gut, die Fett angesetzt haben, weil es ihre Fleischpartien reduziert und sie trotzdem stark macht."

Das gilt nicht für Menschen, die an schwerer Gastritis leiden (kalter Magen), weil sie dann den Roggen nicht verdauen können.

- Rainfarn-Diätsuppe

  „Wer von vielerlei schlechten Speisen im Magen-Darm Völlegefühl und ein Drücken hat, der koche sich eine Suppe [Bouillon, Knochenbrühe, Hühnerbrühe], ohne irgendwie andere Gemüse oder andere Pflanzen mitzuverwenden. Zu dieser Suppe gib frische Rainfarnblätter, und koche das nochmals und iß diese gekochte Rainfarnsuppe oft [täglich]. Es macht deinen Magen-Darm wieder geschmeidig und leicht und führt zu einer guten Verdauung."

- „Mit Fischen schwimmen die Pfunde davon"

Wir verwenden in der Hildegard-Küche Raubfische wie Kretzer, Egli, Hecht, Barsch und Kabeljau.

- Hühnerfleisch

  „Für Gesunde ist Hühnerfleisch gut zu essen, weil es nicht fett macht."

Bei Übergewicht sollte folgendes gemieden werden:

- zuviel Butter

  „Wer fettes Körperfleisch hat, esse nur wenig Butter, damit sich seine kranken Gewebe nicht noch mehr vergrößern."

Butter ist schon gut, solange sie in Maßen gegessen wird; Margarine ist kein Ersatz.

- fetter Käse

  „Jene Menschen, die ein weiches, fettes und saftiges Fleisch besitzen, schadet weicher und frischer Käse [Quark] nicht."

- Honig

  „Wenn ein fetter und dicker Mensch oft Honig ißt, führt das zur Bildung von Faulstoff in ihm, ... während ein gekochter und abgeschäumter Honig den Fetten und den Mageren nicht viel schadet."

- Kohl

  „Fetten Menschen schaden sie, weil ihr Fleisch ohnehin schon an Saftüberfluß leidet, und Kohlarten schaden ihnen beim Essen fast soviel wie den Kranken..."

4) Magenleiden

Mit der Wermut-Frühjahrskur (Wermuttrank) haben wir ein Universalheilmittel, das Magen und Darm bei guter Gesundheit erhält und bei krankem Magen und Verdauungsstörungen die Nierenschwäche beseitigt. Was der Magen nicht verdaut, kann die Niere nicht ausscheiden. Die Wirkung von Wermut geht u. a. auf den Gehalt von Bitterstoffen und auf aromatische Öle zurück, die für eine gute Magen- und Nierendurchblutung sorgen. Nach Untersuchungen von Dr. Zimmermann vom Krankenhaus für Naturheilweisen in München regen die Bitterstoffe die gesamte Sekretion von Verdauungsflüssigkeit an, also den Speichel, Magensäfte, Zwölffingerdarm-, Leber- und Gallensekretion. Darüber hinaus wird durch die Bitterstoffe das gesamte Körperimmunsystem stimuliert, da Wermut auf der gesamten Schleimhaut vom Mund über den Magen bis zum Darm Abwehrstoffe (sogenanntes IgA) freisetzt. Wermut fördert darüber hinaus aufgrund seines Gehaltes an ätherischen Ölen eine gute Durchblutung der Nieren, deren eingeschränkte Funktion sich wieder normalisiert. Daher schreibt Hildegard:

> „Das Wermut-Elixier unterdrückt die Lanksucht [Nieren-Erkrankung] und die Melancholie in dir, und es macht deine Augen klar, und es stärkt das Herz, und es läßt nicht zu, daß die Lunge krank wird, und es wärmt den Magen, reinigt die Eingeweide, und es bereitet eine gute Verdauung."

*

Indikation: *Krankheiten von Herz, Lunge, Magen, Augen, Eingeweiden, Nieren, Verhütung von Arteriosklerose, Darmkrankheiten (Entzündungen), Erkältungsanfälligkeit, (Bronchitis, Grippe), vorzeitiges Altern, Melancholie, Fußschwäche, Ausfluß, Unterleibsentzündungen*

Wermuttrank

Rezept: Siehe S. 48

Anwendung:

> Von Mai bis Oktober jeden 3. Tag ein Likörglas (20 ml) vor dem Frühstück nüchtern. Jeden 3. Tag bedeutet: an einem Tag nehmen, am zweiten Tag eine Pause machen, am dritten Tag wieder nehmen. In akuten Fällen kann auch das ganze Jahr hindurch Wermut genommen werden. Kinder nehmen entsprechend eine kleinere Menge (1 TL bis 1 EL).

5) Magenschmerzen infolge von Schleimhautentzündung (Gastritis, Magenkatarrh, Magen- und Zwölffingerdarmgeschwüre)

Durch die Schlemmerei, das viele Durcheinander-Essen, das Rohkost-Essen oder das zu fette Essen entstehen im Körper schlechte, krankmachende, übelriechende Säfte, die nicht nur den Magen, sondern auch den ganzen Organismus zerstören können.

Die Magenschleimhaut kann nicht nur durch die oben beschriebenen schlechten Eßgewohnheiten, sondern auch durch unzureichendes Kauen, verdorbene Speisen, hochkonzentrierte Alkoholika, Tabakgenuß, Bohnenkaffee, durch zu kalte oder zu heiße Speisen, durch infektiöse Magen-Darm-Krankheiten sowie durch Medikamenten-Mißbrauch geschädigt werden. Geschwürbildend sind im wesentlichen die gleichen Faktoren, die auch zur Schleimhaut-Entzündung führen. Aber es gibt auch seelische Ursachen, meist im mittleren Lebensalter, bei Männern mehr als bei Frauen. Auch atmosphärische Einflüsse spielen eine Rolle, da die Geschwüre besonders im Frühjahr und Herbst ihre Hochsaison haben.

Beim Magengeschwür treten charakteristische krampfartige Magenschmerzen häufiger beim Essen oder bald nach dem Essen (Frühschmerz) auf mit Aufstoßen, Schwindel und Erbrechen. Ein Zwölffingerdarmgeschwür ist häufiger als ein Magengeschwür. Hier ist der Nüchtern-Schmerz charakteristisch, 1–3 Stunden nach dem Essen, auch nachts (Spätschmerz, Nüchtern-Hunger-Nachtschmerz), und er vergeht häufig, wenn der Kranke auch nur eine Kleinigkeit ißt.

Die Große Magenkur ist ein klassisches Mittel zur Grundausheilung des Magens und zur Beseitigung der Magenschmerzen. In dieser 10-Tage-Kur nimmt der Magenkranke Pfingstrosen-Elixier sowie eine Magen-Vorspeise aus Pfingstrosen-Elixier, Dinkelmehl und Eidotter zu sich:

*

Indikation: *Blähungen, Dyspepsie, chronische Gastritis*

Pfingstrosen-Elixier

Rezept:

200 ml Urtinktur Pfingstrosen-Saft
50 ml Urtinktur Stabwurzsaft
40 g Fünffingerkraut Pflanzenbrei

in gutem Naturwein (600 ml) aufkochen, absieben, abfüllen. 2–3mal mit dem Tauchsieder aufkochen und in der Siedehitze mit Galgantpulver (1 Messerspitze) oder Bertrampulver und Pfefferpulver (1 Messerspitze) versetzen. Man trinkt fünf Tage lang 1 Likörglas vor dem Essen, aufgewärmt.

Danach ißt man für fünf Tage einmal täglich als Vorspeise: 1 Likörglas Pfingstrosen-Elixier verrührt mit einem Eidotter und 1 Eßlöffel Dinkelmehl. Das Ganze wird mit etwas Wasser verrührt und daraus eine warme Vorspeise bereitet. Kein Fett oder Öl hinzufügen. Wiederholt auch rohen Ysop in Wein ansetzen und einmal täglich davon 1 Likörglas trinken.

*

Indikation: *Gastritis, Magengeschwür, Mageneiterung, Magenempfindlichkeit, Verdauungsschwäche, Zwölffingerdarmgeschwür, Verdauungsinsuffizienz, Appetitlosigkeit*

Muskatellersalbei-Elixier

Rezept:

10 g Muskatellersalbei-Blätter
6 g Poleiminze
2 g Fenchelsamen
50 g abgeschäumten Honig

mit 1 Liter gutem Weißwein aufkochen und absieben und steril abfüllen.
Nach dem Mittagessen und nach dem Abendessen nimmt man 1–2 Likörgläser voll. Bei empfindlichem Magen kann man anfangs auch etwas weniger nehmen (1 EL voll).

Das Magen-Elixier (Muskatellersalbei-Elixier) ist das wichtigste Mittel zur Ausheilung einer chronischen Magen-Schleimhaut-Entzündung, die besonders eine Folge von zu wenig Magensäure ist und leicht in ein Magengeschwür und – wenn nicht richtig behandelt – in Magenkrebs übergehen kann. Das Absenken der Magensäure durch die modernen H_2-Blocker führt zu großen Komplikationen, da durch zu geringe Magensäure eine Eiweiß-Verdauung nicht mehr möglich ist und die Verdauung in Fäulnis übergehen kann. Darüber hinaus verliert der Magen durch ein Absenken der Magensäure seine Fähigkeit, sich vor Bakterien zu schützen. Hier ist eine Besiedlung mit dem gefürchteten Helicobacter pylori, der heute für Magen- und Darmgeschwüre verantwortlich gemacht wird, besonders gefährlich. Pylori-Infektion ist zu einer „Mode-Erkrankung" geworden, die nun ihrerseits mit einer sogenannten Trippel-Therapie behandelt wird und zu weiteren großen Schäden der physiologischen Darmflora führt. Alternativ werden in der Hildegard-Heilkunde Galgant und hochdosiertes Vitamin C eingesetzt, die die Helicobacter pylori-Infektion ohne Nebenwirkungen beseitigen können.

Zur Beseitigung von Druckgefühl mit krampfartigen Schmerzen, besonders auch nach Magen-Operationen helfen zuverlässig die Fencheltabletten. Die Heilwirkung des Fenchels beruht auf einer krampflösenden und karminativen (reinigenden) Eigenschaft des Fenchelöls:

> „Aber wenn jemand gebratenes Fleisch oder gebratene Fische oder etwas anderes Gebratenes gegessen hat und davon Schmerzen leidet, esse er alsbald Fenchel oder seinen Samen, und es wird ihm weniger schmerzen."

Ingwermischpulver

Das Magenpulver (Ingwermischpulver) ist ein weiteres spezielles Pulver gegen Magenschmerzen, bei Magengeschwüren oder Zwölffingerdarmgeschwüren, Bauchschmerzen, Nabelkoliken oder Gastritis:

Rezept:

10 g Ingwer
20 g Galgantwurzelpulver
5 g Zitwer

Nach dem Essen und abends vor dem Schlafengehen nimmt man 2–4 Messerspitzen von dem Pulver in einem halben Glas Rotwein. Die Kur dauert 2–4 Monate.

*

Indikation: *Magen-Darmschmerzen, Krankheiten der Bauchspeicheldrüse, Milz, Gallenblase, Verkrampfungen, Magen-Darm-Koliken, Kopfschmerzen bei Hochdruck (vor Schlaganfall), Nebenhöhlenentzündung*

Tannensalbe

Besonders bewährt hat sich die Anwendung der Tannencreme bei streßbedingten Magen-Darm-Beschwerden und auch zur Anregung der Verdauung bei einer Bauchspeicheldrüsenschwäche. Auch bei der Zuckerkrankheit kann die Bauchspeicheldrüse durch die Tannencreme zur Insulinproduktion aktiviert werden.

Rezept:

50 g Frühlingstannennadeln, -rinde und -holz
25 g Salbeiblätter
100 g Mai-Kuhbutter
250 ml Wasser

Tannennadeln, -rinde und -holz mit Salbeiblättern kleinschneiden und mit Wasser zu Brei kochen. Mit Butter unter ständigem Rühren zusammenschmelzen, kaltrühren, vom Wasser abtrennen und im Salbengefäß im Kühlschrank aufbewahren.

Man massiert zunächst das Herz und anschließend das Sonnengeflecht ein. Bei Kopfschmerzen kann man auch Schläfen und Stirn und den ganzen Kopf mit der Tannencreme einmassieren. Die Tannencreme hat sich auch ausgezeichnet zur Beseitigung von Stirnhöhlen- und Kieferhöhlenschmerzen bewährt, wobei man äußerlich einmassiert. Selbst die Nasenlöcher kann man mit der Tannencreme einmassieren.

*

Indikation: *Magen-Darmleiden, insbesondere bei Magengeschwüren oder Gastritis sowie Bauchspeicheldrüsen-, Leber- und Gallen-Erkrankungen*

Edelkastanien-Habermus

„Wer Magenschmerzen hat, koche die Früchte [3–5 Kastanien, bzw. 2–3 EL Edelkastanienmehl] lange in Wasser [20 Minuten] und zerkleinere sie zu Brei und mische dann in einer Schüssel etwas Dinkelmehl [3 EL] mit Wasser unter Zugabe von etwas Süßholzpulver [1 gehäufter TL] und etwas weniger Engelsüßpulver [1 gestrichener TL] und koche daraus nochmals ein Mus und esse es dann, und es wird seinen Magen reinigen und ihn warm und kräftig machen."

Rezept:

Es hat sich bewährt, zum täglichen Habermus entweder einen Eßlöffel Edelkastanienmehl mitzukochen oder frische Edelkastanien wie Kartoffeln zerdrückt sowie 1 TL aus einer Mischung Süßholz-Engelsüßpulver (60 g Süßholzpulver mit 40 g Engelsüßpulver) darunterzumischen. Diesen Brei ißt man für 4 Wochen morgens, wobei die Magen- und Zwölffingerdarmgeschwüre für immer ausheilen.

Der Maronibrei bewährt sich besonders im Frühling und Herbst in der Hochsaison der Magen- und Zwölffingerdarmgeschwüre. Er muß aber mindestens 4–6 Wochen regelmäßig gegessen werden.

Die Hildegard-Diät als Grundlage bei allen Magen-Darmleiden legt besonderen Wert auf das Dinkelgetreide. Zur Neutralisation überschüssiger Magensäure hat sich auch die Mandelmilch bewährt, die man im Mixer aus Mandeln und Wasser herstellen kann. Auch die Ziegenmilch neutralisiert Magensäure und hilft bei der Ausheilung von entzündeter Magenschleimhaut.

Bei Magen- und Darmleiden sollen gemieden werden:

- alle sauren Früchte

- Rohkost
- alle gebratenen und in Fett zubereiteten Lebensmittel
- Tabak, Alkohol, Kaffee und Schokolade
- starke Gewürze wie Senf und Paprika
- Zucker und Zucker-Produkte, insbesondere „soft drinks"

Brennessel

In der Volksheilkunde wird die blutreinigende Wirkung der Brennessel vielseitig ausgenutzt. Hildegard empfiehlt die Frühlingsbrennesselblätter als Gemüse in Fleischgerichten oder in Knödeln und Nockerln mitzukochen, um den Magen zu reinigen und zu entschleimen:

> „Wenn die Brennessel frisch aus der Erde sprießt, ist sie gekocht nützlich für die Speisen des Menschen, weil sie den Magen reinigt und den Schleim aus ihm wegnimmt. Das macht jede Art von Brennessel."

Im Frühling kann man 1–2 Teelöffel Brennesselblätter zusetzen und mitkochen. Im Winter eignet sich auch das aus den frischen Frühlingsblättern hergestellte Pulver.

Beifuss

Auch den Beifuß kann man mit Fleisch (Schaf oder Ziege) kochen oder als Gewürz verwenden, vorausgesetzt, man hat ihn vorher gekocht. Besonders bei Gastritis und Magengeschwüren ist der Beifuß hilfreich:

> „Der Beifuß ist sehr warm, und sein Saft ist sehr nützlich, und wenn er gekocht wird und in Mus gegessen wird, heilt er kranke Eingeweide, und er erwärmt den kranken Magen. Und wenn jemand Schmerzen hat, dann koche er ihn mit Fleisch oder Fett oder in Mus oder einer anderen Würze und esse ihn, und die Fäulnis, die der Kranke sich durch frühere Speisen und Getränke zugezogen hat, nimmt der Beifuß weg und vertreibt sie."

Kornelkirsche

(siehe S. 66)

*

Indikation: *Magenfieber, Verschleimung, Katarrh, Magenschmerzen, besonders nach abgeheilten Magen- und Darmgeschwüren (Narbenschmerzen)*

Lorbeerwein

Lorbeerwein hilft bei Gastritis und Magenschmerzen mit begleitendem Fiebergefühl, das der Betroffene als Fieber bezeichnet, vom Thermometer aber kaum angezeigt wird.

Rezept:

> 1 TL Lorbeeren mit einem Glas (Rot-)Wein 2–3 Minuten lang aufkochen, absieben und den Wein schluckweise warm abends vor dem Schlafengehen trinken. (Nicht bei akuten Magen-Darmgeschwüren oder Magenkrebs!)

*

Indikation: *Magen-Darmgase (Blähungen), Diabetes, Mund- und Speichelgeschmack*

Lorbeerküchlein

> „Wenn du einen stinkenden Magen/Darm hast, so daß du sogar einen unreinen Speichel produzierst, dann bereite aus dem [echten, aus Frischbeeren kalt gepreßten] Lorbeeröl und etwas Mehl Küchlein [Törtchen] und esse dies. Sie werden deinen Magen/Darm reinigen und Stinksäfte überwältigen und rechte und gute (Säfte) in dir bereiten."

*

Indikation: *Depressionen, Wallungen, Zwischenblutungen, Diabetes, Hormon-Regulationsstörungen, Verdauungsstörungen, Gallenstau, Zwölffingerdarmgeschwür*

Weinraute

Jedes gute Hildegard-Essen sollte grundsätzlich mit bitteren Weinraute-Kräutern beschlossen werden. Weinraute beseitigt nicht nur das lästige Sodbrennen, sondern auch die Schwarzgalle. Die Weinraute ist ein gutes Antimelancholikum.

> „Weinraute wirkt stark im Bereich der Verfeuchtung und ist gut gegen trockene [atrophische] Übersäuerungen [Verbitterungen], die in jedem Menschen wachsen, in welchem die rechten Stoffwechselsäfte versiegen. Doch wirkt Weinraute besser und nützlicher, wenn man sie roh ißt, als wenn sie (getrocknet und) gepulvert ist. Wenn man Weinraute ißt, löscht sie unrechte Wallungen des Blutes im Menschen. Denn die Wärme der Weinraute schwächt die unrechte Wärme der Melanche (Schwarzgallenstoff) und gleicht die unrechte Kälte der Melanche aus. Darum wird es einem melancholischen Menschen besser gehen, wenn er Weinraute nach anderen Speisen verzehrt. Aber auch wenn einer sonst eine Speise ißt, wonach er Schmerzen bekommt, soll er dagegen Weinraute essen, und er wird weniger zu leiden haben."

6) Verdauungsstörungen, Verdauungsschwäche (Dyspepsie)

Als „Dyspepsie" werden alle Gärungs- und Fäulnisprozesse des Magen-Darm-Bereichs zusammengefaßt, die mit Verdauungsstörungen einhergehen, sofern es sich nicht um Leber-, Gallen- oder Bauchspeicheldrüsen-Erkrankungen handelt. Im Prinzip kommen die gleichen auslösenden Faktoren in Frage, die auch Magenschmerzen erzeugen: Überladung des Magens mit Rohkost, mit zu schwerer und zu trockener Kost (Geräuchertes), wobei die Nahrung nicht verdaut werden kann. Bei leichteren Störungen kommt es zu häufigen weichen Stühlen, Blähungen, gastrokardialen Symptomen (Roemheld-Syndrom) mit Spannungen im Oberbauch und Druck aufs Herz, wodurch entweder eine Gallenblasenkolik oder auch ein Herzinfarkt ausgelöst werden kann. Außerdem leiden die Patienten an Völlegefühl und Übelkeit mit Brechreiz. Allgemein befinden sich unverdaute Nahrungsbestandteile, Fäulnisgase und Fäulnisstoffe im Blut. Bei starken Störungen kann es zu explosionsartigen Durchfällen, Blähungen und kolikartigen Schmerzen im Mittelbauch kommen.

Verdauungsstörungen bringen nicht nur den gesamten Stoffwechsel durcheinander, sondern lösen im Prinzip alle chronischen Krankheiten aus:

> „Wenn der Stoffwechsel durch Krankheiten oder krankmachende und ungesunde Ernährung durcheinander gebracht wird, treiben und drängen mitunter die Säfte selber die unverdauten Speisen und Getränke wieder heraus. ...Wenn die schlechten Säfte überhandnehmen, bereiten sie im ganzen Menschen einen nebelhaften Rauch [faulende Darmgase, Blähungen]. Diese verteilen sich in den Eingeweiden, im Magen und im ganzen Körper und lösen alle übrigen schweren Krankheiten im Menschen aus."

Dadurch kann im Menschen eine ganze Kettenreaktion von Leiden ausgelöst werden:

> „Denn aus dem Magenleiden entsteht der Seitenschmerz, und aus dem Seitenschmerz geht der Schmerz in den Ilien [Kreuzschmerzen, Hüftschmerzen, Rückenschmerzen, Unterleibsbeschwerden] hervor.
>
> Wenn nämlich der Magen durch schädliche und schlechte Speisen geschwächt wird, so daß diese in ihm nicht verdaut werden können, so erhebt sich aus dem Magen ein Schmerzgefühl wie ein Rauch oder Nebel in die Seite hinein, so wie beißender Qualm aus grünem Holz entsteht. Dieser vom Magen kommende Rauch [Fäulnisgase] zieht weiter zu den Därmen hin wie eine dunkle Wolke und die Därme nehmen den Rauch auf, weil dieser normalerweise immer zu den Därmen

hinstrebt, so wie der Rauch zum Schornstein aufsteigt. So eilt jede Schwäche und jedes Schmerzgefühl des Magens wegen der üblen, andauernden Gewohnheit in die Därme und läßt dort den Menschen Schmerzen empfinden."

Zur Förderung der Verdauung gibt es bei Hildegard eine Art Universalmittel, das „Sivesan" oder Fenchelmischpulver, das sowohl Krankheiten heilt als auch die Gesundheit erhält (*Rezept:* siehe S. 117).

Das Fenchelmischpulver trägt zur Stoffwechsel- und Kreislaufverbesserung bei und hilft ganz besonders zur Rekonvaleszenz nach Krankheiten und Operationen. Auch bei häufigen Schweißausbrüchen, die immer ein Zeichen einer nicht stabilisierten Gesundheit sind, kann Fenchelmischpulver heilend eingesetzt werden.

Hildegard warnt ausdrücklich davor, bei Verdauungsstörungen willkürlich Abführmittel, z. B. Glaubersalz oder Laxantien (Schwedenkräuter oder Sennesblätter), einzusetzen, wie es in der Volksmedizin üblich ist. Das kann zu schweren Herzschädigungen führen. Besonders häufig kommt es dabei zu Herzrhythmusstörungen als Folge von Mineralienverlusten. Hildegard beschreibt außerdem ausdrücklich, daß die Stoffe, die das Herz ernähren, erst am 10. Tag vom Darm aufbereitet und zur Verfügung gestellt werden. Werden diese Stoffe durch Abführmittel vorzeitig entfernt, muß das Herz erkranken, wie heute häufig zu beobachten ist. Davon zu unterscheiden ist das kunstgerechte Purgieren.

Hildegard beschreibt eigene Ausleitungskekse, die sogenannten „Ingwer-Ausleitungskekse", wobei nur die schlechten Säfte den Organismus verlassen, gute Säfte aber zurückgehalten werden:

„Menschen, die von gichtiger Lähmung zermürbt sind und durch die eben geschilderten Säfte geplagt werden, wenden mit Vorteil Pulver zur Keksherstellung aus edlen und guten Heilkräutern an, weil die guten und angenehmen Gerüche kostbarer Gewürze den schädlichen Rauch, der aus den oben erwähnten Säften hervorgeht und die schlechten Säfte aufstachelt, durch ihr mildes Wirken niederdrücken, bändigen und abschwächen."

Indikation: *Obstipation, Prophylaktikum für „Augustkrankheit" und Halbgesunde, Schlemmerleiden, verdorbener Magen, Völlegefühl, chronischer Katarrh, Gallensteinleiden, Stoffwechselstörungen, Hypercholesterinämie*

Ingwer-Ausleitungskekse

Rezept: Ingwer-Ausleitungskekse: Siehe S. 47

Die Ingwer-Ausleitungskekse sind ein kompliziertes Purgiermittel, doch sie sind in der Lage, Stoffwechselstörungen bei Rheumatikern und Gichtpatienten zu normalisieren, sogar erhöhte Cholesterinspiegel zu senken und erhöhte Serumtriglyzeride, wie man sie bei übergewichtigen Patienten findet, auszugleichen. Zusammen mit der Hildegard-Diät ist die Kur mit Ingwer-Ausleitungskeksen eine der wichtigsten Methoden, um erhöhte Blutfettwerte zu normalisieren und ernährungsbedingte Zivilisationskrankheiten wie Rheuma (oder auch Herz-Kreislauf-Erkrankungen) zu verhüten. Die Ingwer-Ausleitungskekse beseitigen nicht nur Schlakken- und Giftstoffe, sondern auch krebserregende Fäulnisstoffe aus Magen und Darm. Sie heißen mit Recht Universalheilmittel, da sie sowohl die Gesundheit erhalten als auch die Krankheit verhüten können.

Die Ingwer-Ausleitungskekse haben sich (anstelle der Roßkur mit Glaubersalz) beim Fasten gut bewährt. Hierbei werden nur die schlechten Säfte ausgeleitet, während die guten Säfte zurückbleiben. Man nimmt die Kekse morgens nüchtern im Bett und bleibt eine Zeitlang liegen, wobei man darauf achten soll, daß man sich nicht verkühlt (evtl. Ofen- oder Kaminfeuer).

Nach Hildegard ist das Einsatzgebiet dieser Kekse bei folgenden Erkrankungen angezeigt: Krankheiten des Magens und Darms (Dyspepsie, Obstipation), der Leber und Gallenblase (Gallensteine, Gallenblasenentzündung), der Milz und Herzerkrankungen, Kopfschmerzen, Schlaganfallgefahr, Nierenerkrankungen, Hautkrankheiten (Ekzeme, Akne, Furunkulose), Stoffwechselstörungen (Fettsucht, Gicht, Diabetes), Entzündungen und Ablagerungen in den Augen und Ohren-Erkrankungen. Auch die Kranken mit Magenschmerzen können die Ausleitungskekse nehmen, weil sie die Magenschmerzen lindern und vertreiben. Hildegard empfiehlt diesen Keks vorbeugend gegen Krankheiten, die besonders in den Sommermonaten wie August auftreten (Sommerdiarrhoe, Schübe von Multiple Sklerose, auch Kinderlähmung).

Die Purgierkuren sind im Lehrbuch die einzigen Behandlungsmethoden für alle Magen-Darmleiden, die sich fast immer als Verstopfung äußern. Hier hilft auch die Waller-Leber, d.h. die Leber vom Wels, die sich als Delikatesse braten läßt.

*

Indikation: *Gastritis, Obstipation, Perniziöse Anämie*

Waller-Leber (Welsleber)

> „Wenn jemand von der gekochten (gebratenen) Waller-Leber ißt, dann zieht sie allen Schleim und allen Eiter, die sich in seinem Magen befinden, an sich und in sich und führt ihn mit sich beim Stuhlgang fort. So wird er im Magen-Darmbereich gesund."

Da es sich hier um eine radikale Magen-Darm-Heilung handelt, so müßten eigentlich alle gastrogenen Krankheiten mit diesem Mittel geheilt werden können, also auch Anazidität des Magens und perniziöse Anämie.

Kräuter und Gewürze

Wichtiger als Salz und Pfeffer in der Küche ist die richtige Verwendung von Kräutern und Gewürzen, um den Darm zu reinigen und die Verdauung zu fördern. Zur Erzielung einer guten Verdauung steht uns nach Hildegard eine Reihe von Kräutern zur Verfügung, die eine magen-darm-reinigende und krampfstillende Wirkung haben, wobei besonders die krampfartigen Blähungen entweder durch Aufstoßen oder durch vermehrten Abgang von

„Winden" beseitigt werden. Darüber hinaus fördern die pflanzlichen Bittermittel eine gute Durchblutung der Magen-Darm-Schleimhaut, wodurch wiederum die Verdauung normalisiert wird.

Der verdauungsfördernde Dinkel-Kopfsalat gehört auf jeden Hildegard-Tisch und macht eine gute Verdauung:

> „Wer Salat essen will, der beize zuerst mit Dill oder mit Essig oder mit etwas anderem, so daß zweimal für kurze Zeit übergossen wird, bevor gegessen wird. Und wenn der Kranke auf diese Weise Salat ißt, stärkt er das Gehirn und bereitet eine gute Verdauung."

Zur Vermehrung einer verdauungsfördernden Wirkung werden bei Verstopfung unter einen Kopfsalat 2–3 gehäufte Eßlöffel kalte (oder warme) gekochte Dinkelganzkörner gemischt. Die „unreine Haut" mit Pickeln, Furunkeln oder Ekzemen ist meistens eine Folge einer schlechten Verdauung. Hier hilft die Melde, die man als Unkraut an allen Gärten und Zäunen finden kann:

> „Gegessen bewirkt die Melde eine gute Verdauung. Und wenn in einem Menschen giftige Drüsen, d. h. Skrofeln zu wachsen beginnen, dann bereite er mit Melde und weniger Prieslauch [Bärlauch?] als Melde und weniger Ysop als Prieslauch oft ein Gemüse und esse es, und die Skrofeln werden eintrocknen."

Brunnenkresse, wie Spinat gedünstet, macht eine gute Verdauung:

> „Und wer gegessene Speisen kaum verdauen kann, der dünste ebenfalls Brunnenkresse [Nasturtium officinale] in einer Schüssel, weil ihre Kraft aus dem Wasser stammt, und so esse er sie, und sie wird ihm helfen."

Hildegard beschreibt verschiedene Minzarten, die nicht nur die Verdauung fördern, sondern ebenfalls ein gutes Gewürz abgeben:

„Aber auch wer einen kalten Magen hat und die Speisen nicht verdauen kann, der esse die Ackerminze roh oder mit Fleisch oder mit Fischen gekocht, und sie wärmt seinen Magen und verhilft ihm zur Verdauung."

Auch die Bachminze, welche nicht nur die Verdauung fördert, sondern bei übergewichtigen Leuten die Kurzatmigkeit beseitigt, ist ein gutes Würzmittel:

„Wem vom vielen Essen und Trinken der Magen schwer und er davon kurzatmig geworden ist, der esse oft Bachminze roh oder gekocht mit Fleischgerichten oder in Suppen oder Gemüse, und die Kurzatmigkeit vergeht, weil Bachminze die verfetteten und hitzigen Eingeweide kühlt...

Wer durch eine kranke Lunge schwer atmet, hat Auswurf und muß bei der geringsten Bewegung husten. Wer wegen der Verfettung und zu reichlichem Essen und Trinken schlecht Luft bekommt, muß bloß schwer atmen und hat keinen Auswurf. So kann man es erkennen und die Bachminze gebrauchen."

Die Krauseminze (mentha crispa) ist nicht nur ein gutes Rheumamittel, sondern sie ist gleichzeitig ein gutes Gewürz:

„Wie das Salz, mäßig beigefügt, jede Speise abstimmt, wobei es schlecht ist, wenn zuviel oder zu wenig der Speise hinzugefügt wird, so gibt die Krauseminze, wenn sie dem Fleisch, den Fischen oder anderen Speisen oder dem Mus beigefügt wird, jener Speise einen guten Geschmack und eine gute Würze und erwärmt so gegessen auch den Magen und verschafft eine gute Verdauung."

Seinen (verdorbenen) Magen kann man mit Poleiminze (mentha pulegio) reinigen:

„Wer die Blätter der Polei roh oder den Saft roh nimmt, nämlich wenn man sie allein dem Fleisch beigibt, der wärmt den Magen [bei Gastritis], wenn er einen kalten Magen hat. Und auch wenn sein Magen voll von Gift, d. h. Eiter ist, reinigt und heilt es ihn."

Bei älteren Menschen nimmt nicht selten infolge einer schlechten Verdauung die Sehstärke ab. Hier nimmt man die Poleiminze mit Essighonig verstärkt:

> „Nimm Polei und gib sie in eine Mischung aus gleichen Teilen Essig und Honig und dies gib oft vor Tisch zu trinken. Es reinigt deinen Magen und klärt deine Augen."

Rezept: Poleiminze mit Essighonig

Man mischt 100 ml Weinessig mit dünnem, erwärmtem Honig (ebenfalls 100 ml), verdünnt es noch mit etwas Wasser und trinkt vor dem Essen ein Likörglas dieses Essighonigs mit 2–3 Messerspitzen Poleiminzpulver täglich. Wird es als zu stark empfunden, gießt man diese Menge in eine Tasse mit Fencheltee und trinkt so. Die Kurdauer beträgt mehrere Wochen bzw. Monate.

Dieses Mittel kräftigt nicht nur den Magen, sondern ist auch ein vorzügliches Augenmittel bei Augentrübungen und verbessert durch die kräftigere Magendurchblutung auch die Durchblutung der Blase bei Harnwegsinfektionen.

Sanikel-Elixier heilt nicht nur den Magen, sondern beseitigt auch Eingeweideschmerzen:

Rezept: Sanikel-Elixier

100 g frisches, gewaschenes Sanikelkraut mit Wurzel
2 l Wasser
300 g Honig
50 ml Süßholzsaft
Das Sanikelkraut wird mit der Wurzel kleingeschnitten und mit Wasser 5 Minuten kräftig zu einem Sanikeltee ausgekocht. Zu diesem Tee gibt man Honig und Süßholzsaft, kocht dies noch mal 2 Minuten auf, filtriert es und füllt es in ein steriles Fläschchen ab. Davon nimmt man dreimal täglich ein Likörglas nach dem Essen.

Das Sanikel-Elixier hilft ausdrücklich bei allen Eingeweideleiden, wobei Hildegard zu den Eingeweiden (viscera) alle Bauchorgane, also auch Magen, Leber, Milz, Bauchspeicheldrüse, Dünndarm, Dickdarm und sogar die Organe des Unterleibs wie Gebärmutter und Adnexe zusammenfaßt. Insofern gehören zu den Eingeweideleiden auch die Genitaltuberkulose sowie Zysten.

Bei keinen Verdauungsstörungen darf man den Bertram vergessen, 2–3 Messerspitzen mitgekocht oder über die Speisen gestreut:

> „Bertram mindert die Fäulnis im Menschen und vermehrt das gute Blut, gibt einen klaren Verstand, aber auch den Kranken, der schon fast in seinem Körper gestorben ist, bringt der Bertram wieder zu Kräften und schickt im Menschen nichts unverdaut wieder heraus, sondern bereitet ihm eine gute Verdauung."

Von der guten Wirkung des Bertrams haben sich schon viele Leute überzeugt, so daß der Bertram nicht nur knapp, sondern auch teuer geworden ist. Innerhalb von einem Jahr hat sich der Preis schon verdoppelt. Es wäre zu raten, den Bertram bei uns anzubauen, um gegen diesen Trend vorzugehen.

7) Stuhlverstopfung (Obstipation)

Ein guter Stuhlgang ist die halbe Gesundheit. Wohlbefinden und gute Laune hängen davon ab. Daher haben wir in unseren „Küchengeheimnissen" ein ganzes Kapitel dem „Stuhlgang und guter Verdauung" gewidmet. Auch die alten Ärzte kannten schon den Satz: „Gut kuriert, wer gut purgiert". Als Ursache für Verstopfung werden von Hildegard wiederum das Überessen, Rohkost und das Vielerlei-durcheinander-Essen genannt. Dadurch wird

> „den Verdauungsvorgängen der (notwendige) Saft entzogen, und so ist der Magen kalt [schlecht durchblutet] und verschleimt, und die Nahrung verhärtet sich im Magen und Darm, und der Mensch wird krank ... Wer am Magen-Darm leidet, weil er keine rechte Verdauung hat, dem werden die Augen schwach."

Bei Hildegard gibt es keine Dauer-Abführmittel; denn daraus können Organ-Erkrankungen an Leber, Milz, Lunge und Herz entstehen:

> „Jene Speise, die den menschlichen Geweben das Fett zuführt, wird verdaut in der ersten Nacht nach dem Verzehren. Eine Speise, die den Eingeweiden [Drüsen] Wirkstoffe liefert, geht am ersten dem Essen folgenden Tag in die Verdauung über. Eine Speise jedoch, welche die Leber stärkt, wird am zweiten Tag verdaut; was die Milz stark macht, geht am dritten Tag mit der Verdauung ab. Gar eine Speise, die Herz und Blut nährt, erfährt (erst) am zehnten Tag ihre Verdauung, weil Herz und Blut beinahe auf einem gleichen Wirkungsprinzip beruhen. Die Lungenfunktionen werden weniger durch Speisen ernährt als vielmehr durch Getränke."

Die richtige Hildegardische Abführkunst ist eine Kur und benützt für die spastische (verkrampfte) Obstipation die oben beschriebenen Ingwer-Ausleitungskekse. Bei atonischer Obstipation werden, wie auch in der modernen Ernährungslehre, Ballast- und Faserstoffe eingesetzt: Dinkelkörner, Dinkelschrot und Dinkelgrütze, unter Umständen verstärkt mit Dinkelkleie. Besonders bewährt hat sich dabei der Kopfsalat: mit kalten, gekochten Dinkelkörnern vermischt, zerkleinert und gebeizt mit Sonnenblumenöl, Weinessig und etwas Zucker.

Füllreize zur guten Darmpassage können durch Flohsamen (*Semen psylli*, die bis zum Vierzigfachen ihres Volumens im Darm aufquellen) verstärkt werden. Leinsamen wird bei Hildegard innerlich nicht empfohlen. Seine Schleimanteile gehen in Lösung und verhindern die Resorption. Leinsamen ist ein „Räuber" von Vitaminen und Kalzium; daher sollen innerlich nur Flohsamen, die Samen von südländischen Wegericharten, Anwendung finden.

> „Aber auch wer die Fieber im Magen-Darm hat, koche Psyllium in Wein, seihe den Wein ab und gebe den Flohsamen in ein Tüchlein und binde es so warm über seinen Magen (Darm), und es wird die Fieber von seinem Magen-Darm verjagen."

Rezept: Flohsamen-Wein: siehe S. 265

Bei der chronischen Verstopfung kann man verdauungsfördernde Zutaten einsetzen:
Das einfachste Mittel für Gesundheit und Verdauung sind Fencheltabletten, täglich nüchtern gegessen:

> „Wie immer gegessen, macht er den Menschen fröhlich, bringt ihm eine feine (Haut-)Farbe und guten Körpergeruch und macht zudem noch gute Verdauung."

Trinken

Während des Essens soll überhaupt immer ausreichend getrunken werden:

> „Wenn der Mensch zu den Speisen, also zwischendurch beim Essen nichts tränke, würde er schwerfällig an Geist und Körper und dadurch würde sich kein guter Blutstoff ergeben und auch keine gute Verdauung."

Zum Frühstück empfehlen wir den Dinkelkaffee.

8) Durchfall (Diarrhoe)

Der Durchfall kann viele Ursachen haben:

- nervöser Durchfall durch Angst nach Schrecken („Schiß haben", Examensangst).
- Magenkatarrh (verdorbener Magen) mit Brechdurchfall (akute Gastroenteritis), wo alles unten und oben wieder heraus kommt. Fäulnisvorgänge machen den Stuhl dünnbreiig, dunkelbraun, faulig riechend, oder Gärung führt zu hellgelben, breiigen Stühlen.
- Darmentzündungen mit fieberhaftem Verlauf, z. B. Ruhr (Dysenterie), führen zu blutigem „Patzerlstuhl" oder reißwasserartigen Durchfällen bei Cholera; Erbsenpüree-Stühle entstehen bei Typhuskrankheiten, und Sommerdiarrhoe kann die Folge

von Salmonellen oder Nahrungsmittelvergiftungen oder allergischer Überempfindlichkeit („Küchengifte") sein.

- Entzündungen von Darm, Bauchspeicheldrüse, Blinddarm usw. können ebenfalls zu Durchfällen führen (Colitis ulcerosa, Schleimschiß, Fettstühle, Bauchspeicheldrüsen-Entzündung, Gallenblasen-Entzündung).
- Hinter Blut- und Schleimbeimengungen kann auch ein Mastdarmkrebs stecken.

Auf jeden Fall ist Durchfall zunächst kein Unglück, sondern eine Art Entgiftung des Darmes. So heißt es schon bei Hildegard:

> „Wenn die Säfte aus körperlicher Schwäche und ungesunden Nahrungsmitteln in Bewegung gebracht werden, so daß sich die Wärme mit der Kälte verbindet und Kälte mit Wärme, Feuchtigkeit mit Trockenheit und Trockenheit mit Feuchte, dann treiben und drängen mitunter die Säfte selbst die unverdauten Speisen und Getränke wieder heraus. Es ist gut für die Gesundheit, wenn derartige ungesunde Speisen herausgetrieben werden. Sind aber die Speisen gut, dann schadet es seiner Gesundheit, weil dann die Gefäße des Menschen auch von dem guten Saft solcher Speisen entleert werden."

Bei schwerem Durchfall sollte ein Arzt konsultiert werden. Aber gegen jeden Durchfall (Krebs ausgenommen) gibt es eine Standard-Behandlung nach Hildegard:

- 1–2 Fastentage bei Fenchel-Schwarztee
- Dünne Dinkelmehlsuppe, etwas gesalzen, weil die mehligen Anteile stopfen.
- Das Durchfall-Ei (als Fertigpräparat):

*

Indikation: *Durchfall, Blutstuhl, Ruhr (Typhus?), Kolitis, Morbus Crohn*

DURCHFALL-EI (Mutterkümmel-Pfeffer-Eigelb)

„Wenn jemand an Dysenterie leidet, dann nehme er zwei Eigelb – das Weiße wegwerfen – und schlage sie in einer Tasse schaumig. Ist das geschehen, gib Mutterkümmel und ein wenig zerriebenen Pfeffer dazu und gebe es wieder in die Eischalen (Hälften) zurück und röste es am Feuer. Nachdem er vorher ein wenig [Weißbrot, Zwieback] gegessen hat, gib es dem Leidenden zu essen... Was der Kranke sonst noch ißt, soll warm und weich sein, wie Hühnchen und Fisch. Aber kein Hering oder Salm! Rindfleisch, Käse, grobes und rohes Gemüse, Porree und Roggenbrot oder Gerstenbrot sowie alles Geröstete/Gebratene soll er meiden, ausgenommen (trockene) Birnen ... Wasser soll er nicht trinken, sondern Wein ..."

Rezept:

Mutterkümmelmischpulver:
8,5 g Mutterkümmelpulver
1,5 g weißer Pfeffer

Zuerst ein kleines Stück altes Weißbrot (Dinkelbrot) essen, danach 1 Eßlöffel mürbe gebackenes Durchfall-Ei ohne Salz. In schweren Fällen auch zwei- oder dreimal pro Tag.

Bei gewöhnlichem Durchfall genügt ein einziges Mal, bei Sommerdiarrhoe 3–4 Tage. Am längsten braucht man das Durchfall-Ei bei der oft jahrelang bestehenden Colitis ulcerosa, wo es täglich je nach seelischer Belastung zu 6–10 und mehr Stuhlgängen kommen kann. Dann muß man wochen- und monatelang geduldig täglich Durchfall-Ei ein- bis zweimal dem Kranken reichen, natürlich immer auch eine Dinkelmehlsuppe.

Besonders bewährt hat sich das Durchfall-Ei bei der Diarrhoe in tropischen Ländern und sollte daher in keiner Reise-Apotheke fehlen. Das Durchfall-Ei gibt es heute als Fertigpräparat und braucht nicht mehr so kompliziert wie im Lehrbuch hergestellt werden.

Absolut verboten sind für die ganze Behandlungsdauer:

- Milch und sämtliche Milchprodukte wie Käse, Quark, Sahne (Butter in beschränkter Menge)
- Schwarzbrot, Gersten- und Mehrfruchtbrote, Grob-Schrotbrote, frisches Hefegebäck
- Wasser, Mineralwasser
- alles Kalte
- alles Geröstete und Gebratene, Pikantes (Senf, Paprika)
- Rohkost, Salate, rohes Obst
- grobes Gemüse, namentlich Lauch (Porree) und Gurken; Kartoffelbrei
- Rind- und Ochsenfleisch, Konserven, Wurstwaren(!)
- Zucker, Zuckerwaren, Marmeladen (Konfitüren)

Erlaubt ab dem 3. Tag der Erkrankung oder überhaupt bei Neigung zu dünnen Stuhlgängen sind:

Weißbrot, altes Hefegebäck, Zwieback, Dinkelgrieß, Dinkelmehl und das daraus Zubereitete (z. B. Spätzle, Klöße, Nudeln); (gewärmter) Wein (Rotwein ist manchmal noch besser), Huhn und Hühnerbrühe, später gekochtes Apfelkompott (nicht Apfelmus), nicht ganz frischer Apfelkuchen (schwachsüß), gedünstetes Kalbfleisch und Leber, gekochte Himbeeren, Kirschen, Brombeeren.

Fäulnisgase sind immer ein Zeichen einer gestörten Darmflora. Daher muß zunächst eine Stuhlanalyse durchgeführt werden, um dann gezielt eine Darmsanierung mit Bärwurzbirnenhonig und den entsprechenden lebendigen Darmkeimen vorzunehmen (siehe auch S. 87–90).

Eine Colitis ulcerosa (Dickdarmentzündung) oder ein Morbus Crohn (Dünndarmentzündung) erfordert viel Geduld bei Patient und Therapeut. Nach dem oben beschriebenen Schema sind aber bei Hunderten von sogenannten unheilbaren Fällen echte Heilungen vorgenommen worden. Man muß wochen- und monatelang das Durchfall-Ei ein- oder zweimal täglich einsetzen, immer vorher etwas Dinkelweißbrot essen und eine strenge Dinkeldiät einhalten. Bei Morbus Crohn kann man zusätzlich zu Dinkeldiät und Durchfall-Ei Hirschleber (z. B. Hirschleber-Dinkelknödel) essen und wöchentlich einmal Pappelbäder nehmen.

Anwendung: Pappelbad

Ca. 1 kg Pappelblätter, -zweige und -rinde vorher mit Wasser kräftig auskochen und ein Vollbad bei 38 °C für ca. 20 Minuten einmal wöchentlich.

Endgültige Ausheilung ist oft nur mit Hilfe einer gründlichen Psychotherapie möglich, weil die Magen-Darmleiden in aller Regel eine seelische Ursache haben.

9) Innere Blutungen, Blut im Stuhl

Blutverlust ist immer ein dramatisches Ereignis, wobei man zwischen hellem (vom Enddarm oder von Polypen oder Hämorrhoiden) und okkultem Blut (Polypen, Darmkrebs, Magen-Darmgeschwüre) unterscheiden muß. Auch verschiedene Medikamente wie Aspirin oder Rheumaschmerzmittel (Diclofenac, Voltaren) können Schleimhautblutungen hervorrufen.

Nachdem Hildegard den blutigen Stuhlgang in ihrem Lehrbuch beschrieben hat, kommt sie auf die inneren Blutungen zu sprechen, die sich in den Gedärmen und Eingeweiden im weitesten Sinne ereignen können und sich der Verdauung, d. h. dem Stuhlgang und dem Harn beimischen. Zweifelsohne sind darunter auch die sogenannten okkulten, d. h. fast unsichtbaren Blutbeimischungen zum Stuhl gemeint, die heute fast jeder Arzt mit einfachen Methoden im Stuhl nachweisen kann (Hämokult-Test).
Das einfachste Mittel, um Blutungen zum Stillstand zu bringen, ist die sogenannte Bohnensuppe ohne Bohnen, wobei Bohnen einfach abgekocht werden und das Bohnenwasser getrunken wird. Denn:

„Die Bohnen haben einen erwärmenden [durchblutungsfördernden] Stoff und sind eine gute Speise für gesunde und kräftige Menschen... Wenn jemand an den Eingeweiden erkrankt ist, soll er die Bohnen in Wasser kräftig abkochen, etwas Schmalz oder Öl daran geben und diese Suppe warm schlürfen, nachdem die Bohnen davon getrennt worden sind. Das soll er oft [täglich] machen, und er wird innerlich geheilt."

Ebenfalls im Lehrbuch finden wir eine regelrechte Kur gegen starke Blutungen mit Brombeerwein, Honigkuchen-Keksen und einer Diät. Spontane Blutungen aus dem Darm und den Harnwegen haben die gleiche Ursache und erfordern die gleiche Kur.

Brombeerwein

Rezept:

25 ml Brombeersaft aus Beere oder Kraut
50 ml Tormentill-Urtinktur auf
250 ml Wein

Davon 1 Likörglas während und nach dem Essen täglich, bis die Blutungen aufhören.

*

Indikation: *Blutungen der Eingeweide und Gedärme, Blut im Urin, Polypen (mit Diät bei Blutungen)*

Honigkuchen

Blutbrechen bei Magengeschwüren bzw. aufbrechenden Magengeschwüren oder aber bei der Lungentuberkulose werden nach Hildegard mit der Salbeiwein-Suppe behandelt. Sowohl der giftige Eiter als auch die tuberkulöse Herdbildung werden ziemlich genau beschrieben, wie auch das Bluthusten, das immer bei der offenen Tbc auftritt. Zur Behandlung von Hämorrhoidalblutungen oder ganz allgemein bei Hämorrhoiden oder zur Entlastung von Krampfadern hat sich die Bachbunge (Veronica beccabunga L.) bewährt, die man entweder als Urtinktur ins Essen geben kann (40 Tropfen ins heiße Essen), oder – wenn man sie findet – kann man auch die frische Bachbunge wie Spinat zubereiten.

Speiseplan bei Durchfall-Leiden

Montag:
morgens: Dinkelmehlquendelsuppe oder Dinkelgrieß-Mus
mittags: Dinkelmehlsuppe und Dinkelnudeln mit grünem Salat
abends: helle Dinkelgrießsuppe, helles Dinkelbrot

Dienstag:
morgens: Dinkelhabermus hell, Fencheltee
mittags: Dinkelgrießsuppe mit Gemüsestreifen, Fenchelgemüse mit hellen Dinkelnudeln, grüner Salat, Bratapfel
abends: Rote-Bete-Salat mit Dinkelweißbrot, veget. Brotaufstrich

Mittwoch:
morgens: Dinkelhabermus hell, Fencheltee
mittags: Maroni-Suppe, Dinkelnudel-Gemüseauflauf, grüner Salat, Quittenmus
abends: helle Dinkelmaultaschen-Suppe mit Spinatfüllung

Donnerstag:
morgens: Dinkelhabermus hell, Fencheltee
mittags: Kürbissuppe, Rote-Bete-Gemüse mit Quendelsoße, Kichererbsen, grüner Salat, Apfelkompott
abends: warme Suppe, Geflügelsalat (mit Gemüse), Kräuterquark, vegetarischer Brotaufstrich, Dinkelweißbrot

Freitag:
morgens: Dinkelhabermus hell, Fencheltee
mittags: Gemüse-Suppe, gedünstete Seelachsfilets in Weinsoße mit Dinkelnudeln und Karottengemüse, grüner Salat, glasierte Maroni
abends: Diptamkuchen mit Apfelkompott

Speiseplan bei Verstopfung

Montag:
morgens: Dinkelvollkorn-Habermus, Dinkelkaffee
mittags: Dinkelschrotsuppe, Dinkelkörner mit grünem Salat
abends: Dinkelvollkorngrießsuppe, Dinkelvollkorn-Brot

Dienstag:
morgens: Dinkelvollkorn-Habermus, Dinkelkaffee
mittags: Dinkelschrotsuppe mit Gemüse, Fenchelgemüse mit Dinkelkörnern, grüner Salat, Bratapfel
abends: Rote-Bete-Salat mit Dinkelvollkornbrot, Hüttenkäse

Mittwoch:
morgens: Dinkelvollkorn-Habermus, Dinkelkaffee
mittags: Maronisuppe, Dinkelkörner-Gemüseauflauf, Dinkel-Kopfsalat, Quittenmus
abends: Dinkelvollkornmaultaschen-Suppe mit Spinatfüllung

Donnerstag:
morgens: Dinkelvollkorn-Habermus, Dinkelkaffee
mittags: Kürbissuppe, Rote-Bete-Gemüse mit Quendelsoße, Kichererbsen, Dinkel-Kopfsalat, Apfelkompott
abends: warme Suppe, Geflügelsalat (mit Gemüse), Kräuterquark

Freitag:
morgens: Dinkelvollkorn-Habermus, Dinkelkaffee
mittags: Gemüsesuppe, gedünstetes Seelachsfilet in Weinsoße mit Dinkelreis und Karottengemüse, Dinkel-Kopfsalat, glasierte Maroni
abends: Dinkelvollkornbrot mit vegetarischem Brotaufstrich

9. HEILUNG VON INNEN HERAUS

Vorbeugen und Behandeln von Krebs nach der Hildegard-Medizin

Fallbericht:

Bei dem 15jährigen Jungen B.W. wird im linken Knie ein gutartiger Tumor entfernt. Nach einem Jahr bildet sich im rechten Knie erneut ein Tumor, der operativ entfernt werden soll. Nach Aderlaß, Dinkelkost und Wasserlinsen-Kur verschwindet der Tumor und kann im Röntgenbild nicht mehr gesehen werden. Eine Operation ist überflüssig.

Der Krebs ist kein lokales Geschehen, das man mit Operation, Chemotherapie und Bestrahlung beseitigen kann, sondern ein ganzheitlicher Prozeß, der den ganzen Menschen in seiner leiblich-seelischen Existenz ergreift. Fast jeder Krebspatient kann sich an den schockartigen Schicksalsschlag erinnern, durch den er aus seiner früheren Bahn geworfen wurde, an dem die Krebskrankheit ihren Anfang nahm. Der Krebsforscher Dr. med. Ryke Geerhad-Hamer spricht von einem allerschwersten, hochakutdramatischen und isolativen Konflikt-Erlebnisschock, der gleichzeitig auf allen drei Ebenen, in der Psyche, im Gehirn und am Organ wirkt. Der eigentliche Tumor steht am Ende eines langen Geschehens, deutbar als das sichtbar gewordene Symbol für den Konfliktknoten, z. B. als:

- Brocken, den der Krebspatient bisher nicht verdauen konnte: Magen-Darm- und Bauchspeicheldrüsenkrebs
- Schiffbruch in seiner Existenz, wo ihm der Boden unter den Füßen weggezogen wurde: Nieren- und Blasenkrebs
- Tag, an dem seine oder ihre Liebe verlorengegangen ist (Partnerverlust, Ehebruch): Brustkrebs, Gebärmutterhalskrebs

Es gibt so viele Schicksalsschläge wie es Menschen gibt, aber alle lassen sich in ein Gesamtschema von 35 Schwachstellen, Risikofaktoren, Belastungen, Konflikten und Problemen zusammenfassen, wie sie Hildegard in ihrem psychotherapeutischen Buch „Liber Vitae Meritorum" beschrieben hat.

Der Krebs wird nach unserer Erfahrung besonders von einer angstbetonten Persönlichkeit gefördert mit chronischer Hoffnungslosigkeit oder Verzweiflung, mit Sinnleere oder Depression, die in Weltschmerz oder pessimistischer Endschau enden kann. Die Hoffnungslosigkeit tötet im Menschen alle körperlichen und seelischen Heilkräfte. Daher gehört zur Basistherapie ein ausführliches Gespräch, das in der Lage ist, das seelische Abwehrsystem des Patienten zu stärken. Denn nach Hildegard steckt hinter jedem Laster eine Tugend, eine Heilkraft, die auch wieder aus dem tiefen Tal herausführen kann. So gesehen kann die Krebskrankheit auch als ein sinnvolles Geschehen gesehen werden, wenn es dazu führt, seine Konflikte nicht zu verdrängen oder vor sich herzuschieben, und wenn es gelingt, mit der Heilung auf eine höhere Stufe der Erkenntnis zu gelangen. Wird diese Körpersprache nicht gelesen, werden die Haltesignale überfahren, die Grenzen überschritten, die Probleme nicht gelöst, kann das Leben zur Hölle werden und der Krebs ungehindert von positiver innerer Gegenwehr seinen schleichenden, tödlichen Verlauf nehmen. Der Krebs kann dann – so gesehen – eine Möglichkeit sein, um eine verfahrene Situation zu einem Ende zu bringen, ja sogar zu einem tödlichen Ende, um einer noch größeren Katastrophe zu entfliehen. Viele Menschen empfinden eine solche psychologische Deutung als mit ihrer Erfahrung übereinstimmend.

Eine Frau etwa schreibt zum Tod ihrer krebskranken Schwester:

„Ist das Krebsgeschehen nicht eine verfeinerte Art eines Selbstmordes? Aus der Hoffnungslosigkeit heraus ändert der Körper sein Wachsen und Fortbestehen, die das Wachsen und Sich-Erneuern nicht mehr zum Nutzen desjenigen sein läßt, sondern zu seinem Schaden, zu seiner Vernichtung? ... Daher glaube ich, daß bei der

Krebsursache mehr zu berücksichtigen ist als nur das akute Krebsgeschehen, z. B. auch das Seelische, und nicht nur das gegenwärtig seelische Befinden, sondern die »seelische Vergangenheit des Erkrankten«."

1. Die Präkanzerose oder die Vichtkrankheit

Jeder Mensch bildet im Verlauf der Zellerneuerung Tumorzellen, die von einem starken Immunsystem unter Kontrolle gehalten werden. Diese Tumorzellen sind nötig, um das Immunsystem und seine ganze Mannschaft zu trainieren und die Zellabwehr in Schwung zu halten. Erst wenn das Immunsystem durch einen schockartigen Schicksalsschlag zusammenbricht, können sich die Tumorzellen unkontrolliert vermehren, und das Tumorgeschehen nimmt seinen Lauf.

Bereits vor 850 Jahren sah und beschrieb Hildegard von Bingen Ursache, Verlauf und Behandlung einer solchen Krankheit, nannte seelisch-auslösende Ursachen, wie sie sich bis in den molekular-biologischen Bereich hinein auswirken, und gab uns Heilmittel und Behandlungsmethoden an, um die Krebskrankheit zu behandeln und zu verhüten, besonders wenn man sie früh genug in den Zeiten der sogenannten Präkanzerose oder Vichtkrankheit entdeckt.

Hier, in dieser frühen Phase, liegt der Schlüssel zur möglichen Verhütung von Krebs, der im Endstadium der Krebsgeschwulst meist nur sehr schwer unter schwerem Verlust an Lebensqualität infolge von Radikaloperation, zellschädigender Bestrahlung und giftiger Chemotherapie behandelt wird. Hildegard beschreibt sogar die Frühwarnsignale der Präkanzerose:

1) Herzschmerzen, Herzschwäche, Herzbeschwerden ohne eigenen organischen Befund
2) Magen-Darmbeschwerden (Blähungen, Aufstoßen, Schluckauf, Sodbrennen, Zwicken im Bauch)
3) rheumatoide Schmerzen, ständige Erkältungsanfälligkeit, hin und her ziehende Schmerzen im ganzen Körper, Koliken, Hexenschuß und Ischialgie, zudem Müdigkeit und Angstzustände

Sind alle drei Frühwarnsignale vorhanden, befindet sich der Patient wahrscheinlich auf dem Weg in die Krebskrankheit. Werden die Frühwarnsignale ignoriert, kann es nach dem sogenannten „Krebssprung" zur fatalen Krebskrankheit und Geschwulstbildung kommen.

Die Präkanzerose wird von einer Art Krebsvirus ausgelöst. Hildegard beschreibt seine Reifung, das Aufplatzen und den Krebssprung sowie seine Streuung durch den ganzen Körper. Der Prozeß findet im Zellkern statt, in dem die Zellvermehrung gesteuert wird und die Arbeitsteilung der Zellen beginnt, also ob z. B. eine Nervenzelle oder eine Leberzelle entstehen soll. Wie die beiden Nobelpreisträger James Duy Watson und Francis Harry Quick 1962 beschrieben haben, wird diese Steuerung durch die DNS (Desoxiribonukleinsäure) übernommen. Sie hat die Form einer Doppelhelix und sieht aus wie eine Wendeltreppe, wobei die Stufen die beiden Stränge zusammenhalten. Die DNS-Doppelhelix ist in den beiden Genen enthalten und enthält den genetischen Code, das eigentliche Erbgut, das für den Bau und die Entwicklung der Zelle verantwortlich ist. Tausende von Genen sitzen auf den Chromosomen im Zellkern, wobei jede menschliche Zelle 46 paarweise angeordnete Chromosomen enthält. Zur Zellvermehrung trennen sich die beiden Stränge, und aus dem angebotenen Baumaterial der Zelle bildet jeder Einzelstrang für sich eine neue Doppelhelix, die mit der ursprünglichen Doppelhelix ganz genau identisch ist. Hildegard beschreibt nun – so können wir es deuten –, wie dieser natürliche Zellvermehrungsprozeß durch die DNS-Krebsviren gestört werden kann, wobei durch die Gift- und Fäulnisstoffe (Eiweißtoxine) ein falsches Baumaterial in die Doppelhelix eingebaut wird. Sie beschreibt sogar, wie sich die Doppelhelix aufrollt und wieder zusammenzieht und ganz gefährliche Krebsviren aus den DNS-Kugeln im Zellkern heraussprudeln. Das sind die von Hildegard erkannten Krebsviren, die sie bösartige winzige Lebewesen (gracillini vermiculi = allerkleinste Viren) nennt.

Säfteverdrehung

Besonders anfällig für Krebserkrankungen sind in dieser Sicht entweder zu dicke oder zu dünne (kachektische) Menschen mit einer Störung des Gesamtstoffwechsels und einem Überschuß an schlechten Säften. Diese Störung nennt man heute Dyskrasie. Durch die Erkenntnis der modernen Medizin über die Stoffwechsel-Entgleisungen, die Störungen der Hormonregulation, die Immunschwäche sowie die Störungen der Blutbildung und -zusammensetzung ist die Dyskrasie als Erklärung schwerer innerer Erkrankungen wieder ganz modern geworden.

Hildegard nennt sogar die fünf Organe, die durch einen gestörten Stoffwechsel Gift- und Fäulnisstoffe bilden und den Krebs auslösen können. Es sind dies Eiweißtoxine, die von Herz, Leber, Lunge, Magen und Eingeweiden gegeben werden.

Die Rolle der Schwarzgalle

Eine wichtige Voraussetzung für die Entstehung des Krebses ist auch der Überschuß an Gallenfarbstoffen, der sogenannten Schwarzgalle oder Melanche, die psychopathologische Störungen wie Streß, Kummer, Sorge und Angst in der Leber bilden können. Diese Gallenfarbstoffe verursachen eine Art Vergiftung und durchdringen den ganzen Körper. Die Gift- und Gärungsstoffe liegen zunächst als verkapselte Herde (rheumatoide Herde) wie schlafende Hunde im Bindegewebe. Von Zeit zu Zeit gehen von ihnen bei ungünstiger Abwehrlage des Patienten starke Schmerzschübe aus und quälen den Menschen mit großer Schärfe, als ob sie ihn beißen und auffressen wollten. Es handelt sich bei diesen Streuherden um keine Krankheitserreger, sondern um sogenannte „kristalline Viren", die noch kein eigenes Leben haben. Diese tumorauslösenden Viren, auch „Onkogene" genannt, sind zum Wachstum und zur Vermehrung auf einen Wirt angewiesen und kaum übertragbar. Erst bei der Magen- und Darmpassage durch Blutungen (Magen- und Darmbluten) findet der eigentlich auslösende Krebssprung statt, wobei dann die Krebsviren den ganzen Körper durchdringen und Tumore bilden können.

Hildegard beschreibt den Krebsmechanismus, den die moderne Medizin bis heute nur annähernd enträtselt hat, in ihrer einfachen und anschaulichen Sprache:

„Solche Menschen, die entweder zu fett oder zu mager sind, besitzen oft einen Überfluß an schlechten Säften, weil sie die richtige Beschaffenheit und das mittlere Verhältnis der Säfte nicht in sich haben. So erheben sich denn zuweilen schlechte Säfte vom Herzen, der Leber, der Lunge, dem Magen und den Eingeweiden aus, gelangen zur Schwarzgalle, lassen diese aufdampfen und im Menschen einen ganz schlimmen Schleim entstehen. Es ist etwa so, wie zuweilen bei einem stehenden, nicht fließenden Gewässer fauliger Schlamm das Ufer überwuchert und überschwemmt. Dieser Schleim gelangt nun entweder an den Magen oder zwischen die Eingeweide oder auch an irgendeine andere Stelle zwischen Haut und Fleisch, bleibt dort haften und quält den Menschen mit viel Bitternis und Säure, als bisse er und fräße er ihn auf. Er hat aber den Lebensgeist nicht, der nötig ist, den Menschen sterben zu lassen, sondern nur eine Art von bitterer Säure. Es zeigen sich in ihm sozusagen Knospen, und er liegt im Fleisch des Menschen wie die Made im Fleisch. In einzelnen Fällen streckt er sich auch in die Länge, dann wieder zieht er sich kugelig zusammen, wie ein Eidotter ist, und liefert manchmal eine Art von Auswurf, der sich durch den ganzen Körper hin verbreitet und dem Menschen Schmerzen macht. ...Wenn dieser Schaum einmal den Magen durchdringt, läßt er in diesem eine Art von Würmern hervorsprudeln, und ebenso verursacht er im Fleisch das Wachstum einer Art sehr bösartiger, dünnleibiger Läuse. Da wo der Schleim im menschlichen Körper liegt, wachsen aus dem eben erwähnten Schaum zuweilen auch äußerst dünne Würmchen, welche Darmparasiten genannt werden, wie auch manchmal kleine Würmchen in solchem Wasser aufkommen, das an einer Stelle steht und nicht fließt. Bleiben dann solche Würmchen im Menschen zurück und verlassen ihn nicht wieder, so schaden sie ihm sehr."

In ihrem Buch „The Cure for all Diseases" beschreibt die Naturwissenschaftlerin Dr. Hulda Regehr Clark, daß alle Krebskrankheiten von Parasiten erzeugt werden, sogenannte humane Eingeweidewürmer vom Typ *Fasciolopsis buski*. Dieser Parasit lebt typischerweise in den menschlichen Eingeweiden, wo er wenig Schaden anrichtet, höchstens einmal bei einer Kolitis oder bei Morbus Crohn. Jedoch wenn er in ein anderes Organ eindringt (Gebärmutter, Nieren oder Leber) richtet er großen Schaden an. Wenn er sich in der Leber einnistet, verursacht er Krebs. Bei der Fortpflanzung durchläuft der Parasit verschiedene Stadien. Das erste Entwicklungsstadium ist das Ei. Der ausgewachsene Egel bringt Millionen von Eiern hervor. Sie werden mit dem Stuhlgang ausgeschieden. Der ausgewachsene Parasit bleibt jedoch in unserem Dünndarm festgesetzt oder in der Leber, wo er Krebs verursachen kann.

Die meisten von uns bekommen von Zeit zu Zeit leichte Gewebeverletzungen im Darm (Darmbluten). Diese winzigen Wunden erlauben es den Eiern, die mikroskopisch klein sind, in den Blutkreislauf zu gelangen. Einige von diesen Eiern schlüpfen dann tatsächlich im Darm oder im Blut aus. Diese mikroskopisch kleinen Lebewesen werden *Miracidia* genannt und sind das zweite Stadium. Sie schwimmen mit ihren kleinen Schwimmhaaren umher, und natürlich nimmt die Leber, deren Aufgabe es ist, Giftstoffe zu entfernen, diese auf und tötet sie ab, wenn sie aus dem Darm dorthin gelangt sind. Sie haben keine Chance, in gesunden Menschen zu überleben. Erst in der Anwesenheit von Propylalkohol können sich die Egel im menschlichen Organismus vermehren. Die *Miracidia* fangen an, kleine Bällchen in sich selbst zu bilden, die man *Redia* nennt. Aber jedes *Redia* (Bällchen) ist lebendig. Sie platzen aus den *Miracidia* heraus und beginnen, sich selbst zu vermehren. Dieser Parasit legt nun Eier und produziert Millionen von *Redia* – in der Gebärmutter oder Lunge oder wo immer der Krebs wächst. Der Blutkreislauf schwenkt diese *Redia* mit, und sie landen in jedem Gewebe, das sie hereinläßt. Auch Frau Dr. Clark ist der Meinung, daß man diese Parasiten-Maschine beseitigen kann. Der von Hildegard beschriebene Krebssprung hat eine verblüffende Ähnlichkeit mit dem von Frau Dr. Clark beschriebenen Krebs-Mechanismus.

Erkennung und Nachweis der Präkanzerose

Entscheidend für eine Verhütung der Krebskrankheit ist die frühzeitige Erkennung von Frühformen, die man bereits im Urin sichtbar machen kann. Schon Jahre, bevor die heutigen medizinischen Früherkennungsmethoden Anzeichen für eine Krebserkrankung finden, kann man im Harnsediment erstaunliche Phänomene unter dem Mikroskop beobachten. Nach Anfärbung oder in der Phasenkontrastmikroskopie sieht man in der Zeit der Präkanzerose zahlreiche granulierende und phagozytierende Zellen, die als Leukozyten identifiziert wurden und das Fortschreiten der Erkrankung anzeigen können.

Im ersten Stadium der Präkanzerose kann man vereinzelte phagozytierende Zellen sehen, die größer als normale Leukozyten sind und eine geschlossene, gut begrenzte Zellform aufweisen. Wir nennen sie Leukozyten im Stadium I.

Im zweiten Stadium kann man zahlreiche Zellen beobachten, in denen der Zellkern geplatzt und die Zellwand noch intakt ist, wobei der Kern granuliert. Sie werden von uns als kalbende Leukozyten bezeichnet: Leukozyten im Stadium II.

Im dritten Stadium ist die Zellwand geplatzt und kleine kugelige Blasen hängen wie ein Morgenstern an der Zelle. Wir nennen diese Zellen explodierte Leukozyten und dieses Stadium den „Krebssprung", wobei jetzt die Präkanzerose in die Krebskrankheit übergehen kann.

Behandlung der Präkanzerose

Die Präkanzerose ist eine Allgemeinerkrankung, die den ganzen Organismus betrifft. Eine vernünftige Behandlung muß darauf achten, den ganzen Menschen zu erfassen. Dazu haben wir durch Hildegard einige ganz gezielte Behandlungsmöglichkeiten, die den Patienten helfen, die Krebskrankheit zu verhüten oder zumindest zum Stillstand zu bringen.

Die Behandlung der Präkanzerose beginnt mit einer konsequenten Entfernung aller chronischen Entzündungsherde. Dazu gehören Zahnherde, chronische Mandelentzündungen, chronische Nebenhöhlenentzündungen, Gallenblasen-, Nierenbecken- und Blasenentzündungen. Neben den gezielten Organheilmitteln aus der „Großen Hildegard-Therapie" hilft in all diesen Fällen ein kunstgerecht ausgeführter Hildegardischer Aderlaß. Er verbessert nicht nur die Gesamtstoffwechsellage, sondern stimuliert die Selbstheilungseigenschaften des Körpers, die insbesondere durch Schwarzgalle und schlechte, krankmachende Säfte (noxi, mali, infirmi humores) blockiert waren.

Der Aderlaß hat folgende tiefheilende Eigenschaften:
- entzündungshemmend (antiphlogistisch)
- krampfstillend (spasmolytisch)
- stoffwechselverbessernd (antidyskratisch)
- „blutreinigend" (Entfernung des Gallenfarbstoffes)

und hat besonders in Fällen schwerer chronischer Krankheiten eine Heilung herbeigeführt, wo die moderne Schulmedizin versagt hat.

Nach dem Aderlaß wird das Wasserlinsen-Elixier eingesetzt; erst jetzt, nach der Entgiftung, hat es die volle Wirkung. Das Wasserlinsen-Elixier ist schwierig herzustellen und erfordert, richtig zubereitet, große galenische Geschicklichkeit. Der Honig-Wein-Extrakt wird aus Zimt, Salbei, Ingwer, Fenchel, weißem Pfeffer, Blutwurz, Ackersenf, Klette und wildem Labkraut hergestellt und heiß über Wasserlinsen filtriert.

Rezept: Wasserlinsen-Elixier

10 g weißer Pfeffer
5 g Ingwerwurzel
45 g Zimtrinde
3 ml Salbei-Urtinktur
7 ml Fenchel-Urtinktur
70 ml abgeschäumter Honig
in 1 Liter Weißwein abkochen.
Das Ganze wird filtriert durch:
20 g Wasserlinsen
40 g Blutwurzblätter

40 g Ackersenf
20 g Labkraut

Anwendung:
Täglich 1 Likörglas (16 ml) vor dem Frühstück und 1 Likörglas vor dem Schlafengehen. Also das Erste und das Letzte soll das Wasserlinsen-Elixier sein.

Die Wasserlinse ist eine echte Alternative zur Antibiotika-Behandlung, da sie ganz unspezifisch das Immunsystem stärkt und die körpereigene Abwehr anregt.

Diätetische Mittel

Die Dinkeldiät ist die Grundvoraussetzung für die Ausheilung und Entgiftung von Präkanzerose und Krebs. Durch die ständige Dinkelkost (3mal täglich in irgendeiner Form) wird die Gesundheit des Patienten gestärkt und verbessert, daß allein schon durch sie das Leiden gelindert oder – wie in vielen Fällen bereits geschehen – sogar zum Verschwinden gebracht werden kann.

Selbstverständlich sollen Krebspatienten Rohkost und „Küchengifte" meiden. Kürzlich wurde vom israelischen Weizmann-Forschungsinstitut festgestellt, daß Ziegenleber wertvolle Krebshemmstoffe enthält. Beim Fleisch und der Milch von Ziegen handelt es sich um eine ausgesprochene Heilkost. Auch Hildegard lobt das Ziegenfleisch und die Ziegenleber als Heilmittel:

> „Ziegenfleisch – oft gegessen – heilt gebrochene und gerissene Eingeweide, und heilt und stärkt den Magen des Essers. Welcher Mensch Magenschmerzen hat, brate oft Ziegenleber und esse sie oft so bis Mitte August. Es heilt und reinigt den Magen wie ein Abführtrunk."

Speziell für die Präkanzerose empfiehlt Hildegard die Rehleber:

„Wer von der Vicht geplagt wird [Bauchgrimmen, Präkanzerose], esse oft von der Rehleber, und das vertilgt in ihm das Vichtleiden."

Bei Präkanzerose-Schmerzen hilft auch die Wildgansleber:

„Wer an Vichtschmerzen leidet, koche ihre Leber und esse sie oft, und es wird ihm besser gehen."

Darmparasiten als heimliche Verursacher

Hildegard beschreibt, daß aus schädlichen und giftigen Säften, die sich wie ein Schleim im Menschen ansammeln, Würmer entstehen können, besonders bei kleinen und größeren Kindern, weil deren Säfte noch mit Milch vermischt sind. Bei Menschen, die gewohnheitsmäßig ihre Speisen mit Essig säuern, ist die Gefahr der Wurmbildung seltener. Wenn aber derartige Würmer bei einem Menschen auswachsen, dann bringen sie ihn von Kräften. Bei der routinemäßigen Untersuchung der Darmflora kann auch die Anwesenheit von Darmparasiten überprüft werden. Ist dies der Fall, so gibt es nach Hildegard eine sehr einfache Entwurmung des Darmes:

*

Indikation: *Darmparasiten, Würmer, Spulwürmer*

Brennessel-Honig

„Wenn ... im Menschen (Darm-)Würmer herangewachsen sind, dann nehme er eine gleiche Gewichtsmenge Brennesselsaft und Wollkrautsaft [Succ. Herb. Verbasci] und soviel Saft von den Blättern des Nußbaumes, wie beide zusammen ausmachen, und ein wenig [Wein-]Essig und ganz viel Honig. Das lasse in einem sauberen Topf (wallend) kochen und hebe immer den aufsteigenden Schaum ab. Ist es gekocht, dann heb es vom Feuer. Davon trinke an vierzehn Tagen ein wenig vor dem Essen, damit er nicht infolge seiner Stärke zu Schaden käme. Nach dem

Essen mag er reichlicher davon trinken, weil die Speisen dann seiner Heftigkeit widerstehen. Die Würmer werden sterben... Essig und Honig wird zugesetzt, daß es besser schmeckt..."

Rezept:

10 ml Brennesselsaft
10 ml Königskerzensaft
20 ml Walnußblättersaft (ersatzweise Urtinktur Walnuß; Juglans regia)
2 EL Weinessig
150 g Honig
1 Liter Wein

Alle Zutaten mischen und 5 Minuten aufkochen, abschäumen und in die Originalflasche zurückfüllen.
Täglich 1 Eßlöffel vor und 1 Likörglas nach dem Essen für 2 Wochen.

Zur Herstellung des Brennesselhonigs wurde ein Liter Wein verwendet, der im Originalzitat nicht erwähnt wird.

2. Krebs – aber dennoch kein hoffnungsloser Fall

Obwohl noch immer für viele Menschen die Diagnose Krebs gleichbedeutend mit einem Todesurteil ist, gibt es aus der Sicht der Hildegard-Heilkunde für alle Patienten trotz alledem immer noch Hilfen und Hoffnung. Aus ganzheitlicher Sicht sollte man z. B. die Ernährung auf Dinkel, Obst und Gemüse umstellen, den Körper von den Giften des Tumorstoffwechsels durch Aderlaß entgiften und durch die Hildegardische Psychotherapie seelische Heilkräfte zu Hilfe nehmen, die besonders im Finalstadium die Reise in die Ewigkeit erleichtern. Wer in dieser Situation nicht ein gewaltiges Urvertrauen empfindet, wie es Hildegard mit der Kraft des „Gemitus ad Deum" (des Seufzens zu Gott, des Gottvertrauens und der Sehnsucht zu Gott) beschreibt, ist in der Tat hoffnungslos. Das Gefühl, vollkommen in Gottes Hand zu sein, überwindet die Angst und setzt die Kräfte frei, die nötig sind, um möglicherweise das Krebsleiden von innen heraus durch die eigene Immunkraft zu überwinden.

Aus schulmedizinischer Sicht klingen die Statistiken nicht ermutigend. Jeder 4. Bundesbürger stirbt heute an Krebs. Jährlich erkranken ca. 400000 Bundesbürger an Krebs, davon sterben jährlich rund 200000 trotz radikaler schulmedizinischer Behandlung mit Operationen, Bestrahlung und Chemotherapie. Nach fünf Jahren leben nur noch 20 % aller behandelten Krebspatienten – wahrlich eine nicht gerade ermutigende Statistik.

Die heutigen Vorsorgeuntersuchungen erkennen den Krebs erst im ausgebildeten Endstadium, wenn ⅔ des malignen Geschehens und des Vorstadiums abgelaufen sind.

Ursache und Behandlung von Krebskrankheiten

Hildegard beschreibt den Krebs als eine der 24 Grunderkrankungen, wobei durch die Störung der vier Lebenselemente Feuer, Luft, Wasser und Erde die gesamte Ordnung des menschlichen Lebens tiefgreifend gestört und fehlgesteuert wird. Zu den auslösenden Hauptursachen zählen nach Hildegard Fehlentscheidungen in der Lebensführung, der Diätetik („Küchengifte" – und Rohkost-Verbot) oder auch Umwelteinflüsse, die sie als Noxen beschreibt. Krebsauslösende Stoffe in den Lebensmitteln, in der Luft und im Trinkwasser haben zu einer weiteren Zunahme der Krebserkrankungen geführt. Das Resultat des gestörten Säfte- und Stoffwechsel-Gleichgewichtes ist eine fehlgesteuerte Eiweiß-Synthese im Körper. Die Krebszellen wachsen unkontrolliert und verdrängen das gesunde Wachstum. Bösartige Zellen produzieren massenhaft ihr eigenes Eiweiß, so daß der ganze Körper anschwillt und vergiftet wird. Als Vorzeichen der Krebskrankheit beschreibt Hildegard Aufstoßen und Schluckauf:

> „Wenn das Trockene oder das Lauwarme, die jetzt den Schleim des Feuchten und Schaumigen bilden, ihr Maß überschreiten,

so erzeugen sie im Menschen geräuschvolles Aufstoßen und Schluckauf. So kann auch im Menschen Krebs entstehen und bewirken, daß ihn die Viren verzehren. Außerdem lassen sie die Körperzellen zu unförmigen Geschwüren anschwellen, so daß durch die wachsende Geschwulst ein Arm oder ein Bein größer wird als das andere [Osteome]. Das tun sie so lange, bis sie von dieser Verseuchung abgelassen haben. Daher kann der Mensch nicht lange leben."

Die von Hildegard bereits vor über 800 Jahren gegebene Erklärung der Ursachen und des Verlaufes der Krebskrankheit wird heute Schritt für Schritt von den neuesten Erkenntnissen der Biochemie bestätigt: Der von uns zur Früherkennung der Präkanzerose herangezogene Urintest soll so z. B. in naher Zukunft als Test zur Erkennung von Frühstadien der Krebserkrankung auch in der Schulmedizin herangezogen werden. Ein amerikanischer Krebsforscher, Dr. Judha Volkman von der Medical School der Harvard University in Boston, entdeckte, daß im Urin Krebskranker erhöhte Mengen bestimmter krebsanzeigender Eiweiße zu finden sind, wobei diese Krebseiweiße als fibroblastische Wachstumsfaktoren FGF (fibroblast growth factor) erkannt wurden. Diese Wachstumsfaktoren verursachen die Bildung von Blutgefäßen, die die wachsenden Tumorzellen mit Blut und Nährstoffen versorgen. Mit wachsender Krebsmasse erhöhen sich auch die Proteinspiegel. Man konnte sogar spezielle Proteine entdecken, die entweder nur für Brustkrebs, Darmkrebs, Knochen- oder Prostata-Krebs verantwortlich waren.

Die Krebstherapie nach Hildegard von Bingen

1) Ein operabler Tumor sollte prinzipiell entfernt werden – darüber sind sich alle einig –, wenn man keinen Kunstfehler machen will. Jeder operative Einschnitt in die ausgebrochene Krebsgeschwulst birgt aber auch die Gefahr der Metastasenbildung, so daß die Krebsviren nun erst recht wild werden. Die meisten Metastasen entstehen bei der Erst-Operation. Vier von fünf Krebs-Patien-

ten sterben an Metastasen, nicht am Erst-Tumo...
schützte Probe-Exzision bzw. Krebsoperation ist ein Ku...

Ich empfehle allen meinen Patienten, eine Operation nu... Schafgarbenschutz durchführen zu lassen:

Anwendung:

> Schon drei Tage vor der Operation täglich drei Messerspitzen Schafgarben-Pulver in warmem Herzwein bzw. Wein oder anfangs in Fencheltee. Auch nach der Operation die gleiche Menge täglich noch acht Tage lang.

Dadurch gibt es eine gute Wundheilung ohne Infektion. Die Wunden heilen nach der Krebsoperation sehr schön glatt und schnell. Auch zum Schutz vor Strahlenschäden des gesunden Gewebes soll die Schafgarben-Behandlung angewendet werden.
Hildegard schreibt:

„Wer im Körperinnern verwundet wird, sei es durch ein Messer oder durch innere Verletzung, pulverisiere Schafgarbe und trinke es in warmem Wasser. Wenn es ihm besser geht, trinke er das Pulver in warmem Wein, bis er geheilt wird."

Das Schafgarben-Kraut ist Hildegards bester Schutz vor Wundinfektionen und kann auch äußerlich angewendet werden:

„Wenn ein Mensch durch Schlag verletzt wird, wäscht man die Wunde mit Wein, kocht Schafgarbe in Wasser, seiht das Wasser ab und legt die warme Schafgarbe auf ein Leinentuch und bindet sie [wie eine Kompresse] auf die Wunde. So nimmt die Schafgarbe der Wunde den Eiter und die Fäulnis, d. h. das Geschwür, und die Wunde heilt. Aber nachdem die Wunde zu heilen beginnt und sich zusammenzieht, soll man Schafgarbe ohne Tuch direkt auf die Wunde binden, und sie wird glatt und vollkommen geheilt."

2) Immunstimulation durch Wasserlinsen-Elixier
Nach jeder Tumoroperation oder zur Behandlung von Krebs sollte das Wasserlinsen-Elixier (siehe S. 177) eingesetzt werden, wodurch die „Säfte [der Stoffwechsel] gereinigt" und das Abwehrsystem gestärkt werden. Bewährt hat sich eine jährliche Kur ohne Unterbrechung von 1 Likörglas (20 ml) vor dem Frühstück und vor dem Schlafengehen.

3) Hildegardischer Aderlaß (mindestens 1–2mal jährlich)
Zur Krebsbehandlung gehört eine konsequente Entfernung aller Giftstoffe des Krebsstoffwechsels sowie aller chronischen Entzündungs- und Infektionsherde. Dazu gehören Zahnherde, chronische Mandelentzündung, chronische Nebenhöhlen-Entzündung, Gallenblasen-, Nieren- und Blasen-Entzündungen. Neben den gezielten großen Organ-Heilmitteln hilft in allen Fällen der Aderlaß nach den Regeln der Hildegard-Heilkunde. Dadurch werden die Giftstoffe im Körper, insbesondere Schwarzgalle und schlechte, krankmachende Säfte (noxi, mali, infirmi humores) entfernt und Hormone sowie Abwehrkräfte angeregt.

Die Hildegardische Analyse des Aderlaß-Blutes erlaubt eine gute Prognose über die Bösartigkeit der Krankheit und die Heilungsaussichten und gibt insbesondere Hinweise auf Herdgeschehen (Entzündungszeichen), Stimmungs- und Streßlage (Schwarzgalle) sowie Ernährungslage (Stoffwechselstörungen).

4) Anguillan – gegen Krebsviren und Metastasen
Hildegard empfiehlt ihr Krebsmittel für Menschen, die innerlich von Krebsviren geschädigt werden:

> „Wenn ein Mensch innerlich von (Krebs-)Viren geschädigt wird, soll er Anguillan nehmen, ein Honig-Wein-Essig-Extrakt aus Aalgalle, Ingwer, langem Pfeffer, Balsamkraut, Elfenbeinpulver sowie Geierschnabelpulver... Die Viren in seinem Körper werden krank und sterben, und das befallene Fettgewebe wird sich wieder regenerieren. Die Wärme und bittere Säure der Aalgalle schwächen die Viren, die Wärme der Essigsäure löst sie auf, die Wärme und Trockenheit des Elfenbeins lassen sie vertrocknen,

der Geierschnabel tötet sie, weil er kalt und durch allerlei Aas vergiftet ist, außerdem durchtränkt von Gehirnschweiß. Und so wird alles durch die Wärme des langen Pfeffers und die Kälte des Balsamkrautes in seiner Wirkung gemildert, durch die andere Feuerwärme erhitzt und in Tongefäße abgefüllt."

Überall da, wo Zytostatika verwendet werden, kommt auch eine Ganzheitstherapie mit Hildegards Krebsmittel Anguillan in Frage. Das Mittel hat keine schädlichen Nebenwirkungen und wird homöopathisch potenziert als D6, D12 und D30 kurmäßig eingesetzt.

Rezept:

6 g Aalgalle (Fel. Anguillae)
2 ml Weinessig (Aceti vini)
8 g Honig (Mel. simpl)
stark aufkochen, dann gebe man dazu:
1 g Ingwerwurzelpulver (Rhiz. Zingiber. pulv)
2 g langer Pfeffer (Piper longum pulv)
2,4 g Basilikumkrautpulver (Hb. Basil. pulv)
3 g Geierschnabelpulver (rostri vult. rasp.)
4 g Elfenbeinpulver (Ebur. rasp)[2]
mit Weißwein gekocht und aufgefüllt auf 1 Liter, potenziert auf D6, D12 und D30).

Zunächst nimmt der Patient das D6, dann D12 und schließlich D30 jeweils 3mal täglich 10 Tropfen in (Petersilienhonig-)Wein vor und nach dem Essen für je 4 bis 6 Wochen.

Begleitend hat sich die Hildegard-Dinkel-Diät bewährt, unter Weglassen von „Küchengiften", tierischem Eiweiß und Nachtschattengewächsen (Kartoffeln, Tomaten und Paprika).

---

[2] Die Hildegard-Freunde wären die letzten, die Elefanten verfolgen würden, um Heilmittel zu gewinnen. Manchmal wird ein Elfenbein-Kunstgegenstand zur Verfügung gestellt, um dieses Raspelpulver zu gewinnen; auch Abfälle bei der Elfenbeinschleiferei kommen in Frage.

5) Weitere Heilmittel aus der Anti-Krebstherapie

Hildegard widmet der Entstehung und Behandlung von Brustkrebs ein eigenes Kapitel, wobei sie das Wort Tumor (Krebsgeschwulst) verwendet. Die Auslösung beim Brustkrebs wird genauso beschrieben wie die bei den „Würmern". Ein Überfluß sowohl guter wie schlechter Säfte (*boni et mali humores*) kann das Wachstum auslösen und zu Schwellungen in der Brust führen:

> „Durch verschiedene [gute wie schlechte] Säfte quellen Gewebe und Gefäße des Menschen an, so wie das Mehl durch Hefe aufgetrieben wird und aufquillt. Die Säfte, die vom Herzen, der Leber, der Lunge, dem Magen und von den übrigen inneren Organen stammen, werden, wenn sie sich einmal falsch zusammengesetzt und im Übermaß entwickelt haben, manchmal schwerfließend, schmierig und nur lauwarm. Und wenn sie im Menschen zurückbleiben, bringen sie ihm Krankheit, wenn sie aber ausbrechen, machen sie ihn gesünder."

Für harmlose Bindegewebszysten von der Art einer Mastopathie (Vorkrebsform) empfiehlt Hildegard Veilchencreme, die auch in vielen Fällen die Bindegewebeknoten zum Verschwinden gebracht hat. Hildegard geht so weit, daß sie die Geschwüre zur Reife kommen läßt. Die heutige Hildegard-Medizin empfiehlt aber grundsätzlich, die Tumore unter Schafgarbenschutz und möglichst großer Schonung, d. h. unter Erhaltung der Brust und der Lymphe operieren zu lassen und dann mit Wasserlinsen-Elixier und Veilchencreme nachzubehandeln, um Rezidive zu verhindern.

> „Wenn solche Säfte den Menschen an der einen oder anderen Stelle befallen haben, so daß sie dort ein oder mehrere Geschwüre erzeugt haben, dann soll der Mensch sie zur Reife kommen lassen, damit sie ausfließen können und nicht noch größere Schmerzen verursachen, als wenn sie inwendig zurückgeblieben wären. Haben sich die Säfte im Reifestadium entleert, dann soll der Mensch eine (Veilchen-)Salbenbehandlung durchführen.

Rezept: Veilchencreme

20 ml Veilchensaft 10 ml Olivenöl 20 g Ziegenfett 5 Tropfen Rosenöl Alle Zutaten vorsichtig zum Sieden bringen, wäßrige Schicht abtrennen und zu Salbe verarbeiten. Zur Verhinderung von Metastasenbildung nach Brustoperationen reibt man die Operationsnarbe zentripetal damit ein und streicht sie zum Lymphgefäß aus.

Die Veilchencreme hat sich auch bei der Behandlung von Ovarialzysten in der gynäkologischen Praxis bestens bewährt, wobei die Zysten sich unter der Kontrolle von Ultraschall innerhalb von 2–3 Wochen verkleinern oder teilweise ganz verschwinden.

Fallbeispiele:

In einer gynäkologischen Praxis verkleinerten sich Zysten am Eierstock nach Anwendung der Veilchencreme oder verschwanden fast vollständig. Unter Kontrolle von Ultraschall wurde in drei belegbaren Fällen eine Rückbildung von 5 auf 2 cm bzw. auch eine totale Rückbildung beobachtet. Es gab bisher keine Wirkungslosigkeit. Eine Operation war durch die Veilchencreme-Behandlung, unterstützt mit Wasserlinsen-Elixier und Hildegard-Aderlaß, nicht erforderlich.

Lavendelöl

Durch eine Ganzkörpermassage mit Lavendelöl werden den Krebspatienten ganz besondere Kräfte und neue Energien zugeführt, wie Hildegard in der „Physica" schreibt:

„Wenn ein Mensch, der viele Läuse hat, oft am Lavendel riecht, sterben die Läuse an ihm."

Roggenbrot-Kompresse

Zur Bekämpfung der allerkleinsten Würmchen, die von Hildegard als Krebssubstrat angegebenen Viren, lassen sich besonders zur Nachbehandlung und Bekämpfung von Lokalrezidiven des Brustkrebses Roggenbrot-Kompressen auflegen. Diese Behandlung ist auch geeignet gegen geschwollene Lymphknoten, da sich der Krebs gerade in den Lymphbahnen und Lymphdrüsen ausbreiten kann.

„Wenn Krebse – nämlich die allerkleinsten Würmchen (*gracillimi vermiculi*) –, das Fleisch eines Menschen fressen, soll man warme Roggenbrot-Stücke [auf eine Mull-Kompresse] auflegen, und das oft machen [täglich], und sie werden durch die Roggenbrot-Wärme zugrunde gehen."

Gundelreben-Elixier

Speziell bei Lungenleiden mit Bronchialkrebs empfiehlt Hildegard ein Mittel aus Gundelreben.

Rezept:

50 g Gundelrebenblätter
60 g Basilikumblätter
80 g Feldkümmel
2000 ml Wasser

Alles miteinander aufkochen. Dann

30 g Muskatnußpulver
10 g Galgantpulver
60 g Birnenmistelpulver
4 l Weißwein
hinzugeben und alles miteinander 5 Minuten aufkochen,

600 g Honig hinzufügen und nochmals 5 Minuten aufkochen. Dreimal täglich 1 Likörglas (20 ml) vor und zwei Likörgläser (40 ml) nach dem Essen trinken.

Zur Schmerzbehandlung bei Knochenmetastasen wie bei Tumorschmerzen hat sich die Amethyst-Sauna bewährt.

Anwendung:

Der Amethyst wird 5 Tage und 5 Nächte in Wasser gelegt. Anschließend wird dieses Wasser aufgekocht und der Amethyst über den Wasserdampf für eine Weile gehalten, so daß das Kondenswasser in den Topf herabtropfen kann. Danach den Stein nochmals für 1 Stunde in das gleiche Wasser legen. Dieses Amethyst-Wasser wird tropfenweise auf den Saunasteinen verdampft und inhaliert.

Durch die Behandlung können die durch die Metastasierung auftretenden Knochenschmerzen beseitigt werden. Es kommt wieder zu einer Mobilisation, und das Krebsleiden wird dadurch erträglicher. Nach 5 Wochen kann man die Amethyst-Sauna wiederholen.

*

Indikation: *Haarausfall durch Chemotherapie oder Hormonregulationsstörungen*

PFLAUMENHOLZASCHE (Haarwasser)

Durch die Chemotherapie wird meistens ein starker Haarausfall ausgelöst. Er kann durch die vorbeugende Anwendung der Pflaumenholzasche verhindert werden, bzw. die Haare werden wieder zu neuem Wachstum angeregt. Wenn die Haarwurzeln bereits zerstört sind, ist allerdings ein Haarwachstum nicht mehr möglich.

„Mache aus der Rinde und den Blättern des Pflaumenbaumes Asche und aus dieser Asche eine Lauge. Wenn dein Kopf staubt [d. h. Schuppen hat] oder welkt [glanzlos wird], dann wasche ihn oft mit dieser Lauge, und der Kopf wird gesund und schön und er wird viele und schöne Haare hervorbringen."

Anwendung:

Die Pflaumenaschenlauge ist stark alkalisch und muß daher vor der Anwendung 1:1 mit Wasser verdünnt werden. Nach dem Haarewaschen wird der Kopf mit einer Mischung aus 1–2 Likörgläsern Pflaumenholzasche und der gleichen Menge Wasser verdünnt einmassiert; nicht nachspülen; einfrottieren oder einfönen. 1–2mal wöchentlich für mindestens 2 Monate.

Ernährungstherapie gegen den Krebs

Die Hildegard-Küche auf der Basis von Dinkel, Obst und Gemüse ist nach wie vor nicht nur der beste vorbeugende Schutz gegen Krebs, sondern auch nach Krebsausbruch die beste Antikrebsdiät. In glänzender Übereinstimmung beweisen zahllose Ernährungsstudien, daß in Vollkorn, Obst und Gemüse nicht nur wertvolle Ballaststoffe, Vitamine und Mineralien, sondern auch viele krebshemmende Stoffe enthalten sind. Prof. Weuffen von der Universität Greifswald hat als erster in Dinkel, Obst und Gemüse einen neuen Wirkstoff (Rhodanid = Thiocyanat) entdeckt, der nicht nur das Abwehrsystem, sondern auch die Blutbildung und das Wachstum aller guten im Wachstum befindlichen Zellen anregt. Darüber hinaus hat der Wirkstoff antiinfektiöse, antivirale und antiallergische Eigenschaften.

Bereits im Jahre 1980 sind vom amerikanischen „National Cancer Institute" die Zusammenhänge von Ernährung und Krebshäufigkeit in großen epidemiologischen Studien untersucht worden. Das Institut kommt dabei nach langen Untersuchungen zu folgendem Ergebnis:

- höheres Krebsrisiko bei Überernährung bzw. Übergewicht
- Beziehungen zwischen hohem Fettkonsum (Fleisch, fetter Käse, viele Eier) und der Häufigkeit von Mamma-, Kolon- und Prostata-Karzinom
- höheres Krebsrisiko bei höherem Alkoholkonsum
- Hinweise eines höheren Krebsrisikos bei Mangel an frischem Obst, Gemüse und Getreideprodukten

1990 hat dasselbe Institut ein großes Programm zur Erforschung der sogenannten Phytochemikalien durchgeführt, bei dem verschiedene Getreidearten sowie Obst und Gemüse auf Inhaltsstoffe untersucht werden, die in der Lage sind, das Tumorwachstum zu behindern, zu hemmen, ja sogar krebserregende Stoffe aus den Körperzellen zu beseitigen und das Krebswachstum aufzuhalten.

Wenn z. B. krebserregende Stoffe in eine Körperzelle gelangen, können sie im Zellkern das Erbgut verändern und die Zellen zu bösartigem Wachstum umprogrammieren. Aus Gemüse, Obst und Getreidearten gelangen ebenfalls Eiweißstoffe in die Zellen, die in der Lage sind, die Krebsauslöser wieder aus den Zellen herauszutransportieren.

Zusammenfassend läßt sich also sagen, daß durch die neuesten Forschungsergebnisse Hildegards Antikrebs-Therapie und besonders die Antikrebs-Kost durch Dinkel, Obst und Gemüse eine solide Bestätigung findet.

Speiseplan für Krebspatienten

Montag:
Maronisuppe, Gemüseplatte (Rote Bete, Fenchel, Zucchini), Kräutersauce, Kichererbsenpüree, grüner Salat mit Dinkelkörnern, Rote Grütze
abends: Dinkelgrießsuppe mit Gemüsestreifen, Maroniaufstrich pikant, Dinkelbrot, Butter, Hüttenkäse, Dinkelsalat, Fencheltee

Dienstag:
Rote-Bete-Suppe, Rehleber mit Dinkelspätzle, grüner Salat mit Dinkelkörnern, Bratapfel
abends: Suppe, mariniertes Gemüse, Bohnenkernsalat, Dinkelbrot, Butter

Mittwoch:
Spinatcremesuppe, Kichererbsen-Bratlinge mit Mandelsauce oder Galgantsauce, grüner Salat mit Dinkelkörnern, Maronicreme
abends: Suppe, Hühnerleber-Aufstrich, Dinkelbrot, Butter

Donnerstag:
Kastanien-Kürbis-Suppe, überbackenes Fenchelgemüse, Dinkelvollkorn-Nudeln, grüner Salat mit Dinkelkörnern, Quittenmus
abends: Gemüsesuppe, Apfel-Zwieback-Auflauf mit Kirschsauce

Freitag:
Kichererbsen-Suppe, gedünsteter Fisch, Karotten-Sellerie-Gemüse, Dinkelkörner, grüner Salat mit Dinkelkörnern, glasierte Maroni
abends: Fischsuppe, Fenchel-Orangen-Salat zu Butterbrot

Samstag:
Lebercremesuppe, Dinkelkernottogericht indischer Art (süß-sauer-pikant) mit Äpfeln und Zwiebelringen, Dinkel-Kopfsalat, Obstsalat
abends: Fenchelsuppe, Kastanien-Pastete

Sonntag:
Minestrone, Hirschgeschnetzeltes mit Preiselbeer-Apfel und Dinkelspätzle, grüne Bohnen, Dinkel-Kopfsalat, Kürbis- oder Apfelstrudel
abends: Dinkelschrotsuppe, Rote-Bete-Timbale mit grünem Salat

10. EIN SCHMERZ, DER DEN GANZEN KÖRPER BEFÄLLT

Hildegards Therapie von Rheuma, Lähmung und Gicht

Fallbericht:

Die 64jährige Hausfrau H.K. leidet infolge einer Quecksilbervergiftung durch Amalgamplomben bereits seit 15 Jahren an einer schweren Polyarthritis, die nur mit schweren Schmerzmitteln auszuhalten ist.

Eine Woche Rheumakur im Hildegard-Kurhaus mit Aderlaß, Schröpfen, Dinkelkost, Darmsanierung, Goldkur, Wasserlinsen-Elixier und Selleriesamenmischpulver führt zu einer solchen Verbesserung, daß alle chemischen Schmerzmittel überflüsig werden und abgesetzt werden können.

Rheuma ist eine schreckliche „Volksseuche", an der über 25 Millionen Deutsche leiden, davon 4 Millionen an chronischen, d.h. unheilbaren Prozessen. Symbolisch ist Rheuma eine Antwort auf die Verhärtung der Gesellschaft mit Leistungsdruck, Dauerstreß und Überernährung mit zuviel Fleisch, fettem Käse, Eiern und Milchprodukten. Dadurch verschlackt das Bindegewebe, Gefäße, Nerven, Muskeln und Gelenke verhärten sich, verkrümmen sich und sklerotisieren.

Zu Hildegards Zeiten kannte man das Wort Rheuma noch nicht. Bis zum 18. Jahrhundert wurde Rheuma mit „Katarrh" übersetzt. Rheuma war die leichte Flüssigkeit, der Rotz, der den Pferden aus der Nase quoll. Hildegard hat ihre eigene Sprache und beschreibt in ihren medizinischen Büchern über hundert Rheumamittel mit den Krankheitsbildern, wie sie etwa Rheumatiker an sich selbst beobachten. Meistens schreibt sie von der Gicht, Vergichtung oder Vergiftung und meint damit Überschwemmung, Auflösung, Aus-dem-Leim-Gehen, auf lateinisch Paralyse. Dazu gehören die Nervenlähmungen, wie wir sie bei der Paralysis agitans (Parkinsonsche Krankheit oder Schüttellähmung) kennen.

Zu dieser Krankheit gehört die große Rheumagruppe, der sogenannte rheumatische Formenkreis (Rheuma). Es handelt sich um quälende Schmerzen an Gelenken, Muskeln, Nerven, Sehnen und Bandscheiben, die hier und da anschwellen, sich entzünden, knacken oder verstauchen können. In Übereinstimmung mit den heutigen wissenschaftlichen Befunden beschreibt Hildegard das Rheuma als eine Stoffwechsel-Störung am Bindegewebe als Folge einer schlechten Mischung der Säfte (Dyskrasie). Der Begriff Dyskrasie ist durch die heutigen Kenntnisse vom Stoffwechsel, der Immunität, der inneren Hormonsekretion und der Allergie wieder ganz modern und aktuell geworden.

„Wenn der Stoffwechsel [humores] durch Krankheiten oder krankmachende und ungesunde Ernährung durcheinander gebracht wird, treiben und drängen mitunter die Säfte selber die unverdauten Speisen und Getränke wieder raus ... Wenn die schlechten Säfte überhandnehmen, bereiten sie im ganzen Menschen einen nebelhaften Rauch [faulende Darmgase, Blähungen]. Diese verteilen sich in den Eingeweiden, im Magen und im ganzen Körper und lösen alle übrigen schweren Krankheiten [pestes] im Menschen aus."

Beim Rheumakranken ist die natürliche Grundregulation des Bindegewebes durch Giftstoffe und Toxine blockiert, so daß sich in der Gelenkinnenhaut und im Bindegewebe Zellinfiltrate – sogenannte Rheumaknötchen – ablagern. Sind diese Giftdepots überfüllt, dann reinigen sie sich durch Ausschwemmung dieser Giftstoffe, wodurch von Zeit zu Zeit oder bei ungünstigem Rheumawetter (Kälte oder Nässe) Schmerzattacken ausgelöst werden können.

„Der kalte und feuchte Unrat aus den Säften wird in den ausführenden Wegen der Nase und der Kehle angesammelt, weil das Gehirn ihn nicht ertragen kann, sondern ihn durch die natürliche Reinigung des Menschen auswirft, und durch einen Luftstoß wird er herausbefördert. Würde auf irgendwelche Weise bei einem Menschen diese natürliche Reinigung verhindert, so würde er von Sinnen kommen und vertrocknen, weil hierdurch sein Magen vernichtet und sein Gehirn verfaulen würde, die beide diesen stinkenden Unrat nicht aushalten können...

Denn diejenigen, welche den Überfluß an Giftstoffen besitzen, und dieses Gift nicht ausscheiden, belasten sich mit krankem und schwachem Fleisch, sind deshalb nicht gesund und können nicht gesund sein. Die aber ein Übermaß an Giftstoffen haben, sind, wenn sie das Gift ausscheiden, ziemlich mager und körperlich gesund, weil sie die Unreinigkeiten nicht bei sich behalten. Die aber das Gift nicht ausscheiden und davon – wie oben gesagt wurde – krank werden, sollen Reinigungsmittel [Purgiermittel] gebrauchen, um sich damit zu reinigen."

Die Giftstoffe sind die eigentliche Ursache des Rheumas. Zu diesen Giftstoffen oder Toxinen zählen nicht nur die Bakteriengifte (Streptokokken-Toxine), Virusgifte und die Giftstoffe aus dem Stoffwechsel von Parasiten, sondern auch Belastungen durch Amalgamplomben, chemische Arzneimittel oder ganz besonders auch durch Diätfehler wie „Küchengifte" und Rohkost. Darüber hinaus sehen wir die Ursachen des Rheumas nicht nur im maßlosen Essen und Trinken, sondern auch in einer zerstörten Lebensordnung mit zuviel Streß und anderen seelisch-auslösenden Ursachen, namentlich Ungeduld, Angst und Zorn, die das Rheuma noch verstärken können:

„Wenn nämlich ein Mensch an allerlei Mühsal und Angst und den Folgen von vielerlei Speisen und Getränken leidet, so daß sich durch ungeeignete Speisen und Getränke verschiedene und verkehrte Säfte und Schleime [Schlackenstoffe] angesammelt haben, dann kommt die erschütterte und ermüdete Seele, von Widerwärtigkeiten geplagt, zum Erliegen und stellt ihre Lebendigkeit zu einem gewissen Grade ein."

Rheuma gehört nach Hildegards Lehrbuch zu den 24 Grunderkrankungen und kann durch eine familiäre Disposition oder eine Säfteverdrehung ausgelöst werden.

„Dabei verhärtet der Körper wie ein Musikinstrument und fängt an zu tönen und mit einem donnernden Getöse zu zerreißen."

Wir sehen geradezu den Schlaganfall und die Lähmungserscheinungen eines Rheumakranken vorprogrammiert:

„Wenn das Feuchte und das Lauwarme, die beide dann den Schleim des Trockenen und des Schaumes bilden, wie ein gefahrbringender Sturmwind über ihr Maß hinausgesprüht sind, werden sie gewissermaßen in eine Allgemeinbewegung der Winde umgewandelt und bringen einen gefährlich klingenden Ton hervor, wie den Ton des Donners. Dieser Ton tönt bis in die Gefäße, das Mark und in die Schläfen eines solchen Menschen. Wer darunter zu leiden hat, wird gelähmt und verliert jegliche Kraft über den ganzen Körper, und dies solange, bis die beiden genannten Schleime sich verzogen haben und zu ihrem richtigen Wege wieder zurückgekehrt sind. Er kann aber, wenn Gott es erlaubt hat, lange leben."

Wie Hildegard schreibt, können Lebensmühsal, Streß, Zorn, Sorge, Kummer, Angst oder Lebenskrisen zu einer Wut im Bauch führen, die sich dann materialisieren kann und wie ein Wurm im Darm wütet. Die moderne Forschung bestätigt, daß gewöhnliche Keime wie z. B. Schnupfen-Erreger, Adeno- und Retroviren, das Herpes-simplex-Virus, sowie potentiell krebserregende Warzen-Viren (Papillomaviren) oder auch schon der Epstein-Barr-Virus, der bei 95% der Bevölkerung vorkommt, das körpereigene Immunsystem überaktivieren können. Die Viren tarnen sich mit Eiweißen, die dem menschlichen Gewebe täuschend ähnlich sind, und lösen damit Attacken des Immunsystem auf den eigenen Körper aus. Dabei werden die Immunzellen (T-Zellen), die ständig im Blut patrouillieren, aus ihrem inaktiven Zustand „wachgeküßt" und vermehren sich rasant, um bei einer Infektion vermehrt virale oder bakterielle Pektide zu inaktivieren. Dabei schießen sie aber über das normale Maß hinaus und zerstören körpereigene Eiweiß-Substanzen wie z. B. beim Rheuma Sehnen, Bänder, Knorpel und sogar die Knochen, oder bei einer anderen Auto-Immun-Erkrankung – der Multiplen Sklerose – die Nervenzellen. Dabei durchdringen die Immunzellen die Bluthirnschranke im Gehirn und greifen dort die Isolierschichten des Nervensystems in Hirn und Rückenmark an. Auch bei der seltenen Myasthenia gravis, einer Lähmung oder Blockade der Reizübertragung, werden Nervenzellen angegriffen, und schließlich gehört auch die sogenannte Haut-Tuberkulose oder „Wolf" (Lupus erythematodes), bei dem das eigene Bindegewebe zerstört wird, zu diesem Formenkreis.

Die schulmedizinische Behandlung von Rheuma

Schulmedizinisch ist Rheuma unheilbar. Man kann nur die Symptome durch Schmerzmittel, Entzündungshemmer und Immunsuppressiva unterdrücken. Es ist ganz klar, daß eine derartige Rheuma-Therapie die auslösenden Ursachen des Rheumas nicht beseitigt. Ganz im Gegenteil: Durch diese Substanzen wird die Grundregulation und Entgiftung des Bindegewebes blockiert und unmöglich gemacht. Darüber hinaus verursachen diese Medikamente ganz erhebliche Nebenwirkungen, wie z. B. Magen- und Darmgeschwüre, Leber- und Nierenschäden sowie lebensbedrohliche Zerstörungen des Blutbildes und eine nicht ungefährliche Unterdrückung des Abwehrsystems. Nach jahrzehntelanger Rheuma-Forschung werden heute sogar Chemotherapeutika eingesetzt, wie das MTX (Methotrexat), von dem es auf dem Beipackzettel heißt: „Unter dieser Therapie sind bereits einige Patienten gestorben."

Wenn es dann in einer Rheuma-Klinik dreimal am Tag Wurst, Käse, Eier und Milchprodukte gibt, ist am Ende das Rheumaleiden noch viel stärker als vorher.

Die Rheuma-Behandlung durch die Hildegard-Heilkunde

Rheuma ist kein Lokalgeschehen, sondern es befällt den ganzen Menschen mit Leib und mit Seele. In allererster Linie muß daher der gesamte Organismus entgiftet, entschlackt und neu regeneriert werden. Das erfordert sowohl vom Patienten als auch vom Behandler enorme Sorgfalt, Ausdauer und Geduld sowie den Verzicht auf alle synthetischen Arzneimittel, die der Heilung im Wege stehen. Eine erfolgreiche Rheuma-Therapie muß daher alle diese Faktoren berücksichtigen, wobei wir wieder die sechs goldenen Lebensregeln Hildegards zugrunde legen:

1) Bevorzugen Sie natürliche Heilmittel aus der Schöpfung.
2) Folgen Sie einer Rheuma-Diät auf der Basis von Heilmitteln aus Dinkel, Obst und Gemüse.
3) Sorgen Sie für ein gesundes Gleichgewicht von Schlafen und Wachen.
4) Beseitigen Sie Leistungsdruck und Streß durch Entspannung, Meditation und Gebet sowie durch spielerische und schöpferische Tätigkeiten.
5) Reinigen Sie das Bindegewebe durch Aderlaß, Schröpfen, Moxibustion, Sauna und Bäder.
6) Reinigen Sie die Seele von rheuma-auslösender Wut, Streß und unangemessenen Verhärtungen durch Geduld, Mitgefühl und den Willen, loszulassen und umzukehren. Das Universalheilmittel hierfür ist die Hildegardische Fasten- und Aufbaukur.

Im Vergleich zur Schulmedizin mit ihren drei Stoffklassen stehen uns in der Hildegard-Medizin über 100 Rheumamittel zur Verfügung. Die wichtigsten sind:

Indikation: *Rheumaschmerzen, Säftereinigung*

Wasserlinsen-Elixier (siehe S. 177)

1 Likörglas vor dem Frühstück, 1 Likörglas vor dem Schlafengehen. Insgesamt 3 Liter in 2 Monaten.

*

Indikation: *Verschlackung*

Wermut-Trank (siehe S. 123–124)

Jeden 2. Tag 1 Likörglas vor dem Frühstück kurmäßig von Mai bis Oktober.

*

Indikation: *Rheuma, Arthritis, Rheumaprophylaxe, Senkung von überhöhten Harnsäurespiegeln*

Quitten-Kur

> „Der Quittenbaum gleicht der Schlauheit ... Roh gegessen schadet die goldene Quittenfrucht weder dem Kranken noch dem Gesunden, aber gekocht oder gebraten ist sie dem kranken und dem gesunden Menschen sehr bekömmlich. Der Rheumatiker esse diese Frucht oft gekocht und gebraten, und sie vernichtet in ihm den Rheumastoff so, daß er weder in seinen Sinnen abstumpft [Zerebralsklerose] noch seine Glieder bricht [Arthrosis deformans], noch sie hilflos läßt. Und wer viel Speichel auswirft, esse die Frucht oft gekocht oder gebraten, und sie trocknet ihn innerlich und mindert seinen Speichel."

Jeder Hildegard-Patient sollte die Herbstzeit nutzen, um eine Quittenkur durchzuführen:

- Quitten, in Stücke geschnitten wie Äpfel

- Quitten-Kompott, 20 Minuten mit Wasser oder Wein gekocht
- Quittenkuchen, wie Apfelkuchen auf Mürbeteig gebacken
- Quittenmarmelade und Quittenbrot, in das man süße Mandeln und Galgant hineinarbeiten kann.

Quittenbrot ist das Hildegard-Konfekt und schmeckt nicht nur zu Weihnachten, sondern auch das ganze Jahr hindurch.

*

Indikation: *Rheumaschmerzen (Prophylaktikum), Grippewellen, Schmerzbeseitigung, Durchblutungsstörungen*

Dachsfell-Gürtel

> „Im Fell des Dachses liegt große Kraft. Mach dir nämlich daraus einen Gürtel und gürte dich damit über der bloßen Haut, und jede Verseuchung in dir verzieht sich, wie wenn ein großer Gewittersturm in milde und ruhige Luft übergeht, und (so lange du ihn trägst) wird dich keine Verseuchung befallen ... Denn die Dachskraft, womit sein Fell getränkt wird, gleicht fast dem Stahl. Wenn es auf der Haut eines Menschen aufliegt, dann durchdringt es diese wie Stahl das Eisen (überwindet) und läßt nicht zu, daß eine Verseuchung den Menschen befällt."

Die Dachshaare sorgen für eine gute Mikromassage der Haut und eine gute Durchblutung, so daß hier Schmerzstoffe in den Gelenken und im Bindegewebe abtransportiert werden können. Er hat sich bewährt zur Schmerzbeseitigung bei Arthrose, Arthritis und Ischialgien.

*

***Indikation:** Fehlsäfte, rheumatische Fieber, Hormonstörungen, Stoffwechselstörungen, Harnsäuregicht, Diabetes, Malaria*

Zimtwein

„Der Baum, von dem die Zimtrinde stammt, ist hochkalorisch und hat starke Kräfte. Seine Kalorität ist so stark, daß (Zimt) das Feuchte (in ihm) nicht aufkommen läßt. Wer ihn oft ißt, dem mindert Zimt die Fehlsäfte und führt Heilsäfte herbei. Wenn daher ein Mensch von gichtischer Lähmung [echte Gicht] erschöpft wird, und wer tägliche, dreitägliche und viertägliche Fieber [Malaria] hat, der nehme ein Stahlgefäß und gieße guten Wein darein, und in diesen lege er die Blätter und das Holz des Zimtbaumes, solange sie noch den Saft in sich haben, und lasse das am Feuer wallen [kochen]. Er soll es warm und oft trinken, und er wird geheilt werden."

In Ermangelung von Zimtbaumblättern haben auch Zimtrinde-Abkochungen in Wein geholfen. Man nimmt ein Röhrchen und kocht es in ¼ Liter Wein 3 Minuten ab, absieben, und fertig ist der Zimtwein.

Der Zimtwein hat sich bei immer wiederkehrenden Fieberschüben bewährt, dem sogenannten 3-Tage-Fieber oder 4-Tage-Fieber, wie es bei Malaria-Schüben auftritt, wie es aber auch bei Virusinfektionen immer wieder vorkommen kann. Auch zur Beseitigung von schlechten Säften (mali humores) ist der Zimtwein ein ausgezeichnetes Mittel.

*

***Indikation:** Polyarthritis (Universalmittel), Grippevorbeugung, echte Gicht, Rheuma*

Goldstaub (Nugget-Gold)

„Wenn ein Mensch rheumakrank (vergichtet) ist, nehme er Gold und koche es so, daß ihm keine Unreinheit mehr anhaftet, aber ihm auch nichts verlorengeht. Sodann mache er es zu Pulver, d. h. er mahle es. Dann nehme er etwa eine halbe Handvoll Weizenfeinmehl (Semmelmehl) und knete es mit Wasser und füge diesem Teig von diesem Goldpulver eine Menge von 0,6 g (Obulus) bei (und knete es darunter). In der Frühe nüchtern soll er (diesen Goldteig) essen. Sogleich am nächsten Tag soll er genauso aus Mehl und dem gleichen Gewicht Goldpulver einen Keks (backen) und ebenfalls morgens nüchtern essen. Das räumt für ein Jahr mit dem Rheuma in ihm auf. Das Gold bleibt zwei Monate lang in seinem Magen-Darm liegen, ohne ihn anzugreifen und geschwürig zu machen, und wenn dieser kalt [schlecht durchblutet] und verschleimt ist, wärmt und reinigt es diesen (Magen) ohne Gefährdung des Menschen. Wenn ein gesunder Mensch das macht, erhält es ihm die Gesundheit, und wenn er krank ist, wird er gesund."

Erfahrungsgemäß nimmt man die Goldkur nach einem Hildegardischen Aderlaß ein, weil hier der Körper schon gründlich umgestimmt ist. Das Gold liegt 2 Monate im Magen-Darm-Trakt und greift dennoch die Schleimhäute nicht an, macht sie auch nicht geschwürig. Im Röntgenbild konnte die Goldkur sichtbar gemacht werden. Ein Übergang in den Körper ist also ausgeschlossen, weil sich Gold nur in Königswasser auflösen kann. Das Gold verteilt sich im Magen-Darm-Trakt, wo es wahrscheinlich dafür sorgt, daß die Aggression des Immunsystems zurückgenommen wird. Es handelt sich also hier um eine echte Immun-Modulation, nicht eine Immunstimulation.

Die Hildegardische Goldkur darf nicht verwechselt werden mit der Behandlung durch hochgiftiges Goldsalz in der Schulmedizin. Die Giftigkeit der chemischen Goldsalze, die ins Blut übergehen, ist so groß, daß Entzündungen an den gesamten Schleimhäuten, Nierenentzündungen, lebensgefährliche Störungen der Blutbildung, Agranulozytose, Blutplättchenmangel, Leberschäden, Gehirnhautentzündung und Blindheit auftreten können. Der angeschlagene Gesundheitszustand des Rheumakranken wird dadurch nur noch mehr beeinträchtigt. Hildegards Goldkur dagegen verwendet naturreines Nugget-Gold und hat keine Nebenwirkungen.

Indikation: *Gichtschmerzen, Parkinson, Gliederzittern, Arthrose, Arthritis, Gichtfinger und -zehen, Herdrheuma*

Selleriesamen-Mischpulver

Rezept:

60 g Selleriesamenpulver
20 g Weinrautepulver
15 g Muskatnußpulver
10 g Gewürznelkenpulver
5 g Steinbrech

Man nimmt 1 TL Selleriesamenmischpulver auf Brot mit Quittenmarmelade und kaut diese Mischung kräftig durch. Bei schweren Gichtschmerzen kann man diese Methode dreimal täglich wiederholen.

Beides, Quitten wie auch Selleriesamen, senken den Harnsäurespiegel. Bereits nach kurzer Zeit lassen die Schmerzen nach, spätestens nach 8 Tagen. Sonst war es keine Harnsäuregicht. Die Kur beträgt 6–8 Wochen. Es handelt sich hier um unser bestes Gichtmittel, eine echte Alternative zum Aloporinol ohne dessen Nebenwirkungen. Gichtfinger bilden sich bei längerer Anwendung zurück. Bei starken Schmerzen nimmt man dreimal täglich 1 TL, dann 2 Wochen lang täglich 2 TL und schließlich 1 TL täglich bis zur Besserung. Bei wiederauftretenden Schmerzen (Gichtanfall) wieder 3 TL pro Tag.

*

Indikation: *Entschlackung von Magen und Darm, Darmpilzinfektion*

BÄRWURZBIRNENHONIG (siehe S. 89)

> „Wertvoller als Gold, beseitigt die Fehlsäfte und reinigt den Menschen von seinem Schimmel [-Pilzen]."

*

Indikation: *Ausleitungskur für die oberen Schleimhäute, Purgierkur, Beseitigung von schädlichen, schlechten Säften, von rheuma-auslösenden Schleim- und Schlackenstoffen mit Störungen der Speichelsekretion in Nasen- und Rachenschleimhaut*

ODERMENNIGPILLEN-KUR

Die Odermennigtabletten sind als homöopathisches Arzneimittel zugelassen; eine Selbstherstellung ist nur schwer möglich.

Die Pillen werden in der Sonne getrocknet. Man nimmt zwei Wochen lang 5–8 Pillen morgens im Bett bei Sonnenaufgang, läßt sie langsam zergehen und wartet mit dem Frühstück bis zur Mittagszeit.

*

Indikation: *Ausleitung und Reinigung vom Darm*

INGWER-AUSLEITUNGSKEKSE (siehe S. 47, 154)

1 Keks morgens vor dem Aufstehen, für eine Woche.

Rheumaschmerz-Behandlung durch Salben

Indikation: *Arthrose, Arthritis*

WERMUT-SALBE

Rezept:

10 g Wermutfrischsaft
6 g Hirschmark
10 g Hirschfett
8 g Rinderfett
6 g Olivenöl

Der Wermutsaft wird im Wasserbad mit Hirschmark und Hirschfett sowie Rinderfett erwärmt und zu einer Salbe gerührt. Das Wasser abpressen und in Salbentiegel füllen.
Mehrmals täglich kann man die Wermutsalbe auf die schmerzhaften Gelenke einmassieren. Die Wirkung verbessert sich durch die zusätzliche Massage vor einem Holzfeuer (besonders Ulmenholzfeuer), wobei das Ulmenholzfeuer alleine schon schmerzlindernd ist. Diese Anwendung wirkt Wunder. Bereits in wenigen Minuten nach Anwendung verschwinden die Schmerzen, und die Gelenke werden wieder beweglich.

Achtung! Wärme sollte bei entzündlichem akutem Rheuma bzw. Arthritis nicht angewendet werden, da sich die Entzündungszustände durch die Wärmeeinwirkung verschlimmern. Hier kann die Einreibung auch bei Raumtemperatur durchgeführt werden.

*

Indikation: *Gelenkschmerzen, Melanome, Seiten- und Rückenschmerzen*

Dachslebersalbe

Rezept:

1 Dachsleber
1 Dachsherz
2 l Wasser
500 g Blätter der schwarzen Johannisbeere
400 g Stabwurzkraut
100 g Dachsfett

Die Dachsleber und das Dachsherz werden zerkleinert, im Mixer püriert und 1 Stunde im Wasser aufgekocht. Anschließend gibt man die Kräuter und das Dachsfett hinzu, rührt nochmals kräftig durch und kocht das Ganze 5 Minuten auf. Die Flüssigkeit wird filtriert, das Wasser abgetrennt, die Dachssalbe kalt geschlagen und abgefüllt. Täglich einmassieren.

*

Indikation: *Gicht, Rheuma, Kopfschmerzen, Hirnwut (Zorn), schwaches vegetatives Nervensystem*

Tannensalbe

Rezept: Siehe S. 147

Herz, Sonnengeflecht und gegebenenfalls Schläfen und Stirn damit morgens und abends einmassieren.

*

Indikation: *Rheumaschmerzen*

(grünes) LORBEERFRUCHTÖL

Eventuell mit Sadebaumöl oder Buchsbaumsaft verstärken. Gelenke damit einmassieren.

*

Indikation: *Rheumaschmerzen, Neuralgien, Krämpfe*

ROSENÖL-OLIVENÖL (1%ig)

Rezept:

1 ml echtes Rosenöl
100 ml Olivenöl

Die beiden Öle mischen und täglich einmassieren.

*

Indikation: *Gicht, Rheuma, Polyarthritis, akuter Rheumaschub mit „tobendem" Schmerz*

STABWURZSALBE

Rezept:

1–2 EL frisches Stabwurzkraut
100 g Schweinefett
50 ml Olivenöl
Kleingehacktes Kraut mit Fett und Öl im Wasserbad rühren und unter Rühren abkühlen lassen. Die Stabwurzsalbe wird mehrmals täglich über den Schmerzstellen einmassiert.

*

Indikation: *Deformierendes Gelenkrheuma, Gicht, Lähmung*

THYMIANSALBE

Rezept:

1 g frische Salbeiblätter
2 g Gartenwolfsmilch
3 g Thymianblätter
15 ml Wasser
10 g Ziegenfett
20 g Schweinefett

Die Gartenkräuter werden kleingehackt, in Wasser aufgekocht und mit dem Fett im Wasserbad zu einer Salbe verrührt; diese läßt man abkühlen. Die Schmerzpartien mehrmals täglich mit Thymiansalbe einreiben.

Besonders bemerkenswert ist das Nachlassen von Knochenschmerzen bei Knochenmetastasen.

Rheuma- und Gicht-Packungen

Indikation: *Gelenkrheuma, Bandscheibenschmerzen, Polyarthritis, Gicht*

ESCHENBLÄTTER-PACKUNG

Anwendung:

Ca. 1 große Handvoll Eschenblätter pro betroffener Schmerzstelle mit ¼–½ Liter Wasser 5 Minuten abkochen, das Wasser abgießen und die warmen Blätter 1–2 Stunden als Kompresse auf die jeweilige Körperstelle binden. Das Ganze nochmals mit einer Plastikhülle einhüllen, um Fleckenbildung zu verhindern.

Indikation: *Kreuzschmerzen, Rückenschmerzen, Bandscheibenschaden, Hexenschuß*

WEIZENKÖRNER-PACKUNG

Anwendung:

1 kg Weizen mit 3 Liter Wasser 15 Minuten aufkochen, absieben, die warmen Körner auf ein Frottee-Handtuch ausbreiten und sich mit dem jeweiligen Körperteil für 2 Stunden auf diese warmen (nicht zu heißen) Körner legen. Mit einem Zusatztuch die Packung befestigen, damit die Körner nicht herausfallen. Dazu auch warmen Galgantwurzel-Wein servieren.

*

Indikation: *Rheumaschmerzen, stechende Schmerzen*

frische WEGERICH-BLÄTTER

Anwendung:

Eine Handvoll Wegerichblätter pro Körperstelle in ¼–½ Liter Wasser kochen, das Wasser absieben und die warmen Kräuter als Kompresse 1–2 Stunden auflegen.

*

Indikation: *Harnsäuregicht, (Trinker-)Gelenkrheuma, Hexenschuß, Ischialgie*

Petersilie-Weinraute-Olivenöl-Packung

Anwendung:

10 g frische Petersilienblätter
40 g Weinrauteblätter
100 ml Olivenöl

Die Kräuter kleinhacken, mit Olivenöl aufköcheln lassen, mit einer Mullbinde als Kompresse warm auf die Schmerzstelle aufbinden. 1–2 Stunden liegen lassen.

Rheuma-Elixiere

Indikation: *Rheumaschmerzen, Muskelschmerzen, Weichteilrheuma, Vichtleiden*

Krauseminzen-Elixier

„Wen Gicht/Rheuma plagt, der stoße die Krauseminze (zu Saft) und seihe den Saft durch ein (Filter-)Tuch und gebe etwas Wein dazu. Das soll er morgens, abends und nachts trinken, und das Rheuma/Gicht wird ihn verlassen."

Rezept:

20 ml Krauseminzensaft (-Urtinktur) – Firma Jura –
80 ml Wein

Saft mit Wein mischen. Man nimmt vor dem Frühstück 1 Likörglas davon, ebenso abends nach dem Abendessen und nachts vor dem Schlafengehen.

Bei Magenunverträglichkeit reduziert man die Menge auf 1 TL. In Ausnahmefällen kann man auch Krauseminzen-Urtinktur nehmen (5–10 Tropfen in 1 Likörglas Wein morgens, abends nach dem Abendbrot und nachts).

*

Indikation: *Multiple Sklerose, Gicht, Vergichtung, Nervenleiden, Lähmung nach Schlaganfall*

Schlehenaschen-Elixier

„Denn wertvoller als Gold ist dieser Trank. Der Schlehdorn hat nämlich eine scharfe und heftige Kalorität. Er soll deshalb zu Asche gemacht werden, daß seine Geschmackssubstanz von jeglichem schädlichem Schlier befreit wird, damit er milder wird. Denn sein Saftiges wäre zum Einnehmen viel zu heftig. Die Kalorität seiner Asche mit jener der Nelken und des Zimts und des Honigs samt der Kalorität des Weines abgestimmt, räumt mit den unrichtig kalorischen und unrichtig frigidischen Humores auf, welche die Gichtanfälle hervorrufen."

Rezept:

40 g Schlehenasche
30 g Gewürznelkenpulver
60 g Zimt
100 g abgeschäumten Honig
3 Liter Wein

Schlehenasche, Nelken und Zimt 5 Minuten in Honigwein aufkochen, absieben und steril abfüllen.
4 Wochen lang nimmt man 1 EL vor und 1 Likörglas nach den Mahlzeiten, macht dann 14 Tage lang Pause und wiederholt die Einnahme für 3–6 Monate.

Mit dem Schlehenaschen-Elixier gibt es gute Erfahrungen bei der Beseitigung von Lähmungserscheinungen nach dem Schlaganfall oder auch von Lähmungen bei einer noch nicht lange währenden Multiplen Sklerose. Das Mittel muß langfristig genommen werden bei gleichzeitiger Umstellung der Ernährung auf Dinkel, Obst und Gemüse und absoluter Vermeidung von Rohkost.

*

Indikation: *Gicht, Rheumaschmerzen, Rheumaherde*

WEGERICHSAFT (Urtinktur)

5–10 Tropfen in 1 Likörglas Petersilienhonigtrank nach dem Essen.

*

Indikation: *Rückenschmerzen, Kreuzschmerzen, Seitenstechen, Bandscheibenschmerzen*

GALGANTWURZEL-WEIN

> „Wer im Rücken oder in der Seite von Fehlsäften (mali humores) Schmerzen leidet, der lasse Galgantwurzel in Wein sieden (wallen) und trinke das oft, und der Schmerz wird vergehen."

Rezept:

1 TL Galgantwurzeln (geschnitten)
1 Glas guter Wein
Galgantwurzeln 2–3 Minuten in 1 Glas Wein aufkochen, absieben, warm schluckweise trinken.

*

Indikation: *Rheuma*

FRÜHLINGSFARNBAD

„Wer vergichtet [rheumakrank] ist, der nehme den Farn, solange er (noch) grün ist, und koche ihn in Wasser, und er bade oft in diesem Wasser, und die Gicht wird weichen."

Anwendung:

5 Farnwedel klein schneiden in 1 Liter Wasser 5 Minuten aufkochen, das Wasser absieben und in eine Badewanne gießen, bei 38 °C 20 Minuten baden.

Bemerkung: In Ermangelung von frischem Frühlingsfarn kann man auch Farnsaft nehmen (ca. 10 ml auf ein Vollbad).

Die Edelstein-Therapie der heiligen Hildegard

Drei Edelsteine haben sich besonders in der Rheuma-Therapie bewährt:

Der CHRYSOPRAS, als Scheibe auf die bloße Haut gelegt, hat sich bei Fingerarthritis, Gelenkrheuma, Hüftarthrose und auch Knie-Arthrose außerordentlich gut bewährt. Gerade die entzündeten Gelenke geben bei der Kühlung mit Chrysopras ihre Entzündungsenergie ab, wodurch die Schmerzen in wenigen Minuten nachlassen.

JASPIS-SCHEIBE: Bei Weichteilrheuma, Neuralgie und Ischialgie auf die Schmerzstelle mit einem Leukosilk-Pflaster kleben und 1–3 Tage liegenlassen. Besonders bei Ischialgien sind große Erfolge zu verzeichnen, wobei die Jaspis-Scheibe direkt auf die Stelle des Ischias geklebt wird, wo der Hauptschmerz sitzt.

SAPHIR: Der Saphir wird für 15 Minuten in den Mund genommen und eignet sich besonders zur Beseitigung von ganz schlimmen Rheuma-Attacken und Gichtanfällen.

Gicht- und Rheuma-Diät

Die echte Gicht wird von Hildegard als „podagra" (also echte Harnsäuregicht) in ihrem letzten Kapitel des Lehrbuches von Kopf bis Fuß beschrieben. Sie beruht schließlich nur auf zwei Ursachen, nämlich auf einer Ernährung mit zuviel Fleisch, fettem Käse, Eiern und Milchprodukten sowie zu starkem Alkoholkonsum:

> „Wer weiches, üppiges Fleisch an seinem Körper hat, und häufig allerlei Leckerbissen verspeist, wird leicht von der Großzehen-Gicht befallen ...
>
> Es ereignet sich auch bei den Leuten, die allerlei durcheinander essen, daß sie danach leicht krank werden. Wenn also solche Leute im Übermaß allerlei leckere Speisen zu sich nehmen, so gewinnen die schlechten Säfte in ihnen die Oberhand, fließen in ihnen über und vermehren sich so, daß es unmöglich wird, sie zurückzuhalten, daß sie nicht ohne Ordnung hin und her fließen und so endlich in die unteren Körperteile herabfallen und in den Schenkeln und Füßen sich austoben. Und weil sie hier keinen Ausweg finden und wieder nach oben steigen wollen, es aber nicht können, so verbleiben sie in den unteren Gliedern, werden in Schleim [Schlacke] umgewandelt und verhärten sich. Dann empfindet solch ein Mensch in seinen Beinen und Füßen, daß die Großzehengicht da ist, und er leidet an dermaßen großen Schmerzen, daß er kaum mehr gehen kann."

Bewährt hat sich bei Gicht und Rheuma eine Diät auf der Basis von Dinkel, Obst und Gemüse unter Vermeidung von tierischem Eiweiß. Dazu gehören auch die Kenntnisse einiger spezieller Gicht- und Rheumamittel, wie z. B.:

Dillkraut

„Roh taugt er nicht zum Essen, weil er mehr von der Erdfeuchte als der Fenchel in sich hat, und er zieht sogar noch etwas von den Erdfetten an sich. Daher ist es schlecht für den Menschen, Dill roh zu essen. Wenn er aber gekocht gegessen wird, dann räumt Dill mit dem Rheuma auf. In dieser Form ist es also nützlich, Dill zu essen."

Am zweckmäßigsten ist es daher, Dill in Saucen – z. B. der sogenannten „grünen Sauce", Goethes Lieblingssauce – zu verwenden.

*

Indikation: *Lähmungen*

Weinraute

3–4 Weinrauteblätter nach dem Essen nehmen oder 1 Weinraute-tablette

Weinraute gehört zu den Solitärdrogen, d. h. jenen Pflanzen, die auch für sich alleine schon eine Heilwirkung haben. Dabei ist die Rohpflanze frisch besser als die Weinraute-Tablette, die man aber auch das ganze Jahr über nehmen kann. „Amaritudines" heißt wörtlich: Verbitterung und bedeutet bei Hildegard auch Übersäuerung, beispielsweise durch Gallensäure und wahrscheinlich auch Acidose, wie sie bei der Diabetes vorkommt. Neuere Ergebnisse haben gezeigt, daß die Weinraute in der Lage ist, die Hyalinfasern, d. h. die Fasern, die Nerven schützen, zu regenerieren. Und genau das ist das Einsatzgebiet der Weinraute bei Multiple Sklerose.[3]

*

[3] Die Erforschung der Heilwirkung der Weinraute wird von der „Carstens-Stiftung für Naturheilkunde" unterstützt.

Indikation: *Gicht, Rheumaleiden mit Fieberschüben, Arteriosklerose*

ZWIEBELN

Nur gekocht sind Zwiebeln gesund; eine Zwiebelsuppe ist ein gutes Antirheumatikum, allerdings auch ein Testmittel für Magenkranke, die darauf mit Blähungen reagieren können. (vgl S. 62)

HIRSCHLEBER

> „Wenn aber jemand die Hirschleber ißt, dann vertilgt diese aus ihm die Gicht und reinigt seinen Magen und macht diesen sauber."

*

Aus diesen Erkenntnissen läßt sich ein Speiseplan für Rheuma, Gicht und Lähmung zusammenstellen:

Speiseplan für Rheuma-Patienten

Montag:
Zwiebelsuppe, Buntes Gemüsegulasch mit gebratenen Kräutergrießschnitten, Dinkel-Kopfsalat
Quittenmus
abends: Suppe, Dinkelbrot mit Kräuterquark, Fencheltee

Dienstag:
Kürbissuppe, Dinkelbratlinge mit Gemüsestreifen und vielen Kräutern, Galgantsoße, grüner Salat
gefüllte Birnenhälfte
abends: Suppe, Hildegard-Gemüsesalate, vegetarischer Brotaufstrich auf Dinkelbrot

Mittwoch:
Maronisuppe, Lammkeule „Provencal", grüne Bohnen, Dinkelspätzle, grüner Kräutersalat
Quittenkuchen
abends: Apfel-Quitten-Zwiebackauflauf

Donnerstag:
Minestrone, überbackenes Fenchelgemüse mit Kräutergrießplätzchen, grüner Salat mit Dinkelkörnern (= Dinkel-Kopfsalat)
abends: gefüllte Zucchini-Schiffchen mit Hildegard-Gemüse und Bechamel-Sauce, Dinkelbrot

Freitag:
Fenchelsuppe, Lachsforellenfilet auf Blattspinat, Dillsauce, Dinkelnudeln, Dinkel-Kopfsalat
Himbeerquark
abends: Suppe, vegetarischer Brotaufstrich, Butter, Dinkelbrot, Rote-Bete-Apfelsalat

Samstag:
Kalbsfuß-Brühe, Dinkelreis-Gericht indischer Art (süß-sauer), Dinkelkopfsalat; Dessert: glasierte Maroni
abends: Dinkel-Kräuterpfannkuchen mit Gemüse

Sonntag:
Rote-Bete-Suppe, Hirschleber gebraten mit Apfel- und Zwiebelringen auf Dinkel-Kastanien-Nudeln, grüner Salat
Orangencreme
abends: Dinkelpfannkuchen mit Quittenkompott

11. LEBEN IM RHYTHMUS DER NATUR

Hildegards Frauenheilkunde

Fallbericht:

Die Patientin, 30 Jahre alt, leidet seit der Pubertät unter so starken Menstruationskrämpfen, daß sie durchschnittlich 2½ Tage das Bett hüten muß. Es treten starke Übelkeit, Herzstiche, Kopfschmerzen und Brechreiz auf. Die Patientin ist durch die Mutter erblich belastet, die ebenfalls unter schmerzhaften Menstruationskrämpfen gelitten hat. Durch die Einnahme von 5mal täglich 1–2 Fenchel-Galgant-Tabletten konnten die schmerzhaften Krämpfe derartig verringert werden, daß die Patientin nur noch höchstens einen halben Tag abliegen braucht. Der Fenchel verstärkt die krampflösende Wirkung und macht die Einnahme von Galgant geschmacklich angenehmer.

1. Vom günstigen Zeitpunkt der Zeugung

Das Frauenleben ist auf geheimnisvolle Art und Weise dem Rhythmus des Lebens unterworfen, weil sich im Zyklus von Zeugung, Schwangerschaft, Geburt, Pubertät, Menstruation und Klimakterium der kosmische Rhythmus der Natur widerspiegelt. Damit nimmt die Frau aktiv am Schöpfungsprozeß teil: Keimen, Reifung und Frucht sind Gottes eigene Schöpfungsprozesse. Hildegard schreibt sogar, daß in allen Keimen der Same Gottes verborgen ist und daß beim Zeugungsakt die Lebenskraft und damit auch das Heil eines Menschen in Gang gesetzt wird:

„Es gibt eine Kraft aus der Ewigkeit. Und diese Kraft ist grün. Der lebendige Gott geht aus, wird grünender Leib, bringt reifende Frucht: das ist das Leben."

Von ganz besonderer Bedeutung für die Gesundheit eines Menschen sind daher auch die Vorbereitungszeit und die Einstellung der Eltern zum Zeitpunkt der Zeugung, weil in Sperma und Ei der genetische Bauplan für die Zukunft des Kindes vorprogrammiert enthalten ist. Die Zeit vor der Zeugung ist daher im Sinne einer Prävention anzusehen, den Zustand des Erbgutes durch eine vernünftige Lebensweise ohne Suchtmittel und Drogen sowie durch eine gute Ernährung mit Dinkel, Obst und Gemüse in eine optimale Form zu bringen, um erbliche Belastungen möglichst zu vermeiden.

Die Gesundheit des Menschen ist außer vom Reifezustand der Eltern auch von der richtigen Mondphase abhängig, denn das menschliche Gehirn ist Tag und Nacht den kosmischen Strahlen ausgesetzt, und so werden auch durch die Mondphasen im Gehirn Hormone ausgeschüttet, die unter der Vermittlung von Nervenfasern in der Hypophyse (der Hirnanhangsdrüse) stimuliert werden. Bereits vor 800 Jahren beschreibt Hildegard die Funktion und die Form der Hypophyse und spricht von ihren beiden Hälften, der hormonellen Hälfte, in der die Sexualhormone ausgeschüttet werden, und dem Lappen, der mit seinen Nervenfasern mit dem Großhirn verbunden ist. Gedanken und Gefühle senden so über die Nervenfasern ihre Botschaften über die Hirnanhangsdrüse in den Körper und wirken auf die Sexualität von Mann und Frau.

„Die Hirnschale im Haupte der Frau ist geteilt, damit sich auf diesem Wege bei der Menstruation die Gefäße öffnen und die Menstruationsblutung ausfließen kann. Gleichzeitig öffnet sich auch die Hypophyse, damit die Reinigung bei den Frauen zum Zeitpunkt der Menstruation ablaufen kann. Nachdem aber die Reinigung beendet ist, schließt sich die Hirnschale wieder und hält die Gefäße fest, damit weiterhin kein Blut ausfließen kann. Fließen aber die Blutbäche der Frau zur unrechten Zeit und nicht der Ordnung entsprechend, dann leidet die Frau unter vielerlei Schmerzen mit Fiebern, Magen-, Seiten-, und Nierenschmerzen, und diese Schmerzen verhindern, daß sich die Hypophyse rechtzeitig verschließt. Dann empfindet eine Frau Schmerzen wie ein Mann, der durch ein Eisen verwundet ist, und deshalb muß sie zu dieser Zeit mit Sorgfalt auf sich achten, damit sie nicht weiteren Schaden erleidet, weil auch ein Arzneimittel nur mit Vorsicht angewendet werden darf."

Wer gesunde Kinder haben will, soll sich daher auf die Zeugung vorbereiten und möglichst schon drei Monate vorher sich einer gründlichen Reinigung von Körper, Seele und Geist unterziehen, die Ernährung auf Dinkel, Obst und Gemüse umstellen und die von Hildegard in ihrer Psychotherapie beschriebenen sieben starken Heilkräfte zur Hilfe bitten, und zwar:

- die Liebe zum Himmel
- die Disziplin
- die Bescheidenheit
- das Mitgefühl
- das Gottvertrauen
- die Geduld und
- die Sehnsucht zu Gott.

2. Die Schwangerschaft

Die Schwangerschaft steht unter den acht selig machenden Schutzmächten, die Hildegard in ihrer Psychotherapie als zwei Dreier-Gruppen und eine Zweier-Gruppe charakterisiert:

1) Abstinentia (Enthaltsamkeit)
2) Vera largitas (Großherzigkeit)
3) Pietas (Güte)

4) Veritas (Wahrheitsliebe)
5) Pax (Friede) und daraus
6) Felicitas (Glück)

7) Discretio (das rechte Maß)
8) Salvatio animarum (das Seelenheil)

Diese Schwangerschaftstugenden sind das schönste Geschenk, das eine Mutter ihrem Kind in die Wiege legen kann, um damit seine ganze Biographie zu prägen und Gesundheit an Leib und Seele zu vermehren. Fehlen diese Kräfte, so können nach der Sicht Hildegards folgende Schwächezustände auftreten:

1) Ingluvis ventri (in sich hineinschlingen, die Schlemmerei)
2) Acerbitas (sauer werden)
3) Impietas (die Lieblosigkeit)
4) Fallacitas (die Lüge)
5) Contentio (die Streitsucht)
6) Infelicitas (die Schwermut oder Traurigkeit)
7) Immoderatio (die Maßlosigkeit)
8) Perditio animarum (die tote oder verlorene Seele)

Die seelischen Schwächezustände können starke Reaktionen im Körper hervorrufen, besonders im Magen-Darmtrakt. Das Baby ist also bereits in der Schwangerschaft durch diese Kräfte geprägt, die später zu chronischen Magen-Darmkrankheiten auswachsen können, wie der Gastritis, der Kolitis, Morbus Crohn oder der Zöliakie. Wenn man später im Erwachsenenalter dieses Problem entdeckt, dann löst sich dieses Problem meistens dadurch, daß alte Wunden in der Schwangerschaft erkannt werden und vergeben werden, so daß man in Frieden mit seinen Eltern auskommen kann.

Von ganz besonderer Bedeutung in der Schwangerschaft ist die Kraft der Abstinenz: vom Alkohol, vom vielen Essen und Trinken, von Bohnenkaffee, Zigaretten-Rauchen, von Drogen, von überflüssigen Arzneimitteln, ja sogar vom Geschlechtsverkehr. Alle diese Faktoren führen in der Sicht der Hildegard-Medizin zu einer Belastung in der Schwangerschaft und haben manchmal den Fruchtabgang oder eine Frühgeburt zur Folge. Der drohende Fruchtabgang (habitueller Abortus) läßt sich ziemlich einfach durch eine Hainbuchen-Suppe vermeiden.

Indikation: *Fruchtabgang, drohender/habitueller Abortus*

Hainbuchenblätterzweige

Rezept:

> 1 Handvoll Hainbuchenblätterzweige im Frühling wie Petersilie kleinschneiden, in 1/4 Liter Kuhmilch aufkochen, mit 1 EL Dinkelmehl verrühren, 1 Ei hineinschlagen und mit Gewürzen abschmecken.

Im Frühjahr wird bei drohendem Fruchtabgang eine Kur unternommen, nicht erst dann, wenn wieder ein Fruchtabgang akut ist, sondern prophylaktisch. Im Winter kann man die Hainbuchen-Urtinktur nehmen und davon täglich 10 Tropfen in einer Dinkelmehl-/-grieß-Suppe täglich zu sich nehmen.

Bei Schwangerschaftserbrechen hilft zuverlässig das Bibernell-Mischpulver. Täglich 3–5 Dotter-Kekse essen und 1–3 Msp. Bibernellmischpulver aufs Brot streuen.

Um Schwangerschaftsstreifen zu vermeiden, prophylaktisch täglich den Unterleib mit Veilchencreme (siehe S. 187) einmassieren. Dadurch wird verhindert, daß die elastischen Fasern unter dem Einfluß der Schwangerschaft einreißen.

Krampfadern kann die Schwangere vorbeugen, wenn sie während der Schwangerschaft keine Medikamente nimmt, sondern die Beine mit Mariendisteltinktur zum Herzen hin morgens und abends ausmassiert.

Während der Schwangerschaft soll die werdende Mutter möglichst Dinkel, Obst und Gemüse essen – unter Ausschluß von zu viel rotem Fleisch, fettem Käse und Eiern, die die Östrogen-Produktion zu sehr ankurbeln. Zu vermeiden sind auch Majonnaise und Eis-Speisen, um das Risiko von Salmonellose geringzuhalten. Anämische Zustände können mit Hühnerleber-Aufstrich beseitigt werden, den man sich folgendermaßen leicht herstellen kann:

Rezept: Hühnerleber-Aufstrich

Zwiebeln in Butter oder Öl andünsten, Hühnerleber (von freilaufenden Hühnern) dazugeben und beiderseitig anbraten, die ganze Masse in der Küchenmaschine zerkleinern, mit Gewürzen abschmecken und als Brotaufstrich benutzen.

Aus ganzheitlicher Sicht ist die Schwangerschaft ein Zustand des Glücks, der Freude und der Hingabe an das neue Leben. Wer in solcher Atmosphäre sein Kind zur Welt bringt, hat das Optimale für die Gesundheit des Kindes getan. Bei der Geburt sollte der Ehemann unbedingt zur Stelle sein und sich das großartige Erlebnis einer natürlichen Geburt niemals entgehen lassen. Während der Geburt hilft die Jaspis-Scheibe, die die Geburtswege öffnet:

> „Wenn eine Frau das Kind zur Welt bringt, und auch nachher, während der ganzen Zeit ihres Kindbettes, halte sie einen Jaspis in der Hand, damit die bösen Luftgeister ihr und dem Kind umso weniger schaden können. Denn die Zunge der alten Schlange züngelt nach dem Schweiß des Kindes, welches aus der Mutter austritt, und daher stellt sie sowohl dem Kind als auch der Mutter besonders zu dieser Zeit nach."

Das Wissen um die Gefahren des Neugeborenen findet sich bei den verschiedensten Naturvölkern. Von wissenden und weisen Müttern wurde der Augenblick des Eintretens eines Menschen in das Leben seit Urzeiten als ein besonderer Augenblick gesehen, nämlich des Rückerinnerns an den Zustand des Paradieses, von dem jedes Baby in seinem Angesicht strahlt.

Lebensstil und richtige Ernährung der Mutter während der Schwangerschaft bilden bereits wichtige Voraussetzungen für das seelische und körperliche Wohlergehen des Kindes. In der „Ernährungstherapie der heiligen Hildegard" habe ich über wichtige Ernährungsregeln für die Säuglingsernährung berichtet, die sich in der Praxis bei Hunderten von Kleinkindern bewährt haben. Alle Mütter, die diese Regeln praktiziert haben, loben die Fröhlichkeit ihrer Kinder und das gute Wachstum der Muskeln während der ersten paar Monate.

Innerhalb weiter Grenzen entwickeln sich die geistigen und körperlichen Fähigkeiten des Kindes gemäß seiner Erbanlagen umso gesünder, je richtiger sich eine Mutter während der Schwangerschaft und danach ernährt. Eine abwechslungsreiche, gemischte, vollwertige Ernährung mit pflanzlichem Eiweiß und tierischem Milcheiweiß ist die Grundlage für die gesunde Entwicklung des Organismus. Dazu gehört auch, daß die Mutter täglich einen halben bis dreiviertel Liter Milch (vorzugsweise Ziegenmilch), viel Obst, Gemüse, Blattsalat, frische Butter, Dinkel in jeder Form, Fleisch wie z.B. Geflügel, Ziege, Hammel und Wild sowie wöchentlich eine Hühnerleber (gebraten oder als Hühnerleber-Aufstrich oder als Ragout oder gedämpft) zu sich nimmt.

Die Ernährung mit Muttermilch bietet die beste Garantie für eine optimale Entwicklung des Säuglings, für das Wachstum des Organismus, die Entwicklung seines Kreislaufs, die Stärkung seines Immunsystems. Wie durch Professor Weuffen festgestellt, überträgt die Muttermilch ein natürliches Antibiotikum, das sogenannte Rhodanid, auf das Baby, um ihm den besten Schutz in den ersten Tagen seines Erdenlebens vor Viren, Bakterien, Pilzen und sonstigen Infektionserregern angedeihen zu lassen. Interessanterweise findet sich das Rhodanid oder Thiocyanat vorzugsweise in Dinkel, Obst und Gemüse, so daß sich von hier aus eine natürliche Ernährung anbietet. Als Hauptgetränk sollte die Mutter in dieser Zeit Fencheltee zu sich nehmen.

3. Leben im Rhythmus der Natur

In der Zeit der Wandlung vom Mädchen zur Frau macht die Heranwachsende unter dem Einfluß kosmischer Energie einen großen emotionalen und intellektuellen Wachstumsschub mit, wobei der Rhythmus der Frau auf den Rhythmus der Natur umgestellt wird, der weitgehend von den Mondphasen abhängig ist.

Vom Zeitpunkt der ersten Menstruation an lebt auch die Frau im natürlichen Rhythmus der Mondphasen und hat weniger zu leiden, wenn die Ovulation (Eisprung) bei Vollmond und die Menstruation im Neumond stattfindet:

„Stellt sich bei einer Frau die monatliche Reinigung bei zunehmendem Monde ein [also bei Vollmond], dann hat sie in dieser Zeit mehr Beschwerden dabei, als wenn es ihr bei abnehmendem Mond zustoßen würde, weil bei zunehmendem Mond ihr Blut an Menge zunehmen müßte, das dann während des Monatsflusses vermindert wird."

Auch der geistige und psychische Kreativitätszyklus einer Frau verläuft parallel zum Monatszyklus und damit zu den Mondphasen. Daher ist ein wichtiger Schritt für die weibliche Gesundheit das Bewußtsein, in diesen Zyklen zu leben.

4. Die Lehre von den vier Temperamenten

Die Vier-Temperamenten-Lehre geht auf den griechischen Arzt und Philosophen Hippokrates (400 v. Chr.) zurück. Er benannte die vier Temperamente nach den Körpersäften:

- Sanguiniker (lat. sanguis = Blut)
- Choleriker (griech. collos = gelbe Galle)
- Melancholiker (griech. melas collos = schwarze Galle)
- Phlegmatiker (griech. phlegma = Schleim)

Dem Namen nach waren die vier Temperamente den alten Ärzten von Galen bis Paracelsus und darüber hinaus bis zu Sigmund Freud und C. G. Jung sehr wohl bekannt, aber nicht in der Beschreibung, wie sie Hildegard gibt. Ihre Temperamentenbeschreibung als Sexualpathologie unterscheidet sich von der gesamten Tradition. Sie ist bei Hildegard der Schlüssel für das Verständnis der richtigen Partnerwahl, sogar Berufswahl, der Gesundheit der Kinder und des zwischenmenschlichen Verhaltens. Besonders bemerkenswert ist die Erkenntnis, daß durch den zu frühen Einsatz des Klimakteriums und die dadurch fehlende Blutreinigung schwere Krankheiten, sogar Krebskrankheiten auftreten können. Zur Verhütung dieser Risiko-Krankheiten gibt es in der Hildegard-Heilkunde den regelmäßigen Hildegardischen Aderlaß, die Wasserlinsen-Kur zur Stärkung der Abwehrkraft sowie die regelmäßige Dinkelkost.

Hildegard beschreibt, wie die Liebesfähigkeit bzw. -unfähigkeit von den vier Temperamenten abhängen kann. Sie beschreibt sogar die Stärke der Sexualität in Abhängigkeit von diesen Temperamenten, ja auch die Anlage zu Wollust oder zur Enthaltsamkeit, den Geschlechtsakt und die Eigenschaften der Kinder, die teilweise von der Partnerwahl oder von der Stärke der Liebe bei der Zeugung abhängig sind. Die Gesamtentwicklung der Persönlichkeit wird bei Hildegard von der Zugehörigkeit zu den vier Temperamenten bestimmt. Obwohl heute die meisten Menschen eine gemischte Persönlichkeit haben, sind einige Charaktereigenschaften mehr oder weniger stark ausgeprägt.

Wir beschränken uns im folgenden auf Hildegards Charakterisierung der vier Temperamente:

1) Von den Sanguinikerinnen

„Einige Frauen sind sehr begehrt, haben weiches, liebliches Fleisch, dünne Gefäße und gesundes Blut, frei von Fäulnis. Weil ihre Gefäße dünn sind, haben sie auch weniger Blut in sich, und ihr Fleisch wächst umso kräftiger und ist desto stärker mit Blut durchmischt. Solche Frauen haben ein helles, weißes Angesicht, sind in der Liebe entgegenkommend, liebenswürdig, lieben künstlerische Arbeiten und halten sich zurück. Bei der monatlichen Reinigung verlieren sie nur wenig Blut, ihre Gebärmutter ist zum Gebären kräftig entwickelt. Daher sind sie fruchtbar und können den männlichen Samen aufnehmen. Dennoch bringen sie nicht besonders viele Kinder zur Welt, und wenn sie ohne Gatten leben und deshalb keine Kinder gebären, neigen sie zu körperlichen Beschwerden. Wenn sie aber Gatten haben, sind sie gesund. Werden beim Monatsfluß vor der natürlichen Zeit bei ihnen Blutstropfen abgesperrt, so daß sie nicht ausfließen, dann werden sie manchmal schwarzgallig oder an Schmerzen in der Seite leiden, oder es wird ein Wurm in ihrem Fleisch wachsen, oder es werden fließende Drüsen, welche Skropheln [Lymphknoten] genannt werden, bei ihnen aufbrechen, oder es wird sich bei ihnen ein, allerdings nur mäßiger, Aussatz entwickeln."

2) Von den Phlegmatikerinnen

„Andere Frauen aber gibt es, deren Fleisch nicht viel wächst, weil sie dicke Gefäße haben und ziemlich gesundes Blut von heller Farbe, aber ein wenig Schleim enthaltend, woher es die helle Farbe hat. Ihr Gesichtsausdruck ist ernst, ihre Hautfarbe etwas dunkel; sie sind fleißig und tüchtig, und ihre Gemütsart ist etwas männlich. Zur Zeit des Monatsflusses rinnen die ausfließenden Blutbäche weder zu stark noch zu schwach, sondern mäßig. Weil sie dicke Gefäße haben, sind sie in ihrer Nachkommenschaft sehr fruchtbar, empfangen auch leicht, weil ihre Gebärmutter wie auch die übrigen Eingeweide kräftig gebaut ist. Sie ziehen die Männer an und nach sich, und deshalb lieben die Männer sie. Wollen sie sich des Umgangs mit Männern enthalten, so können sie sich vor der Verbindung mit ihnen zurückhalten und werden davon nicht viel, wenn auch etwas, mitgenommen. Jedoch werden sie, wenn sie die Vereinigung mit Männern vermeiden, in ihrem Wesen unleidlich und unangenehm. Wenn sie aber mit Männern verkehrt haben, weil sie sich von der Verbindung mit ihnen nicht zurückhalten wollten, dann werden sie in ihrer Leidenschaft unenthaltsam und maßlos wie die Männer. Weil sie etwas männlich sind, entwickelt sich bei ihnen infolge der ihnen eigenen Lebhaftigkeit zuweilen ein leichter Bartflaum in der Gegend des Kinns. Wird aber der Blutfluß während des Monatsflusses vorzeitig bei ihnen unterbrochen, dann befällt sie entweder ein Kopfleiden, die Hirnwut, oder sie werden milzkrank oder wassersüchtig, oder das wuchernde Fleisch, welches sich bei Geschwüren regelmäßig findet, nimmt bei ihnen an Wachstum zu, oder sie bringen an irgendeinem Gliede wucherndes Fleisch hervor, etwa so, wie eine Geschwulst an einem Baume oder an einer Obstfrucht."

3) Von den Cholerikerinnen

„Wieder andere Frauen haben zartes Fleisch, aber grobe Knochen, mäßig weite Gefäße, dickes und rotes Blut und eine bleiche Gesichtsfarbe. Sie sind klug und wohlwollend, von den Leuten wird ihnen Ehrfurcht erwiesen, und sie werden gefürchtet. Beim Monatsfluß leiden sie an starkem Blutverlust, die Gebärmutter ist bei ihnen kräftig entwickelt, und sie sind fruchtbar. Die Männer lieben ihr Wesen, haben aber trotzdem einige Scheu vor ihnen, weil solche Frauen die Männer zwar anlocken, aber nicht für die Dauer nach sich ziehen. Sind sie mit Männern ehelich verbunden, dann sind sie keusch, bewahren ihnen die Treue und sind mit ihnen körperlich gesund. Bleiben sie unverheiratet, so werden sie an ihrem Körper Schmerzen erleiden, und sie werden schwach sein, sowohl deshalb, weil sie nicht wissen, welchem Manne sie ihre Weibestreue bewahren könnten, wie auch besonders deshalb, weil sie ... keinen Gatten haben. Hört der Monatsfluß vor der richtigen Zeit bei ihnen auf, dann werden sie leicht gelähmt und zerfließen in ihren Säften, so daß sie in diesen Säften krank werden, sei es, daß sie an der Leber leiden oder auch leicht an der schwarzen Drachengeschwulst [Krampfadern] erkranken oder daß ihre Brüste vom Krebs anschwellen."

4. Von den Melancholikerinnen

„Noch andere Frauen haben mageres Fleisch, dicke Gefäße und mäßig starke Knochen. Ihr Blut ist mehr schleimig als blutig, ihre Gesichtsfarbe ist wie mit einem blaugrauen und schwarzen Ton gemischt. Solche Frauen sind windig und unstet in ihren Gedanken und von übler Laune, wenn sie durch eine Beschwerde dahinsiechen. Sie haben ein wenig widerstandsfähiges Naturell und leiden deshalb manchmal an Schwermut. Beim Monatsfluß verlieren sie viel Blut, und sie sind unfruchtbar, weil sie eine schwache und hinfällige Gebärmutter haben. Daher können sie den männlichen Samen weder aufnehmen und behalten noch auch ihn erwärmen. Sie sind deshalb ohne Gatten gesünder, kräftiger und fröhlicher als mit ihnen, weil sie nach dem ehelichen Verkehr schwach werden. Die Männer aber wenden sich von ihnen ab und meiden sie, weil solche Frauen sie nicht freundlich anreden und weil sie sie nur wenig lieben. Werden sie einmal zu irgendeiner beliebigen Stunde von einem fleischlichen Gelüst ergriffen, so vergeht dies bei ihnen schnell wieder. Indessen kommt es vor, daß einzelne von diesen Frauen in der Ehe mit robusten, vollblütigen Männern, wenn sie ein kräftiges Alter, so etwa von fünfzig Jahren, erreicht haben, wenigstens ein Kind zur Welt bringen. Waren sie aber mit andersgearteten Gatten von schwächlicher Natur zusammen, so empfangen sie von diesen nicht, sondern werden unfruchtbar bleiben. Hört der Monatsfluß bei ihnen früher auf, als es der weiblichen Natur entspricht, so werden sie zuweilen von Podagra befallen oder bekommen geschwollene Beine. Auch das Kopfleiden, das von der Schwarzgalle verursacht wird, werden sie bekommen, ebenso Rücken- und Nierenschmerzen. Sie können auch in kurzer Zeit am ganzen Körper anschwellen, weil die Jauche und die Unreinheit, die durch die monatliche Reinigung aus ihrem Körper herausbefördert werden sollten, in ihnen verstopft werden und steckenbleiben. Wird ihnen in ihrem leidenden Zustand keine Hilfe zuteil, so daß sie durch Gottes Hilfe oder durch Arznei nicht von ihm befreit werden, so werden sie bald sterben."

5. Heilverfahren der Frauenheilkunde

Indikation: *Menstruationsschmerz (Dysmenorrhoe)*

Der verhaltene Monatsfluß ist gegenüber der zu starken Blutungsneigung als das weitaus schlimmere Übel anzusehen. Viele Frauenkrankheiten – ja sogar Krebs – können damit zusammenhängen. Als Universalbehandlung hat sich die MUTTERKRAUT-RAINFARN-KÖNIGSKERZEN-SAUNA bewährt:

Rezept: Mutterkraut-Rainfarn-Königskerzen-Sauna

1 EL Mutterkrautblätter, gehackt
1 EL Rainfarnblätter ohne Blüten, gehackt
2 EL Königskerzen, gehackt

Kräuter in 1 Liter Wasser kochen, absieben, Aufguß tropfenweise in der Sauna verdampfen lassen, warme Kräuter auf Unterleib und Genitalien als Kompressen auflegen.

Die Anwendung hat sich bei Sanguinikerinnen, aber auch bei allen anderen Frauen mit geringen Monatsblutungen bewährt, ebenso bei jungen Frauen, die auf irgendeine Weise in der Ehe enttäuscht sind; zumal, wenn sie sonst von Natur aus fröhlich sind, bleibt manchmal die Menstruation aus. Auch hier hilft dieser Sauna-Aufguß.

*

Indikation: *Menstruationsschmerzen, verhaltener Monatsfluß, prämenstruelle Beschwerden*

Liebstöckel-Dotter-Suppe

Rezept:

1 Ei
250 ml Hühnerbouillon
3 EL Sahne
120 ml Wein
2 EL Liebstöckelsaft Urtinktur

Ei in Bouillon verquirlen, alles zusammen aufkochen. Einmal täglich vor und nach der Hauptmahlzeit vom Tage des Eisprungs bis zur einsetzenden Menstruation nehmen, gegebenenfalls wiederholen.

*

***Indikation:** Menstruationsschmerzen*

Die typischen Beschwerden der Dysmenorrhoe werden durch zu viele Krämpfe der Gebärmutter ausgelöst. Dabei kommt es zu scharfen, intensiven Periodenschmerzen, die 1–3 Tage anhalten können. Die Kontraktionen der Gebärmutter werden vom alpha-Prostaglandin ausgelöst, ein Hormon, das gebildet wird durch zu proteinreiche, fetthaltige, reichliche Ernährung. Daher sollen Frauen, die unter Dysmenorrhoe leiden, weniger rotes Fleisch, fetten Käse, Eier und Milchprodukte zu sich nehmen, weil dadurch der Prostaglandin-Spiegel steigen würde. Interessanterweise schreibt auch Hildegard in ihrem Lehrbuch:

> „In der Zeit, wo die Frau an verhaltener Monatsregel leidet, soll sie Fleisch vom Rind und andere grobe Speisen [Rohkost, „Küchengifte"] meiden, weil sie dadurch verkrampft. Dagegen soll sie süße Speisen essen und Wein trinken. Wenn sie zwischendurch auch mal Wasser trinken will, soll sie Brunnen-Wasser trinken und die Wasser von sprudelnden und fließenden Quellen meiden (Mineralwasser), weil sie härter und rauher als andere Wasser sind. Flußwasser müßte sie kochen und dann auskühlen lassen, bevor sie es trinkt, weil es – auf solche Weise behandelt – weich wird."

*

***Indikation:** Dysmenorrhoe, Periodenschmerzen*

Galgantwurzel-Wein

Rezept:

1 EL Galgantwurzeln in 1 Glas Wein 3 Minuten aufkochen, warm schluckweise trinken.

Galgant verhindert die Prostaglandin-Synthese, weil es eine antiphlogistische (d. h. entzündungshemmende) Wirkung entfaltet. Dadurch verschwinden auf ganz elegante Weise die Beschwerden der Dysmenorrhoe.

*

Indikation: *Zu starke Monatsblutungen (Menorrhagie)*

Die Phlegmatikerin leidet nicht selten unter zu starken Blutungen. Dabei treten in den ersten oder zweiten Tagen der Menstruation starke Blutverluste auf, die teilweise auch zu Anämie führen können. Teilweise dauern die Blutungen auch länger als fünf Tage. Die Ursachen der zu starken Blutungen sind vielfältig:

- familiäre Veranlagung
- Myome
- Endometriose
- Polypen
- Blasenentzündung
- Schilddrüsen-Unterfunktion
- Arzneimittel (wie Kortison oder die Antibabypille)
- Verstopfung
- Ernährungsfehler
- ein zu hoher Östrogenspiegel durch zu viel Fleisch, zu viel Fett, zu viele Eier

Die beste Therapie bei Hormonregulationsstörungen ist immer noch der Hildegardische Aderlaß. Starke Blutungen sind immer ein Zeichen dafür, daß überschüssige Säfte vorhanden sind. Darüber hinaus gehören zur Therapie eine gute Diät auf der Basis von Dinkel, Obst und Gemüse sowie das Vermeiden von Kaffee, Alkohol, Nikotin und von östrogen-stimulierenden Drogen. Auch hier sollten fettes Fleisch, Eier, Käse und Milchprodukte seltener gegessen werden.

Eine Entgiftung der Leber leistet der Ringelblumentee (1 TL Ringelblumen, 1 Tasse kochendes Wasser, 5 Minuten ziehen lassen)

Indikation: *Prämenstruelle Beschwerden (PMS)*

Mindestens 60 % aller Frauen leiden an dem sogenannten prämenstruellen Syndrom, das sich bereits einige Tage vor der Regelblutung mit fast hundert Symptomen bemerkbar machen kann, z. B.:

- Wasseransammlungen, Ödeme
- Mastopathie
- Kopfschmerzen, Migräne
- Rückenschmerzen
- geringe Libido
- Durchfall oder Verstopfung
- Ohnmachtsneigung
- Nervosität
- Depressionen
- Angst
- Zerstreutheit, Vergeßlichkeit
- Unterleibsschmerzen und Krämpfe
- Halsschmerzen
- Herpes
- Allergie
- Erschöpfung
- Asthma
- Blasenstörungen

Als Ursachen für die PMS gelten ein zu stressiger Lebensstil, der mit dem Rhythmus der Natur nicht mehr übereinstimmt, sowie eine schlechte Ernährung. Weitere mögliche Ursachen sind:

- familiäre Dispositionen
- Streß und emotionale Störungen
- Schilddrüsen-Unterfunktion
- Leberschwäche
- Durchfall oder Verstopfung
- Bewegungsmangel
- Antibaby-Pille
- Abtreibung, Sterilisation
- Verlust eines Lebenspartners oder Familienmitgliedes

Durch den Hildegardischen Aderlaß läßt sich die Hormonregulationsstörung beseitigen, und mit Hilfe der Liebstöckelsuppe kann sogar versucht werden, den Zyklus wieder nach den Mondphasen einzustellen. Bewährt hat sich außerdem eine Diät auf der Basis von Dinkel, Obst und Gemüse und unter Vermeidung von zu viel fettem Fleisch, Käse und Eiern, Alkohol, Zigaretten, Bohnenkaffee sowie Drogen und Medikamenten (Kortison und Antibaby-Pille).

*

Indikation: *Prämenstruelle Beschwerden, zu schmerzhafte Menstruation*

WEINRAUTE

Bei Melancholikerinnen wirken Weinraute-Tabletten wie ein Konstitutionsmittel, wobei die Beschwerden oft schlagartig aufhören können. Man nimmt 1–3mal täglich 1 Tablette Weinraute oder ein Blatt frische Weinraute nach dem Essen. Die Weinraute wirkt auch aufhellend auf die Stimmung. Besonders beachtlich war ihre Wirkung bei einer Patientin, die ihre Monate andauernden Zwischenblutungen dadurch schlagartig zum Stillstand bringen konnte.

*

Indikation: *Prämenstruelles Syndrom (PMS), Menstruationsbeschwerden, Krämpfe, Darmkoliken*

MUTTERKRAUT-SUPPE

Rezept:

5 Mutterkrautblätter (wie Petersilie) – oder ersatzweise 1 TL Mutterkraut-Urtinktur (Nemagran) – zerkleinern und mit wenig Butter in einem Viertelliter Wasser zwei Minuten lang aufkochen. Anschließend mit 1–2 EL Dinkelmehl oder Dinkel-

grieß, etwas Salz und einer Messerspitze Bertram zu einer cremigen Suppe köcheln.

2–3mal wöchentlich einnehmen, bis die Symptome verschwinden.

Mutterkraut-Salbe

Rezept:

20 ml Mutterkraut-Pflanzenbrei (Mutterkraut-Urtinktur – Nemagran) oder 2 EL Mutterkrautsaft mit 100 g Butter zu Salbe verrühren, Wasser abtrennen.

Den Unterleib mit der Salbe einmassieren, bis die Schmerzen verschwinden.

*

Indikation: *Zwischenblutungen, zu starke Menstruation*

Zwischenblutungen sind eine Folge von Hormonregulationsstörungen, die durch einen krankhaften Lebensstil oder eine schlechte Diät mit viel Fleisch, fettem Käse, Eiern und zu vielen Milchprodukten ausgelöst werden können. Der Körper benutzt die Blutung als Entgiftung, und diese Art von Zwischenblutungen kann nach Hildegard sehr leicht mit Wasserwickeln behandelt werden. Zwischenblutungen, die von Myomen ausgelöst werden (fleischfarbene, wäßrige Blutungen) oder durch bösartige Tumore (starke, klumpige Blutungen) oder bei Eileiter-Schwangerschaft, gehören jedoch in die ärztliche Behandlung!

Wasserwickel

„Wenn eine (verheiratete) Frauensperson zu unrechter Zeit unordentlich an starkem Monatsfluß leidet, soll sie ein leinenes Tuch nehmen und in kaltes Wasser tauchen und damit oft ihre Oberschenkel umwinden, damit sie innerlich kühler werde.

> Denn durch die Frischheit der Leinwand und des kühlen Wassers wird der unrechte Blutfluß zurückgehalten. Hernach streife sie das Blut in allen Venen, nämlich der Beine, des Bauches und der Brust und der Arme, unter leichtem Druck mit den Händen herzwärts oft heraus, bis sie gezwungen sind, dem Blut einen rechten Weg freizugeben."

Außerdem gibt sie auch eine Diätanweisung:

> „Die Frau hüte sich aber auch vor zuviel Arbeiten und Übermüdung beim Gehen, damit nicht dadurch das Blut in Schwung gesetzt werde. Und sie hüte sich auch vor harten und bitteren Speisen, damit diese ihr nicht unrechte Verdauung bereiten. Sie soll vielmehr Weiches und Wohlschmeckendes essen, damit es sie innerlich heilt. Wein und Bier mag sie trinken, damit sie davon zu Kräften komme, um das Bluten zurückhalten zu können."

Der Blutverlust kann gutgemacht werden durch eine Diät mit Hühnerleber, z.B. Hühnerleber-Aufstrich. Zu vermeiden sind: Rohkost, „Küchengifte" und eine Diät, die zu reich an Fleisch, fettem Käse, Eiern und Milchprodukten ist.

*

Indikation: *Myome*

Jede dritte Frau hat Myome. Es handelt sich dabei um gutartige Tumore, die um die Gebärmutter oder in ihr wachsen. Myome sind meistens eine Folge hormonhaltiger Arzneimittel, Ovulationshemmer, Antikonzeptiva oder auch des ständigen Reizes durch einen intra-uterinen Pessar (Spirale). Auch Sorgen und Kummer, Streß und ungesunde Lebensweise und schlechte Ernährung sowie eine schlechte Abwehrlage können die Myom-Bildung verursachen. Daher hat die zu schnelle und radikale Entfernung der Myome durch eine Entfernung der Gebärmutter teilweise schwere, ja verheerende Folgen (u.a. Libido-Verlust, sofort einsetzendes Klimakterium mit Hitzewallungen, Schweißausbrüchen, Blasenschwäche), weil bei der Operation die Nerven, die die Blase stimulieren, leicht verletzt werden. Außerdem besteht das Risiko einer erneuten Tumor-Bildung, meistens in der Brust. Manche Myome bilden sich durch einsetzendes Klimakterium von alleine wieder zurück oder verkalken. Myome machen meistens keine Beschwerden, so daß man für mindestens 3 Monate mit folgenden Hildegard-Mitteln behandeln kann:

- Hormonregulation durch den Hildegardischen Aderlaß
- Wasserlinsen-Elixier
- den Unterleib mit Veilchencreme einmassieren
- die Umstellung der Ernährung auf Dinkel, Obst und Gemüse
- Vermeiden von „Küchengiften" und Rohkost sowie von zu viel fettem Fleisch, Käse und Milchprodukten

Jede Hormon-Therapie nach der Menopause kann erneut zum Wachstum von Myomen führen, weshalb hier keine Hormontherapie mehr durchgeführt werden sollte.

*

Indikation: *Zystenbildung in der Brust, Bindegewebsknoten, Mastopathie, Brustkrebs, geschwollene Lymphknoten, Narbenbehandlung nach Operationen, Hautkrebs, Schutz vor Strahlenschäden, Störfeldbeseitigung*

VEILCHENCREME (Rezept siehe S. 187)

Bei manchen Frauen wirkt die Salbe auch hervorragend bei der Behandlung von Stirnkopfschmerzen und Nebenhöhlenkopfschmerzen, wobei damit die Stirn kräftig eingerieben wird.

*

Indikation: *Eierstockzysten*

Bei jeder Ovulation bildet sich am Eierstock eine Zyste, die auf ganz natürliche Art und Weise platzt, um das Ei freizusetzen.

dem Eisprung entwickelt sich aus der kleinen Zyste der so-nnte Gelbkörper (das Corpus luteum), das später vom Eier-k absorbiert wird. Es kommt aber öfter vor, daß sich eine Zyste bildet, ohne daß ein Eisprung stattgefunden hat. Die Zyste kann sich mit Flüssigkeit füllen und im Ultraschall sichtbar gemacht werden. Diese Art von Zysten lassen sich ziemlich leicht durch die Hildegard-Therapie (Aderlaß, Veilchencreme, Wasserlinsen-Elixier, eine Diät mit Dinkel, Obst und Gemüse) beseitigen, weil dadurch die schlechten Säfte entfernt werden. Erst wenn diese Therapie nicht reicht, kann man sich zu einer Entfernung der Eierstockzysten entschließen, die aber dann meistens mit der Entfernung der Eierstöcke bezahlt werden muß.

*

Indikation: *Endometriose (Versprengung der Gebärmutterschleimhaut)*

Der Auf- und Abbau der Gebärmutterschleimhaut wird durch die beiden Hormongegenspieler Östrogen und Progesteron geregelt. Während Östrogen die Gebärmutterschleimhaut zur Verdickung anregt, wird die Gebärmutterschleimhaut durch Progesteron wieder abgebaut und dann durch die Menstruationsblutung entfernt. Besonders bei hohem Östrogenspiegel kann es zu einem unkontrollierten Wachstum der Gebärmutterschleimhaut kommen, die sogar die Gebärmutter verlassen und den ganzen Unterleib überwuchern kann. Die Patientinnen leiden unter Beckenschmerzen, anormalem Zystenwachstum und Bauchschmerzen, was zu Depressionen, ja sogar zu Unfruchtbarkeit führen kann. Schulmedizinisch wird die Endometriose durch Hormontherapie oder Chirurgie behandelt. Dabei kann es aber zu Nebenwirkungen oder zu Narbenschmerzen kommen, so daß die Krankheit sogar noch verstärkt wird. Eine Ernährung mit zu viel Fleisch, zu viel Fett, Eiern und Milchprodukten stimuliert die Östrogenproduktion und verstärkt die Endometriose. Schon alleine durch eine Umstellung der Ernährung auf fettarme, vegetarische Kost (möglichst mit Dinkel, Obst und Gemüse) verschwinden die Symptome auf ganz natürliche Art und Weise.

Fallbericht:

Bei einer 45jährigen Patientin wurden nach der zweiten Schwangerschaft (mit 32 Jahren) Myome festgestellt. Seit ihrem 36. Lebensjahr litt die Patientin unter Ausfluß und ziehenden Schmerzen im Unterbauch, wonach eine Endometriose am Eierstock diagnostiziert wurde. Eine Hormontherapie hatte schwere depressive Verstimmungszustände mit Selbstmordgedanken zur Folge gehabt, und schließlich mußten Eierstock und Uterus entfernt werden. Unmittelbar darauf traten wieder vaginale Blutungen und ziehende Schmerzen auf. Eine erneute Operation, bei der der zweite Eierstock und eine Scheidenstumpf-Endometriose entfernt wurden, folgte. Unmittelbar nach diesem Eingriff litt die Patientin fast ein Jahr lang unter chronischen Durchfällen von wäßriger Konsistenz, täglich bis zu zehnmal (auch nachts). In einer Stuhlprobe wurden Lamblien nachgewiesen, die erfolglos mit Antibiotika behandelt wurden. Zusätzlich trat eine Superinfektion mit Pseudomonas auf. Eine erneute Antibiotika-Therapie brachte keine Ausheilung, sondern zerstörte die Darmflora völlig. Eine Darmreinigungskur und anschließende Umstellung auf Vollwertkost nach Dr. Mayr blieb ohne Einfluß auf das Krankheitsbild. Erst nach einer konsequenten Dinkeldiät und einer Therapie mit Durchfall-Ei festigte sich der Stuhlgang, und die Durchfälle blieben aus. Der Allgemeinzustand der Patientin ist nun wieder gut. Nachtschattengewächse, „Küchengifte" und Milch muß sie selbstverständlich meiden.

6. Die Wechseljahre

In der Zeit ihrer Wechseljahre von ihrem 48. bis 58. Lebensjahr entfaltete Hildegard ihre größte administrative und schriftstellerische Aktivität. Obwohl Hildegard selber lebenslang schwach und krank war, benutzte sie die freiwerdende Energie der Wechseljahre, um ihre vielfältige Kreativität zu entfalten. Damit wird Hildegard in der heutigen Zeit zu einem neuen Leitbild für die

Frauen, die darunter leiden, daß der Zeitraum zwischen 48 bis 58 Jahren durch eine negative soziale Einstellung als Krankheit, speziell als Östrogen-Mangelkrankheit angesehen wird. Die tiefen Ängste der Frauen vor dem körperlichen Verfall und die negativen Botschaften über das Altwerden werden heute geschickt von der Pharmaindustrie für ihre Zwecke ausgenutzt, um zu suggerieren, daß alle Frauen in der Menopause Östrogen brauchen. Kein Wunder, daß sehr viele Frauen im Klimakterium Sexualhormone schlucken, von denen sie sich z. B. folgende Wirkungen erhoffen:

- keine Falten
- Zunahme der Libido
- keine Stimmungsschwankungen und Depressionen
- keine Hitzewallungen
- Verhütung von Herzinfarkt
- Verhütung von Osteoporose
- Verhütung einer atrophischen Vaginalschleimhaut.

Aber der Preis für diese Therapie ist gewaltig, da Östrogene und Progesterone zwar die Symptome der Wechseljahre unterdrücken, aber auch das Verständnis für die eigene natürliche Entfaltung erschweren. Darüber hinaus haben Östrogene einige gefährliche Nebenwirkungen: Durch Östrogen wuchert das Gewebe in Brust, Gebärmutter und Eierstöcken und stimuliert die Auslösung von Tumoren. In einer großangelegten Studie wurden in den USA von 1978 bis 1992 bei etwa 130 000 Krankenschwestern festgestellt, daß die Brustkrebsrate bei Frauen, die im Klimakterium Hormone nehmen, deutlich erhöht ist. Frauen, die in der Menopause Östrogene allein oder in Kombination mit einem Gestagen einnehmen, haben im Vergleich zu Kontroll-Personen (Frauen, die keine Hormone nehmen) ein um etwa 40 % höheres Risiko, an Brustkrebs zu erkranken. Bei Frauen im Alter von 45–55 Jahren ist Brustkrebs heute die häufigste Todesursache. Bei über 60 Jahre alten Frauen, die länger als fünf Jahre Hormone eingenommen haben, ist dieses Risiko sogar noch um 70 % höher als bei Frauen, die eine solche Therapie erhalten haben.

Östrogen verhindert zwar den Knochenabbau, fördert aber auch nicht den Knochenaufbau. Wird Östrogen abgesetzt, kommt es zu einem dramatischen Knochendichte-Verlust, so daß mitunter eine lebenslange Östrogen-Therapie vorgeschlagen wird.

Darüber hinaus nennt die Rote Liste 26 andere Nebenwirkungen, u. a. Kopfschmerzen und Migräne, Akne, Depressionen, Sehstörungen, Hörstörungen, Lebertumore, Hepatitis, Gewichtszunahme durch Wassereinlagerungen, Blutdruck-Anstieg, Thrombose, Lungenembolie, Schlaganfall und Herzinfarkt, Zwischenblutungen sowie vermehrte Vaginal-Infektionen mit Candida.

Für Hildegard ist das Einsetzen des Klimakteriums ein ganz natürlicher Prozeß, der mit keinen größeren Schwierigkeiten verbunden ist, so daß sie hier auch kein Universalheilmittel empfiehlt. Sie schreibt in ihrem Lehrbuch:

> „Vom 50. Lebensjahr, zuweilen auch erst vom 60. ab wird die Frau an den fensterähnlichen Orten verengt und nimmt dort zu, so daß der Bauch des Monatsflusses in seine Behausung, d. h. in die Glieder wieder zurückkehrt, wie ein Acker, der nach langer Bewirtschaftung nun keinen Samen für Frucht und Getreide mehr aufnehmen, keimen lassen oder zur Reife bringen kann, außer Blumen und anderen guten Gräser.
>
> Dieser Zustand währt bei der Frau bis zu ihrem 80. Lebensjahr, von wo ab sie ganz von ihren Kräften verzehrt ist. Vom 50. oder bei einigen Frauen vom 60. Lebensjahr ab hören die Monatsflüsse auf, und die Gebärmutter beginnt sich zusammenzufalten und zusammenzuziehen."

In Wahrheit leiden eben deshalb so viele Frauen unter den Krankheiten, weil das Klimakterium mit soviel Angst und negativen Erwartungen verbunden ist, z. B. alt zu werden und „zum alten Eisen zu gehören". In der Menopause sinkt ja nur der Östrogenspiegel, wobei aber die Androgen-Produktion, d. h. also die männlichen Sexualhormone von Ovar und Nebenniere um das Doppelte gebildet werden. Die Bildung wird von der Hypophyse gesteuert, d. h. der Körper stellt sich hormonell auf eine ganz andere Lebensphase ein, wobei durch die fehlende Ovulation die follikelstimulierenden Hormone und die luteinisierenden Hormone FSH und LH einen für das Klimakterium charakteristischen menopausalen Verlauf beschreiben.

Bei Hildegard ist also die Menopause ein ganz normaler Vorgang und keineswegs eine Krankheit. Sie kennt aber sehr viele Heilmittel, um die unangenehmen Zustände im Klimakterium zu überbrücken. Dazu gehören:

*

Indikation: *Schweißausbrüche, Hitzewallungen, Nachtschweiß*

Diese Erscheinungen werden von 80–90 % aller Frauen wahrgenommen. Die Hitze stellt allerdings auch eine Energie zur Verfügung, um die von Hildegard beschriebenen Plagegeister wie Würmer, Parasiten oder Läuse, die wir heute als Viren, Bakterien, Hefepilze oder Tumorviren bezeichnen, auf natürliche Weise durch Temperaturerhöhung abzutöten und damit das körpereigene Immunsystem zu unterstützen. Diese notwendigen, natürlichen Hilfsvorgänge werden durch den Einsatz von Östrogen unterbrochen. Die Hitzewallungen werden außerdem bei berufstätigen Frauen, die unter besonderem Streß und Belastung stehen, noch verstärkt.

Zur Behandlung unangenehmer Hitzewallungen stehen uns eine Reihe pflanzlicher Heilmittel zur Verfügung, die die natürliche Hormonproduktion beeinflussen:

Weinraute

> „Wenn sie gegessen wird, unterdrückt sie die unrechte Hitze im Blut, denn die Wärme der Raute vermindert die unrechte Wärme der Melancholie und mäßigt die unrechte Kälte der Melancholie. Und so wird es dem Menschen, der melancholisch ist, besser gehen, wenn er sie nach anderen Speisen ißt."

Salbei-Tee

„Salbei ist nützlich gegen alle Schwachsäfte (infirmi humores), weil Salbei trocken ist. Die Salbeiblätter sind nämlich roh und gekocht gegessen für den gut, den Schadsäfte (noxi humores) plagen. Nimm auch Salbeiblätter und pulvere sie und iß dieses Pulver mit Brot, und es vermindert den Überfluß an Schadsäften in dir."

Süssholzwurzel-Tee oder -Pulver

„Süßholz bereitet dem Menschen eine klare Stimme, wie immer es gegessen wird, und es macht seine Stimmung gütig und klärt seine Augen und bereitet die Verdauung vor. Denn seine kalorische Kraft ist gut und nützlich und in keiner Weise schädlich, und es nützt daher für all das. Aber auch einem frenetischen Menschen nützt es viel, weil es das Aufbrausen auslöst, das in seinem Gehirne tobt."

Unter „frenetisch" versteht Hildegard einen überschäumenden, aufgeregten, erhitzten, ja sogar wütenden Menschen. Das sind z. B. Menschen, die – wie man heute sagt – „high" sind. Hier kann man also die Süßholzwurzel als Entwöhnungsmittel bei Drogensüchtigen einsetzen. Süßholzwurzel kann als Tee oder Pulver in Fencheltee (1–3 Messerspitzen) oder als Bärendreck (Lakritze) eingesetzt werden.

Hirschzungen-Elixier

„Hirschzungenfarn nützt der Leber und der Lunge und den Eingeweiden [zu denen auch die Sexualorgane gehören].

Es hilft der Leber und reinigt die Lunge und heilt die Eingeweideleiden und beseitigt innere Eiterungen (Fäulnis) und Verschleimung."

Rezept:

6 g Hirschzungenfarnkraut getrocknet 1 l Wein 100 g Honig 5 g langer Pfeffer 20 g Zimtrinde Hirschzungenfarnkraut in Wein kochen, Honig hinzufügen und ein zweites Mal aufkochen, mit Pfeffer und Zimt nochmals aufkochen und abfiltern. Kurmäßig in der ersten Woche dreimal täglich ein Likörglas nach dem Essen, danach vor und nach dem Essen für 6–8 Wochen einnehmen.

Das Hirschzungen-Elixier ist das beste Mittel zur Hormonregulation und wird von uns besonders nach dem Hildegardischen Aderlaß eingesetzt.

*

Indikation: *Depressionen, Stimmungsschwankungen, Nervenschwäche, Schlaflosigkeit*

Diese Beschwerden sind die Antwort auf einen chronischen Streß, der sich über viele Lebensjahre aufgebaut und das Nervensystem übermäßig strapaziert hat. Chronischer Streß macht sich auch bei der Ausschüttung der Hormone der Nebennierenrinde bemerkbar, die für die Produktion der Blutdruck-regulierenden Hormone Adrenalin und Noradrenalin und des entzündungshemmenden Hormons Kortison verantwortlich sind. Durch diesen Dauerstreß sind die Nebennieren oft hormonell „erschöpft".

Aronstabwurzel-Wein

> „Und in wem die Melancholie wütet, der hat ein finsteres Gemüt und ist immer traurig. Dieser trinke oft mit Aronstabwurzeln gekochten Wein, und er mindert die Melancholie in ihm, d. h. sie verschwindet, wie auch das Fieber."

Rezept:

> 12 g Aronstabwurzeln mit 1 Liter Wein 5 Minuten lang ko[illegible] abfüllen. 1–3mal täglich 1 Likörglas (20 ml) vor oder nach [illegible] Essen trinken.

Dieser Aronstabwein ist die größte Hilfe im Klimakterium. Er beseitigt nicht nur die schwere, sogenannte endogene Depression, sondern ist auch in der Lage, Hitzewallungen und Stimmungsschwankungen im Klimakterium zu regulieren. Wenn man keine Beschwerden hat, braucht man diesen Wein nicht. Bei starken Beschwerden kann man bis zu dreimal täglich 1 Likörglas nehmen.

Gewürzplätzchen

„Diese Plätzchen vertreiben alle Bitternis deines Herzens und geben deiner Gesinnung Ruhe und öffnen dein Herz und deine fünf Sinne und machen deine Stimmung heiter und reinigen deine Sinnesorgane und mindern in dir alle Schadsäfte (noxi, mali, infirmi humores) und liefern deinem Blut eine gute Säftezusammensetzung, machen dich leistungsfähig, stark und froh."

Rezept: Muskat-Zimt-Kekse (Gewürzplätzchen)

> 45 g Muskatnußpulver
> 45 g Zimtpulver
> 10 g Gewürznelkenpulver
> 1 kg Feinmehl
> 300 g Butter
> 300 g Zucker
> 300 g süße gemahlene Mandeln
> 4 Eier
> ½ TL Salz
> Wasser oder Milch
> Alle Zutaten mit ausreichend Flüssigkeit zu einem Teig verkneten. Kekse ausstechen und bei 180 °C ca. 20–25 Minuten lang verbacken. Erwachsene essen täglich 4–5 Kekse, Kinder bis zu 3.

Diese Muskat-Zimt-Kekse sind eine Wohltat für die Nerven. Sie fördern die Konzentrationsfähigkeit und sogar die Intelligenz. Besonders beachtlich ist, daß alle fünf Sinnesorgane durch diese Kekse vor Alterungsprozessen geschützt werden. Ein frohes Herz und starke Nerven sind die Voraussetzung für ein geordnetes und schaffensfreudiges Leben.

Flohsamen (Semen psyllium)

> „Wer Flohsamen in Wein kocht und so warm den Wein trinkt, dem tilgt er starke (Allergie-)Fieber, und die gedrückte Stimmung eines Menschen macht er froh, und durch seine süße Gemischtheit hilft er dem Gehirn zur Gesundheit und stärkt es sowohl durch seine Kühlwirkung als auch durch seine Ausgeglichenheit."

1–3 TL Flohsamen übers Essen streuen, mit viel Flüssigkeit (1–2 Tassen Fencheltee) hinunterspülen.

*

Indikation: *Osteoporose*

Die Hauptursache für die Volksseuche Osteoporose liegt im übermäßigen Verzehr von Fleisch, fettem Käse, Eiern und Milchprodukten, die alle im Organismus zu Harnsäure abgebaut werden, welche wiederum Kalzium aus den Knochen löst, um sich zu neutralisieren. Weitere Ursachen für Osteoporose sind:

- Alkohol und Nikotin regen in der Niere die Kalzium- und Magnesium-Ausscheidung an.
- Mangelnde Bewegung begünstigt den Knochenabbau.
- Kortison und entzündungshemmende Medikamente verhindern die Kalzium-Aufnahme durch die Magen- und Darmschleimhaut.

Osteoporose entsteht nicht durch Kuhmilch-Mangel, wie uns die Milchindustrie glauben macht. Ganz im Gegenteil: Milch senkt die Magensäure-Konzentration und verhindert die Kalzium-Aufnahme.

Die Hildegard-Medizin verfügt über folgende Heilmittel gegen Osteoporose:

Kalzium aus Gemüse und Kräutern

Eine Kost aus Dinkel, Gemüse (Bohnen, Mandeln, Kichererbsen) und Früchten (Brombeeren, Himbeeren, Orangen) bietet ausgezeichnete Kalzium-Quellen und wird viel besser vom Körper ausgewertet.

Knochen mit Knochen

Knochen bestehen aus mehr als nur aus Kalzium. Sie bestehen auch aus Magnesium, Mangan, Zink, Kupfer, Silikat, Phosphat und Fluorapatit sowie noch 45 anderen Spurenelementen, die aus mikrokristallinen Hydroxyapatit (67 %) und 33 % kollagenen Fasern die Knochensubstanz bilden. Daher ist Knochen die beste Substanz, um Knochen wieder aufzubauen und der beste Schutz vor Osteoporose.

Diät gegen Osteoporose:

- Kalbsfußknochenbrühe zur Stimulation des Knorpel- und Knochenwachstums
- Dinkelkost, dreimal täglich in irgendeiner Form als Grundlage für eine Kalzium- und Magnesium-Utilisation bei der Knochenbildung
- Bertram als Resorptionsmittel für die natürliche Kalzium-Aufnahme aus den Lebensmitteln
- Benediktenkraut-Tee: 1 TL Benediktenkraut mit 1 Tasse kochendem Wasser übergießen, 5 Minuten ziehen lassen, täglich 1 Tasse für 4 Wochen, zwei Wochen Pause und wiederholte Anwendung.
- Bewegung und Sport: Baden, Duschen und Schwimmen in mäßigem Sonnenlicht setzt Vitamin D um, das für den Knochenauf-

bau erforderlich ist. Ein regelmäßiges Bewegungsprogramm mit Tanzen, Wandern, Fahrradfahren und Laufen ist der beste Anreiz für den Körper, wieder starke Knochen zu bilden.

Fallbericht:

Bei der Patientin K.H. wurde durch Knochendichte-Messung eine Knochendichte von 70% festgestellt. Nach intensiver Dinkel, Obst und Gemüse-Diät mit Kalbsfußsuppe 1–2mal wöchentlich normalisierte sich die Knochendichte innerhalb eines halben Jahres.

*

Indikation: *Vorzeitiges Altern*

Wie und wie schnell man altert, liegt teilweise in der eigenen Verantwortlichkeit, wobei der eigene Lebensstil und vor allem die Ernährungs- und Lebensgewohnheiten das Tempo des Alterns beeinflussen. Überanstrengung, Übergewicht, Überernährung, Dauerstreß, Frustration, Angst, Kummer und Sorge sind die eigentlichen Ursachen für das vorzeitige Altern. Typisch hierfür sind Degenerations- und Schwächezustände mit Leistungsabfall, Konzentrationsschwäche, Abwehrschwäche und den bekannten Symptomen: ständig müde und erschöpft, unausgeglichen und depressiv. Bereits im dritten und vierten Lebensjahrzehnt werden die Weichen für die Lebensqualität im Alter gestellt. Nach dem 35. Lebensjahr nimmt die Leistungsfähigkeit des Körpers ab, wobei es in der eigenen Verantwortung liegt, den Alterungsvorgang zu beschleunigen oder zu verlangsamen. Da alle Frauen-Krankheiten mehr oder weniger von den Hormonen reguliert werden und Hormone durch Ernährung und Lebensgewohnheiten beeinflußbar sind, sind die sechs goldenen Lebensregeln (siehe S. 8) ein besonders guter Schutz gegen das frühzeitige Altern.

*

Speiseplan für die Frauenwoche

Montag:
Rote-Bete-Suppe
Gefüllte Zucchini mit Lammhackfüllung, Dinkelkernotto (geschälter Dinkel), grüner Salat mit Dinkelkörnern
Mispelcreme
abends: Felchencreme, Hühnerleberaufstrich, grüner Salat

Dienstag:
Liebstöckel-Dotter-Suppe
Gemüsepizza, Salat
gedünsteter Apfel mit Mandelcreme
abends: Apfelpfannkuchen mit Himbeersauce

Mittwoch:
Hauswurz-Milchsuppe
Lammragout, Dinkelspätzle, Bohnen, Salat
Kirschkompott
abends: Suppe
verschiedene Gemüsesalate, vegetarischer Brotaufstrich

Donnerstag:
Mutterkrautsuppe
Maronipastete mit Champignons, Salat
Quittencreme
abends: Suppe
Dinkelreissalat mit Gemüse und Putenstreifen

Freitag:
Hainbuchensprossensuppe
Fischfilets mit Kräuterweinsauce, Dinkelkörner, Gemüse, Salat
Vanillecreme
abends: Suppe
Kräuterquark mit Mutterkümmel, vegetarischer Brotaufstrich

Samstag:
Suppe
Gemüseplatte, Kichererbsenpüree, Salat
Melonendessert
abends: Suppe
Gemüsepastete, Salat

Sonntag:
Suppe
Kalbsbraten, Gemüse, Edelkastanien, Salat
Gebäck
abends: Suppe
Lammsalami, vegetarischer Brotaufstrich, Käse

12. DIE HAUT ALS SPIEGEL DER SEELE

Die Behandlung von Haut-Krankheiten

Fallbericht:

Eine junge Schülerin litt schon als ½jähriges Baby an Milchschorf. Mit 5 Jahren war der ganze Körper mit juckendem Hautausschlag überzogen. Nun kam sie als 16jährige Schülerin mit verbundenen Armen in die Praxis. Die Haut an beiden Händen war aufgesprungen, näßte und juckte fürchterlich. An Ellenbogen, Stirn und Bauch war die Haut knallrot und juckte.

Die Behandlung wurde mit einem achttägigen Hildegard-Fasten mit Dinkelgrießsuppe und viel Gemüse begonnen. Die Hände wurden mit Leinsamen-Kompressen täglich einmal eine Stunde eingebunden, und innerlich wurde dreimal täglich ein Likörglas Flohsamen-Wein getrunken. Bereits nach einer Woche war der Juckreiz verschwunden. Nach 2 Wochen kam die Schülerin zum Hildegardischen Aderlaß in die Praxis. Das Ekzem am Körper war vollständig verschwunden, die Haut am Handrücken war geschlossen und juckte nicht mehr. Der Aderlaß und die Veilchencreme auf der vernarbten Haut sorgten für eine vollständige Regeneration der Haut.

Nirgendwo spiegeln sich die Lebensweise, die Umwelteinflüsse, die seelisch-geistigen Gemütsbewegungen, Klima, Ernährung sowie körperlich-organische Leiden so deutlich wider wie auf der Haut. Mit großer Klarheit beschreibt Hildegard in ihrem psychotherapeutischen Buch von den Werten des Lebens („Heilen mit der Kraft der Seele") die 35 Schichten im Unterbewußtsein als Problemkreise, die C.G. Jung in unserer Zeit als Archetypen des Unbewußten erkannt hat. Sie umfassen das ganze Spektrum menschlicher Gefühle, Vorstellungen und Gedanken, die sich als

Konflikte auf der Hautoberfläche widerspiegeln können. Mehr als alle anderen Organe ist die Haut ein hochempfindliches Sprachrohr der Seele, auf der sich Ängste, Ungeduld, Wut, Zorn, Neid, Trauer, aber auch Freude, Liebe und Mitgefühl abbilden können. Für den Eingeweihten gibt die Sprache der Haut einen einzigartigen tiefen Einblick in das Seelenleben des Menschen. Solange der Mensch mit sich und der Welt in Harmonie steht, ist alles in Ordnung, aber aus den tiefsten Schichten des Unterbewußtseins können auch die 35 Laster aufbrechen und die Haut durchbrechen – wie ein Vulkan die Erdkruste – und in ein feuerrotes Inferno verwandeln. Die Auswirkungen toben sich als Hautkrankheiten aus, wie z. B. bei Ekzemen, Juckreiz, Nesselsucht, teuflisch juckenden Herpes-Bläschen, Kratzen bis zur Selbstzerstörung und Autoaggression wie im Lupus erythematodes (LE). Erst wenn diese Botschaften bewußt gemacht und verstanden werden, geben sie ihre Geheimnisse preis und bilden einen Wegweiser für die Heilung von Hautkrankheiten.

Für alle Naturvölker war die Haut ein Symbol für die unsterbliche und ewige Seele. Die Kulttiere und ihre Haut standen im Zentrum göttlicher Verehrung. Bei ihren heiligen Kultzeremonien dekorierten sich die australischen Ureinwohner mit Adlerfedern, um sich in ihre göttlichen Urahnen zurückzuverwandeln. Dabei ging die Kraft von diesem Urahn durch Gesang und Tanz in alle Mitfeiernden über.

Bei den germanischen Völkern verlieh die Bärenhaut ihrem Träger spirituelle und geistige Kräfte. Die tungisischen Völker Sibiriens feierten bis in unser Jahrhundert die Bärenopfer, Bärenfeste, Jagdriten, das Häuten und das Bären-Zeremoniell, um sich mit der Bärenhaut starke Kräfte und Heilung zu verschaffen.

Hildegard knüpft an diese Urweisheiten der Menschheit an und beschreibt die Heilkräfte, die z. B. von der Haut des Bären und des Dachses ausgehen. Mit dem Dachsfell (siehe S. 200) haben wir schon viele diabetische Beine vor der sicheren Amputation gerettet, darunter bei so unterschiedlichen Menschen wie einer Bergbauernfrau in Vorarlberg oder einem Tenor der Metropolitan Oper in New York, der dank seiner Dachssocken wieder Durchblutung in seinen Beinen spürt. In dieser krassen Konfrontation von Amputation oder Dachsfell zeigt sich, was eine mittelalterliche Medizin in der Lage zu leisten ist.

Die schulmedizinische Behandlung der Haut

In der Schulmedizin wird die Haut als Lokalorgan von den Dermatologen mit Kortison, Antibiotika und andern Salben und Tinkturen behandelt. Da die meisten Ursachen der Hautkrankheiten unbekannt sind, wird auf die Lebensweise und auch auf die Psyche des Patienten erst gar nicht eingegangen. Zwischen den Vorstellungen Hildegards und denen der modernen High-Tech-Medizin liegen Welten, weil sich die naturwissenschaftliche Medizin von den Wurzeln der ganzheitlichen Medizin getrennt hat.

„Tatsächlich", schreibt die englische Dermatologin Anne Maguire, „trennt die Naturheilkunde und die Schulmedizin eine große Kluft, denn das moderne Bewußtsein hat die Verbindung zu seinen Wurzeln in der unbewußten Welt und zu ihren archetypischen Strukturen verloren. Deshalb erscheinen ihm solche Vorstellungen fremdartig, irrational und irrelevant... Doch im Hautleiden vom kleinen Gesichtsekzem über quälende und entstellende Psoriasis am Knie bis zur schrecklichen und tödlichen Erythrodermie, zeigt sich die Seele wieder und bringt die Wandlungskraft mit ihrem göttlichen Potential ins Spiel, um beim Kranken eine Bewußtseinserweiterung zu bewirken oder um ihn abwärts zu führen, durch Höllenqualen zum Tod."

So kommt es, daß in unserer heutigen modernen Welt immer mehr Hautleiden um sich greifen, die im Körper keine Ursache finden, weil die ganze Gesellschaft psychisch krank geworden ist. Seitdem breiten sich diese seelischen Krankheiten im verheerenden Maße wie ein wucherndes Malignom aus.

Die Behandlung der Haut nach Hildegard von Bingen

Haut und gastrointestinale Schleimhaut müssen nach Hildegard immer als Einheit gesehen werden, weil sie entwicklungsgeschichtlich aus demselben äußeren Keimblatt (dem Ektoderm) entstanden sind. Für eine vollständige ganzheitliche Heilung ist daher bei allen Hautkrankheiten auch eine Darmsanierung notwendig, weil 90 % aller Hautkrankheiten im Darm ihren Anfang nehmen. Das Spektrum der Darmflora ist dabei ein sichtbar gewordener Spiegel seelischer Konflikte, die sich im Darm und auch auf der Haut widerspiegeln. Neben den seelischen Prozessen werden in der Hildegard-Heilkunde auch die schlechten Säfte durch zuviel Essen und Trinken, Leber- und Stoffwechselstörungen und Hormonregulationsstörungen für Hautkrankheiten verantwortlich gemacht.

Die menschliche Haut schützt den Körper gegen Einflüsse von außen, wobei sie reichlich mit Sinnesrezeptoren ausgestattet ist, die die Sinneseindrücke der Außenwelt (Makrokosmos) mit der Innenwelt (Mikrokosmos) verbinden. Auch alle fünf Sinnesorgane können das Gesehene, Gehörte, Gerochene, Geschmeckte und Getastete auf die Haut übertragen und entweder eine wohltuende, entspannende oder eine zerstörende, krankmachende Wirkung auf die Haut ausüben.

Für diese Aufgaben stehen der Haut Nervenbahnen (cutivisscerale Reflexbahnen) zur Verfügung, die sowohl mit dem Zentralen Nervensystem als auch mit den inneren Organen über die Haut verbunden sind. Haut und Nervensystem sind auch aufgrund ihrer gemeinsamen Herkunft aus dem äußeren Keimblatt (Ektoderm) untrennbar und eng miteinander verbunden. Daher kann man sowohl Nervenkrankheiten über die Haut (Sauna, Bäder, Packungen, Massagen, Physiotherapie, Bewegungs-, Tanz-, und Sporttherapie, Schröpfen, Moxibustion) als auch Hautkrankheiten über die Sinnesorgane behandeln, und zwar:

- über die Augen: Farb- und Lichttherapie
- über die Ohren: Musiktherapie
- über die Nase: Aromatherapie
- über den Mund: Ernährungstherapie, Diät

Wie entstehen Hautkrankheiten?

Der Schlüssel für die Ursachen und die Behandlung von Hauterkrankungen liegt im seelischen Bereich. Ohne Einblick in das Zusammenspiel von Körper und Seele ist daher auch eine Heilung der Haut unmöglich. Eine rein körperliche Betrachtungsweise des Hautorgans mit Kortison und Antibiotika ist daher für viele erfolglose Therapien und das enorme Ausbreiten von Hauterkrankungen verantwortlich. Von Natur aus hat jede Haut die Fähigkeit, sich von Grund auf zu erneuern. Heute weiß man, daß eine gesunde Haut in den tiefen Schichten der Epidermis selbständig verschiedene Hautfette (Lipide) und feuchtigkeitsbindende Substanzen (Natural Moisturizing Factors = NMF) produziert, die langsam mit den reifenden Hornzellen an die Hautoberfläche wandern. Zusammen bilden sie in der oberen Hornschicht einen Schutz, den sogenannten Hydro-Lipid-Film. Mit seiner Hilfe kann die Haut eindringende Krankheitserreger und Allergene abwehren und gleichzeitig den Verlust hauteigener Feuchtigkeit verhindern.

Vom komplexen Gleichgewicht dieser natürlichen Hautfunktionen hängt auch das Aussehen der Haut ab. Sie fühlt sich weich und geschmeidig an, wenn sie ausreichend durchfettet ist. Eine gesunde, intakte Haut ist unempfindlicher gegen Umwelteinflüsse, stabiler und elastischer. Ist dagegen der Schutz vermindert oder die Hautoberfläche stark aufgerauht, kann zuviel Feuchtigkeit aus den darunterliegenden Hautschichten entweichen. In diesem Ungleichgewicht reagiert die Haut überempfindlich und ist gefährdet!

In der Hildegard-Medizin werden verschiedene Faktoren für die Störung des Gleichgewichtes verantwortlich gemacht:

Hauterkrankungen als Folge von schlechten Säften durch übermäßiges Essen und Trinken, besonders durch Fleisch, zu fette und zu süße Kost

„Bei solchen Leuten, die gesund und robust gebaut und deren Sehnen kräftig sind, die aber zum Trunk neigen und eifrig auf den Genuß von Fleisch und anderen wohlschmeckenden Speisen und Getränken bedacht sind, nimmt das Blut eine wachsähnliche Färbung an und dickt weiterhin ein. Weil das Blut wegen seiner dicken Beschaffenheit seinen rechten Weg nicht haben kann, auch nicht durch Fieberanfälle oder Körperschwäche solcher Leute, eben weil sie gesund sind, verdünnt wird, durchdringt es ihr Fleisch und ihre Haut, tränkt diese mit einem schädlichen Saft, verschmutzt sie sozusagen und erfüllt sie mit Geschwüren."

Denn diese Krankheit kommt oft genug vom Fleischessen, von mancherlei Kuhmilch-Produkten und vom starken Wein her, nicht aber vom Brot, auch nicht vom Gemüse und vom Obst.

Diätfehler, Nahrungs- und Vitaminmangel durch zu lange Fastentage führen zu sogenannten verdrehten Säften (contrarii humores), die die Haut anschwellen lassen, wobei drei verschiedene Arten von Hautschwellungen entstehen:

- Schwarze Tumorgeschwulste, z. B. maligne Tumore, maligne Melanome, Brustkrebs
- graue eitrige Geschwüre (ulcera)
- Ausschlag, Ekzeme, Dermatosen

„Küchengifte" als Auslöser

Sehr häufig erzeugen die „Küchengifte" (Erdbeeren, Pfirsiche, Pflaumen und Lauch) sehr starke Hautreaktionen, vor allem allergische Ekzeme. Schon durch einfaches Weglassen dieser „Küchengifte" kann man Spontan-Heilungen auf der Haut beobachten. Offensichtlich ist, daß die Symptome nach Entzugserscheinungen verschwinden und prompt wieder auftreten, wenn die „Küchengifte" wieder gegessen werden.

Leberfunktionsstörungen durch Aggressionen, Wut- und Zornesausbrüche

„Es gibt aber auch andere Menschen, mit derber Beschaffenheit des Fleisches an ihrem Körper, die zum Jähzorn geneigt sind, und ihr Zorn erregt das Blut in ihnen so, daß es um die Leber herum herabsinkt, und das Harte wie auch die Schwarzgalle dieser Leute mischt sich mit diesem Blut. So verteilt es sich über den ganzen Körper des Menschen und bringt sein Fleisch und seine Haut in Unordnung, so daß die Haut rissig wird, die Nasenflügel dick werden und unter Rissigwerden anschwellen."

Hormonregulationsstörungen durch sexuelle Exzesse

„Andere Menschen aber sind mit zügelloser Sinnlichkeit behaftet, so daß sie weder Enthaltsamkeit besitzen noch auch besitzen wollen. Dadurch wird ihr Blut wiederholt in unordentliche Wallungen versetzt... daß es weder richtiges Blut, noch richtiges Wasser, noch auch richtiger Schaum ist. Dann wird es in schlechten Schleim und Jauche verwandelt, macht so Fleisch und Haut des Menschen zunichte und verwandelt sie in Geschwüre."

Allgemeine Therapiemaßnahmen für Hautkrankheiten

Folgende Maßnahmen haben sich als Umstimmungsreaktionen bei Hautleiden bewährt:

- Hildegardischer Aderlaß
- Suche nach den seelisch-auslösenden Ursachen im Hildegardischen Fasten, Aufbau eines starken seelischen Abwehrsystems
- Minderung von Verdauungsstörungen durch die Hautdiät mit Dinkel, Quendel und Rote Bete als Basiskost
- Säftereinigung mit Salbeitee, Ringelblumentee zur Entgiftung und Brennesseltee zur Anregung der Nierenfunktion
- Entgiftungsmaßnahmen für die Leber mit Lavendeltee, Maulbeerenwein und Hirschzungen-Elixier
- Schutz vor den Elementen: vor zu viel Hitze, zu viel Kälte, zu viel Wind und feuchter Luft
- Diätetische Maßnahmen

„Solange aber ein Mensch an der Schwellung seines Aussatzes leidet, soll er sich auch von jeder heißen, gebratenen und schweren Speise wie auch des Weingenusses enthalten und rohes Gemüse wie auch ungekochtes Obst vermeiden, die insgesamt die schädlichen Säfte in ihm vermehren und entflammen würden.

Nur gutes Dinkelbrot essen und Quellwasser trinken, weil dies für den Menschen in solcher Zeit wegen seiner milden Art nicht gefährlich ist.

Wenn ein derartiger Mensch eine Diät sucht, so bereite er sich mit reinem Eidotter und leichter Dinkelmehlsuppe eine Speise ohne Zusatz von Fett oder Käse.

Er soll aber keinen Wein trinken, weil dieser die Gefäße stärker füllt und so die vorhandenen Schwellungen ansteigen würden. Auch darf er keine heißen Speisen genießen, weil diese durch die Wärme die Säfte in Aufregung bringen und die Geschwulst infolgedessen zunehmen würde."

Haut-Therapie nach den sechs goldenen Lebensregeln

Aus ganzheitlicher Sicht ist die Behandlung der Haut nach den sechs goldenen Lebensregeln der Hildegard-Heilkunde erforderlich.

I) *Bevorzugen Sie natürliche Heilmittel aus der Schöpfung!*
In der Hildegard-Heilkunde stehen uns fast 300 natürliche Heilmittel zur Verfügung.

II) *Setzen Sie Lebensmittel als Heilmittel ein*!
Alle nach Hildegard von Bingen uneingeschränkt guten Nahrungsmittel haben eine gesundheitserhaltende, regenerierende, vitalisierende und auch eine heilende Wirkung auf die Haut. Uneingeschränkt gut für die Haut sind Dinkelgetreide, Edelkastanien, Fenchel und Rote Bete.

III) *Regulieren Sie Schlafen und Wachen zur Regeneration überstrapazierter Nerven!*
Ein natürlicher Schlaf ist das beste Mittel für strapazierfähige Nerven und die Voraussetzung für gute Gesundheit gerade der Haut.

IV) *Bringen Sie Bewegung und Ruhe in ein gesundes Verhältnis!*
Gehen, Laufen, Springen und Tanzen sind ideal, um alle unsere Sinnesorgane vollkommen zu entfalten. Hildegard von Bingen berichtet, daß sich der fünfte Sinn – der Hautsinn – an den Füßen befindet. Die moderne Reflexologie bestätigt, daß wir über den Druck auf die Reflexzonen der Fußsohle Einfluß auf die inneren Organe, Verspannungen, ja sogar auf Hautprobleme nehmen können.

V) *Fördern Sie die Ausleitung von Körpergiften!*
Was in den Körper hineingeht, kommt nicht unbedingt wieder heraus. Nach einem alten Sprichwort kann erst die Heilung nach der Entgiftung erfolgen: „qui bene purgat, bene curat!" (gut kuriert, wer gut purgiert).

Neben den schon ausführlich behandelten Ausleitungsverfahren Fasten und Aderlaß gibt es drei weitere Therapieformen, die auch der Haut guttun:

- Schröpfen

Das Schröpfen befreit das Bindegewebe von seinen Schlacken- und Schmerzstoffen, wobei die Haut mit einem chirurgischen Schröpfschnepper angeritzt wird und die Giftstoffe von einem Vakuumglas angesaugt werden. Schröpfen ist besonders wirksam bei Problemen mit Rücken, Bandscheiben und Gelenken, mit dem Ischiasnerv und Krampfadern.

- Sauna

Es überrascht nicht, daß Hildegard Saunabäder zum Ausschwitzen von Zorn und Ungeduld über die Haut empfiehlt. In der Edelkastanien-Sauna kann man sowohl sanfter und geduldiger werden als auch Rheuma vorbeugen (siehe S. 50).

• Physiotherapie

Als Ergänzung zu Hildegards Psychotherapie hat sich die Physiotherapie – als die Therapie über die Haut – außerordentlich gut bewährt. Im wahrsten Sinne des Wortes muß die Reue, der erste Schritt zur Umkehr, unter die Haut gehen.

Die körperliche Abhärtung mit sanften Bürsten-Massagen ist eine gute Methode, um Reize vom Nervensystem über die Haut an die Organe weiterzuleiten – und so auch die Seele über die Haut zu reinigen. Diese seelisch-körperlichen Reflexbahnen sind nach dem englischen Arzt Head als Head-Zonen bekannt.

VI) *Stabilisieren Sie seelische Abwehrkräfte!*

Das rechte Maß in allen Dingen, Freude und Zufriedenheit sind frohmachende, heilende Kräfte für unsere Seele. Sorgen Sie für seelische Ausgeglichenheit, Ausdauer und Geduld! Dann ist auch Ihre Haut schön und reagiert weniger empfindlich. Denn die Haut ist ein Spiegel der Seele. Hauterkrankungen gehen auf ein gestörtes seelisches Konfliktverhalten zurück. Daher müssen auch die inneren Probleme gelöst werden, bevor man im Körperbereich symptomatische Heilmittel einsetzt.

Die Heilmittel für die Haut nach Hildegard von Bingen

Indikation: *Ekzeme, Neurodermitis, nässende Ekzeme, wunde, rissige Haut, Wundheilungsstörungen auch bei Verbrennungen*

LEINSAMEN-KOMPRESSEN

Rezept:

3 EL Leinsamen werden in 1 Liter Wasser 3 Minuten aufgekocht, abgesiebt, und durch den flüssigen Absud wird ein sauberes Leintuch gezogen. Diese durchtränkte Leinwand wird warm und feucht für mindestens 1 Stunde auf die Wunde gelegt und nach Abtrocknen erneuert. Bei Bedarf dreimal täglich immer wieder, bis die Wundheilung einsetzt.

Bei allerschwersten Verbrennungen saugt diese Kompresse die verbrannten Hautstücke auf, wodurch eine Wundheilung ohne Narbenbildung ermöglicht wird.

*

Indikation: *Ekzem, Wunden, Verletzungen, Infektionen*

Schafgarbenblätter-Kompressen und -Tee

Rezept: Schafgarbentee

1 EL Schafgarbenblätter
3 Messerspitzen Schafgarbenblätterpulver
250 ml Wasser

Schafgarbenblätter und -pulver ca. 3 Minuten in kochend heißem Wasser ziehen lassen, absieben und schluckweise trinken.

Die Schafgarbe ist das beste Wundheilmittel der Hildegard-Heilkunde und wird innerlich als Schafgarbentee verstärkt mit 3 Messerspitzen Schafgarbenblätterwurzeln genommen. Als Infektionsprophylaxe bei Operationen hat es sich bewährt, 3 Tage vor der Operation und 10 Tage danach diesen Tee zu trinken, um Wundinfektion zu vermeiden. Die Wunden heilen nach Operationen innerhalb von 10 Tagen komplikationslos.

Rezept: Schafgarben-Kompresse

1 EL Schafgarbenblätter
250 ml Wasser

Blätter in Wasser aufkochen und feucht über einen Wundverband direkt auf die Wunde binden. Sobald der Verband trocken ist, erneuern.
Beginnt die Wunde zu heilen, kann man die Schafgarbenblätter direkt auf die Wunde binden.

Mit dieser Methode heilen auch die allerschlimmsten infizierten Wunden. Selbst antibiotika-resistente Keime lassen sich so beseitigen. Es hilft auch in sogenannten hoffnungslosen Fällen, wie z. B. bei einer Patientin, die nach Bein-Amputation 7 Wochen in einer Universitätsklinik ergebnislos mit den verschiedensten Antibiotika behandelt wurde. Die Wunde heilte nach der Schafgarben-Behandlung spontan nach 10 Tagen.

*

Indikation: *Geschwulst, frische Schwellungen, Tennisellenbogen, Schwellungen der Gelenke, Bindegewebszysten, kleine Myome, Warzen*

Amethyst

„Wenn einem Menschen irgendwo frisch an seinem Körper eine Schwellung [Geschwulst] auffährt, dann befeuchte er den Amethyst mit seinem Speichel und bestreiche die Stelle der Schwellung überall, und die Geschwulst wird kleiner und vergeht."

Der Amethyst wird mit Speichel befeuchet, und mit diesem Stein wird dann die Hautpartie mehrmals täglich einmassiert. Bei Prellungen und Blutergüssen gehen Spannungen und Schmerzen rasch zurück. Auch bei Warzen ist ein Versuch sehr ratsam. Oft verschwinden die Warzen narbenlos. Bei Schleimbeutelschwellungen an den Gelenken wird zusätzlich die Wermutsalbe im Wechsel mit der Amethystbehandlung angewendet. Besonders beeindruckend ist das Verschwinden von Überbeinen durch die Amethystbehandlung. Hier wird zusätzlich Veilchencreme über das Überbein einmassiert.

*

Indikation: *Neurodermitis*

VEILCHENÖL

Rezept:

1 EL Veilchenblüten und -blätter
500 ml Oliven- oder Fenchelöl

Blüten und Blätter in Öl entweder 10 Tage in der Sonne stehen lassen und absieben oder vorsichtig erhitzen und absieben.

*

Indikation: *Ekzeme, hartnäckige Hautausschläge, Flechten*

BUCHSBAUM-SAFT

Rezept:

1 TL Buchsbaumsaft
30 ml Rosen-Urtinktur
70 ml Süßholzsaft (verdünnt 1 : 1)
250 ml Wein

Saft und Rosenlakritz (Mischung aus Rosen-Urtinktur und Süßholzsaft) mit Wein erhitzen. Davon dreimal täglich 1 Likörglas vor dem Essen trinken.

Um das Ekzem von innen nach außen auszuheilen, wird zunächst eine innere Einnahme von Buchsbaumsaft mit Rosenlakritzsaft empfohlen. Acht Tage nach der inneren Behandlung beginnt die eigentliche Haut-Therapie mit einer Mischung aus Buchsbaumsaft und Olivenöl. Mit dieser Kombination wird die innere „Unreinheit" nach außen getrieben.

Rezept: Buchsbaumsaft-Olivenöl

3 TL Buchsbaumsaft
4 TL Olivenöl

Mit der Mischung aus Buchsbaumsaft und Olivenöl wird die Haut um die Hautausschläge vorsichtig abgetupft und verbunden. Dreimal täglich wiederholen.

*

Indikation: *Abszesse, Eiterungen, Nagelbettvereiterungen, Brustdrüsen-Entzündungen, Furunkel, infizierte Lymphdrüsenschwellungen, Herpes zoster*

Eisenkraut-Kompresse

Rezept:

1 EL Eisenkraut
250 ml Wasser

Das Eisenkraut eventuell in einem Mullsäckchen etwa 3 Minuten in Wasser aufkochen. Das warme Kraut in einer sterilen Mullbinde mindestens 1 Stunde lang als Kompresse auf die Wunde legen. Nach Eintrocknen der Kompresse 2–3mal täglich erneuern.

Durch die Eisenkraut-Behandlung heilen Schmerzen, Entzündungen, Hautinfektionen ziemlich rasch ab, sogar schmerzhafte Herpes-Bläschen konnten nach 10 Tagen wieder zum Verschwinden gebracht werden. Die Kompresse bleibt solange auf der Wunde, bis sie trocken ist, und kann danach sofort wieder gewechselt werden.

*

Indikation: *Hautausschläge, juckende Allergien, Krätze*

Maulbeerblätter-Kompresse

Rezept:

1 Handvoll Maulbeerblätter
250 ml Wasser

Die Maulbeerblätter werden in dem Wasser 3 Minuten kräftig ausgekocht und abgesiebt. Mit diesem Maulbeerblätter-Wasser die juckenden Hautstellen waschen. Man kann auch feuchte, warme Maulbeerblätter-Kompressen 1 Stunde lang auf die Wunde binden und nach dem Trocken wieder erneuern. Der Maulbeerblätter-Tee kann ebenso auf heißen Saunasteinen zum Verdampfen gebracht und inhaliert werden.

*

Indikation: *Hautinfektionen, Hautpilz, Candida albicans, Nagelbettvereiterungen, Nagelbett-Mykose, Schuppenflechte*

Myrtenöl (Melaleuka-Öl)

Hildegard nennt für die Behandlung der Schuppenflechte die Myrte. Wir verwenden die australische Myrtenart *Melaleuka alternifolia*, die ein ätherisches Öl liefert, das eine große Wirksamkeit gegen Bakterien, Viren und Pilze hat. Da das Öl sehr gut haut- und schleimhaut-verträglich ist, kann man es pur auf die Schuppenflechte auftragen. Bei Rötung der Haut, die eine Allergie anzeigt, soll das Öl nicht verwendet werden. Erstaunlicherweise lösen sich nach kurzer Zeit die Hautschuppen ab, und eine Wundheilung beginnt. Melaleuka-Öl ist auch in der Lage, Eiterherde unter der Haut zum Verschwinden zu bringen. Daher kann man es pur auf Akne und Pickel auftragen. Eine Verdünnung von 1:60 reicht aus, um die Eiter-Erreger *Staphylococcus aureus* innerhalb von 5 Minuten abzutöten. Auch bei anderen Herpes-Arten hat sich

Melaleuka-Öl bewährt, z. B. beim Lippen-Herpes oder beim Herpes genitales, wo man das Öl in Veilchencreme einarbeiten kann: 1 ml Melaleuka-Öl auf 100 g Veilchencreme eventuell zu Scheidenzäpfchen verarbeiten und einmal täglich anwenden.

*

Indikation: *Juckreiz*

Mohnkörner-Kur

1–3 EL Mohnkörner werden täglich ins Essen gestreut, mit Apfelkompott oder mit Mohnkuchen gegessen. Die Inhaltsstoffe des Speisemohns beruhigen die aufgekratzte Haut und sorgen dafür, daß der Juckreiz verschwindet.

*

Indikation: *Allergien, Ekzeme, Juckreiz*

Flohsamen-Wein

Rezept:

3 EL Flohsamen
1 l Wein

Samen und Wein werden 3 Minuten aufgekocht und durch einen groben Filter gesiebt. Die farblose Flüssigkeit füllt man ab und nimmt davon dreimal täglich 1 Likörglas vor dem Essen.

Der Flohsamenwein nimmt den Juckreiz und resorbiert bereits im Darm Giftstoffe und Allergene, die das Hautekzem auslösen können. Auch bei inneren Wunden, z. B. entzündeter Speiseröhre, hat sich der Flohsamenwein zur Wundheilung und zur Beseitigung des Brenngefühls bewährt.

*

Indikation: *Allergie, Lebensmittelallergie, Käseunverträglichkeit*

Mutterkümmel

1–3 Messerspitzen Mutterkümmel auf Käsebrot, übers Ei oder anderes unverträgliches Eiweiß streuen. Durch die Verwendung von Mutterkümmel verschwindet die Überempfindlichkeit gegen Eiweiß.

*

Indikation: *Hautausschläge, Ekzeme, Akne, Geschwüre, infizierte Hautausschläge*

Quendel

Quendel ist das klassische Hautgewürz, das bei keiner Kur fehlen darf. Es sorgt für eine gute Durchblutung der Haut, wobei man 1–3 Messerspitzen jedem Essen zufügt, in Fleischgerichten und bei Gemüse mitkocht. Besonders hat sich Quendel bei Hautausschlägen bewährt, wenn man 1–3 Messerspitzen in einer Dinkelmehlschwitze mitkocht und damit gekochte Rote Bete 2–3mal wöchentlich als Gemüse ißt.

*

Indikation: *Kontaktdermatitis, allergisches Ekzem, Warzen, Feigwarzen, Präkanzerose, bakterielles Ekzem*

Schöllkraut-Salbe

Rezept:

10 ml Schöllkrautsaft-Urtinktur
100 g Schweinefett

Der Schöllkrautsaft wird mit dem Schweinefett kurz erwärmt und zur Salbe verarbeitet. Mit dieser Salbe ist die rissige Haut 1–3mal täglich einzumassieren.

Indikation: *Wundheilungsstörungen*

Die natürliche Wundheilung dauert normalerweise 10 Tage, wenn sie nicht durch Infektionen, Schmutz oder chemische Arzneimittel gestört wird. Es gibt kein Mittel, um diese Zeit zu verkürzen, wohl aber hochwirksame Hildegard-Wundheilmaßnahmen, um die gestörte Wundheilung zu beseitigen.

WEINGEIST-OLIVEN-ROSEN-ÖL

Rezept:

100 ml Weingeist (Alkohol 70%ig)
30 ml Olivenöl
0,5 ml Rosenöl

Alle Zutaten verschütteln. Die Wunde wird mit dem Wein-Öl-Gemisch desinfiziert und eine Mullkompresse mit dem gleichen Gemisch getränkt und auf die Wunde aufgebunden. Bei großenWunden erwärmt man den Öl-Wein und macht einen warmenVerband. 2–3mal täglich erneuern, 1 Woche anwenden.

Die Dinkeldiät als Standardbehandlung für alle Hautleiden

Die Dinkeldiät ist zeitlebens ratsam. Kartoffeln und Nachtschattengewächse sollten weitgehend gemieden werden. Milchprodukte sind nur anfangs kritisch und zu meiden. Diese Diät gilt im wesentlichen auch für Allergiker und Ekzematiker, wobei allerdings noch einige wenige zusätzliche Heilmittel verordnet werden.

Dinkelkuren: Basisdiät

morgens:
Dinkelhabermus und -kaffee

mittags:
Dinkelreis, Dinkelkernotto (geschälter Dinkel), -nudeln, -spätzle, -grießsuppe mit Gemüse, Dinkel-Kopfsalat (mit weichgekochten Dinkelkörnern)
abends:
Dinkelbrot mit vegetarischen Brotaufstrichen aus Edelkastanien, Kichererbsen oder Dinkelschrot

Folgende Richtlinien und Lebensmittel tragen zum durchschlagenden Erfolg der Dinkeldiät bei:
1) Alle Weizenprodukte durch Dinkel ersetzen
2) Gegen Juckreiz Speisemohn- und Leinsamen-Kompressen einsetzen
3) Flohsamen-Wein (*vinum plantago psyllium*); die Quell- und Schleimstoffe nehmen im Darm alle allergieauslösenden Stoffe auf und sorgen für deren natürliche Ausscheidung
4) Rote-Bete-Salat mit Dinkelmehlsoße und Quendel
5) Salz und Gewürze in vernünftigen Mengen
6) Kuhmilch durch Ziegenmilch ersetzen („und die Ausschläge gehen vollständig von ihm weg")
7) Absetzen von Kortison, Antibiotika und überflüssigen Arzneimitteln
8) Vermeidung von Schweinefleisch, einschließlich Wurst

Diät für die Darmsanierung

Haut und Darm haben enge Beziehungen. Daher ist es bei Hautleiden besonders wichtig, auf eine gesunde Ernährung zu achten. Eine Kost, die reich ist an Dinkelvollkornprodukten, Obst und Gemüse, mit wenig Fett und Fleisch, kann von innen heraus die Widerstandskräfte der Haut stabilisieren.

Hautgesund und darmfreundlich sind:
- Dinkelvollkornprodukte. Die Ballaststoffe des Dinkels werden vom Organismus gut aufgenommen und sind leicht abbaubar. Sie werden von der Darmflora zu Essigsäure, Propionsäure und Buttersäure abgebaut, die ein gutes schwachsaures Milieu bil-

den, ideal für das Wachstum von Milchsäure-Bakterien – der beste Schutz gegen Hefepilze im Darm.

- Äpfel, Quitten, Zitronen, Apfelsinen, Birnen
- Fenchel („Wie auch immer gegessen, macht er den Menschen fröhlich, gibt eine gute Durchblutung, guten Körpergeruch und verursacht eine gute Verdauung")
- Edelkastanien, Bohnen, Sellerie, Rote Bete, Möhren, Kichererbsen, Kürbis, Knoblauch (1–2 Zehen roh pro Tag bei Darmpilzen), Zwiebeln, Rettich („reinigt innerlich die dicken Menschen ... vermindert die schädlichen Säfte der Eingeweide") und Meerrettich (reinigend bei Darmpilzen)
- Kopfsalat, Eissalat, Lollo rosso, Feldsalat
- magen- und darmreinigende Gemüse(zusätze): Beifuß, Melde, Brennessel, Bachbunge (zu kochen wie Spinat)
- Geflügel, Pute, Lamm, Ziege, Reh, Hirsch
- Kabeljau, Kretzer, Dorsch
- pochiertes Ei
- Biojoghurt, Kefir, Buttermilch, Quark
- Butter, Sonnenblumenöl
- Zum Essen trinken: unbedenkliches Leitungswasser, stilles Wasser (z. B. Volvic), Fencheltee, Gold- und Zitronenmelissen-Tee; Apfelsaft 1 : 1 gemischt mit Fencheltee; Dinkelkaffee, Dinkelbier, gelöschter Wein

Lebensmittel richtig „aufschließen"

Roh- und Frischkost können einen empfindlichen Darm durch sogenannte Toxine oder zu grobe Ballaststoffe belasten. Durch Kochen und Backen werden die Lebensmittel oft erst verdaulich und viele Wertstoffe genießbar. Das geht auch durch Marinieren in Weinessig, Salz, Knoblauch und Dill, wie z. B. Salat.

> „Weinessig taugt zu allen Speisen, wenn er nicht vorschmeckt. Auf solche Weise reinigt er das »Stinkende« [Blähungen, Gase] im Menschen und reduziert in ihm die schlechten Säfte und sorgt dafür, daß sein Essen den rechten Verdauungsweg geht."

Bei Darmpilz hat sich zusätzlich die Weinessig-Kur bewährt: 1 EL Weinessig in 1 Tasse Fencheltee abends vor dem Schlafengehen für eine Woche.

Würzen Sie hautgesunde Kost mit Kräutern, die den Darm reinigen! Nach Hildegard von Bingen sind dies:

– **Bachminze:**

> „Wer vom vielen Essen und Trinken einen verfetteten Magen und Darm hat, esse oft Bachminze roh oder im Essen, weil es die Dämpfigkeit mindert."

1–3 Messerspitzen ins Essen.

– **Griechenklee** (Bockshornklee)-Gewürzmischung:

> „Wenn Fehlsäfte in den Eingeweiden und in der Milz überreich geworden sind und dem Herzen durch Melanchestoffe viel Leiden gebracht haben …"

1–3 Messerspitzen ins Essen oder auf Dinkelbrot.

– **Krauseminze:**

> „Erwärmt den Magen, verschafft gute Verdauung."

1–3 Messerspitzen in Suppen oder Saucen.

– **Poleiminze:**

> „Wenn Magen und Darm voller Gift sind, … reinigt sie diesen und heilt ihn; … hat die Kraft von 15 anderen Heilkräutern."

1–3 Messerspitzen in jedes Essen

– **Quendel:**

> „Das Körperfleisch wird innerlich gereinigt und geheilt."

1–3 Messerspitzen in jedes Essen

– **Rainfarn** (ohne Blüten)

„Gekocht in Dinkelgrießsuppe macht den Magen leicht, bereitet gute Verdauung bei Magendrücken nach Diätfehlern."

1–3 Messerspitzen Pulver oder frische Kräuter – immer mitkochen!

– **Salbei:**

„Reinigt alle üblen Säfte"

1–3 Messerspitzen roh oder gekocht ins Essen.

– **Ysop:**

„Räumt mit dem stinkenden Schaum der Säfte auf."

1–3 Messerspitzen in alle Speisen

Und schließlich noch ein Rat von Hildegard:

„Nie salzlos essen. Salz ist sehr warm ... und zu vielem nützlich. Wer Speisen ohne Salz ißt, wird innerlich schwach."

Speiseplan bei Hautleiden

Montag:
Gemüsesuppe, Gedünstete Fenchelhälften und Karotten an Quendelsoße, Dinkelkernotto (geschälter Dinkel), grüner Salat
Mandelcreme
abends: Rote-Bete-Apfelsalat, vegetarischer Brotaufstrich

Dienstag:
Klare Hühnerbrühe mit Gemüsestreifen
Grießklößchen mit Quendelsoße, Bohnen, Pastinaken, grüner Salat mit Dinkelkörnern
Zitronencreme
abends: Suppe, Fenchel-Orangen-Mandelsalat, Maroni-Brotaufstrich mit Dinkelbrot

Mittwoch:
Maronisuppe, Bunter Gemüseauflauf, Dinkel-Kopfsalat
Rote Grütze
abends: (Suppe), Gemüse-Nudelsalat

Donnerstag:
Karottencremesuppe, Kichererbsen-Püree, Gemüseplatte, Dinkel-Kopfsalat
Sauerkirsch-Kompott
abends: Suppe, mariniertes Gemüse, Knoblauch-Toasts

Freitag:
Dinkelschrotsuppe, Fischfilets an Dinkelnudeln mit Gemüse und Weinsauce, grüner Salat mit Körnern
Vanillecreme mit Früchten
abends: Apfel-Zwieback-Auflauf an Rotweinsauce

Samstag:
Kürbiscremesuppe, Bunte Dinkelspaghetti an Knoblauchsauce mit Karotten-Sellerie-Gemüse, Salat
Maronikuchen
abends: Rote-Bete-Timbale mit Butterbrot und grüner Salat

Sonntag:
Dinkelgrießsuppe mit Quendelgewürz
Rehragout mit Dinkelknödel und grüner Salat
Bratapfel mit Zimt und Mandeln
abends: Gemüsehörnchen mit grünem Salat

LITERATURHINWEISE

Werke der heiligen Hildegard

„Scivias – Wisse die Wege. Eine Schau von Gott und Mensch in Schöpfung und Zeit“, Verlag Herder, Freiburg

„Der Mensch in der Verantwortung. Das Buch der Lebensverdienste – Liber Vitae Meritorum“, Verlag Herder, Freiburg

„Welt und Mensch“ (dt. Übersetzung von „Liber Divinorum operum“ = LDO), Otto Müller Verlag, Salzburg

„Causae et Curae“ (lat.) (=CC), Neudruck der Basler Hildegard-Gesellschaft

„Ursachen und Behandlung der Krankheiten“ (dt. Übersetzung von CC), Haug Verlag, Heidelberg

„Physica“ (lat.) Patrologia Latina (PL), BD CXCVII, Basler Hildegard-Gesellschaft

„Heilmittel“ (dt. Ausgabe der „Physica“), Basler Hildegard-Gesellschaft

„»Nun höre und lerne, damit du errötest...«. Briefwechsel – nach den ältesten Handschriften übersetzt und nach den Quellen erläutert“, Verlag Herder, Freiburg

Hl. Hildegard: „Briefwechsel mit Wibert von Gembloux“, Walburga Storch, Pattloch Verlag, Augsburg

Zur Medizin der heiligen Hildegard

Hertzka, Gottfried: „So heilt Gott“, Christiana Verlag, Stein am Rhein

Hertzka, Gottfried: „Kleine Hildegard-Hausapotheke“, Christiana Verlag, Stein am Rhein

Hertzka, Gottfried: „Wunder der Hildegard-Medizin“, Christiana Verlag, Stein am Rhein

Hertzka/Strehlow: „Die Küchengeheimnisse der Hildegard-Medizin", Hermann Bauer Verlag, Freiburg
Hertzka/Strehlow: „Die Edelsteinmedizin der hl. Hildegard", Hermann Bauer Verlag, Freiburg
Hertzka/Strehlow: „Handbuch der Hildegard-Medizin", Hermann Bauer Verlag, Freiburg
Hertzka/Strehlow: „Große Hildegard-Apotheke", Hermann Bauer Verlag, Freiburg
Schadewald, Hans: Hildegard von Bingen und die Medizin ihrer Zeit, Zeitschrift für Naturheilpraxis, 12/96
Schipperges, Heinrich: Hildegard von Bingen: Heilkunde. Das Buch von dem Grund und Wesen und der Heilung der Krankheiten nach den Quellen übersetzt und erläutert, Otto Müller Verlag, Salzburg
Strehlow, Wighard: „Ernährungstherapie der hl. Hildegard", Hermann Bauer Verlag, Freiburg
Strehlow, Wighard: „Heilen mit der Kraft der Seele". Die Psychotherapie der hl. Hildegard. Hermann Bauer Verlag, Freiburg
Strehlow, Wighard: in der Reihe „Lebensweisheiten der hl. Hildegard", Kanisius Verlag, Konstanz
bisher erschienen:
- „Die Kunst des Alterns"
- „Das rechte Maß als Lebensprinzip"
- „Wege aus der Traurigkeit"
- „Durchbruch zur Liebe"
- „Freuden und Leidenschaften des Alters"

Strehlow, Wighard: „Hildegard-Heilkunde von A–Z", Droemer & Knaur Verlag, München
Strehlow, Wighard: „Das Hildegard von Bingen Kochbuch", Heyne Verlag, München
Strehlow, Wighard: „Hildegard-Heilkunde, kurz und praktisch", Hermann Bauer Verlag, Freiburg

Benson, Herbert: Timeless healing: the power and biology of belief, New York: Scribner

Clark, Hulda Regehr: The cure for all diseases, San Diego: ProMotion Publishing

Dossey, Larry: Heilende Worte: die Kraft der Gebete und die Macht der Medizin, Südergellersen: Martin

Maguire, Anne: Hauterkrankungen als Botschaften der Seele, Olten: Walter-Verlag

O'Regan, Brendan und Carlyle Hirshberg: Spontaneous remission: an annotated bibliography, Sausalito, CA: Institute of Noetic Sciences

Strehlow, Wighard: Wüstentanz. Australien spirituell erleben durch Mythen, Sagen, Märchen und Gesänge, Allensbach: Strehlow Verlag

Weuffen, Wolfgang: Medizinische und biologische Bedeutung der Thiocyanate, Berlin: VEB-Verlag

INDEX DER KRANKHEITEN UND KRANKHEITSURSACHEN

IJ

K

L

M

INDEX DER THERAPIEN UND HEILMITTEL

Hildegard von Bingen – ein faszinierendes Werk

Hildegard von Bingen
„Nun höre und lerne, damit Du errötest...“
Briefwechsel – nach den ältesten Handschriften übersetzt und nach den Quellen erläutert von Adelgundis Führkötter OSB
Band 4556

Anders als in den theoretischen Schriften steht hier diese große Frau persönlich im Vordergrund. Ihre Briefe: Mehr als große literarische Dokumente.

Hildegard von Bingen
Der Mensch in der Verantwortung
Das Buch der Lebensverdienste – Liber vitae Meritorum
Band 4291

Das erstaunlich moderne Werk der Hildegard von Bingen plädiert für einen verantwortungsvollen Umgang des Menschen mit der Schöpfung.

Hildegard von Bingen
Scivias – Wisse die Wege
Eine Schau von Gott und Mensch in Schöpfung und Zeit
Band 4115

Das Hauptwerk Hildegards: die faszinierenden, überraschend aktuellen Visionen einer der modernsten Frauen des Mittelalters.

Hildegard von Bingen
Heilwissen
Von den Ursachen und der Behandlung von Krankheiten
Übersetzt und herausgegeben von Manfred Pawlik
Band 4050

Ein Klassiker der sanften Medizin, heute aktueller denn je: alle Ratschläge der genialen heilkundigen Frau in einem Band.

Christian Feldmann
Hildegard von Bingen
Nonne und Genie
Band 4435

Feldmanns genau recherchierte, populär beschreibende Hildegard-Biographie zeigt, wie modern diese bemerkenswerte Frau gedacht hat – und das im 12. Jahrhundert! Eine große, kluge, universal begabte Frau, ein immer neu faszinierendes Leben.

Régine Pernoud
Hildegard von Bingen
Ihre Welt – Ihr Wirken – Ihre Vision
Band 4592

Hildegard von Bingen wurde in den letzten Jahren als Mystikerin und Heilkundige, als Komponistin und Schriftstellerin wiederentdeckt. Ein lebendiges Portrait.

Heinrich Schipperges
Die Welt der Engel bei Hildegard von Bingen
Band 4355

Die faszinierende Welt der Engel wird hier durch einen der bedeutendsten Kenner des mittelalterlichen Weltbildes lebendig.

Irmgard Müller
Die pflanzlichen Heilmittel bei Hildegard von Bingen
Heilwissen aus der Klostermedizin
Band 4193

Praktische Anwendungen, gestützt auf profundes Wissen um die therapeutischen Eigenschaften der Pflanzen. Mit zahlreichen Abbildungen.